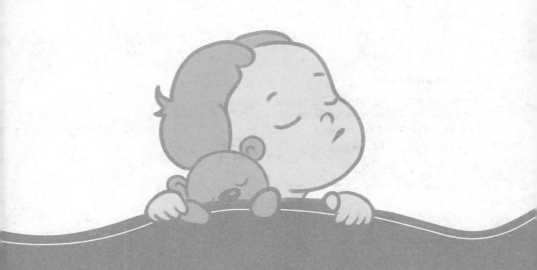

中国新手父母的婴幼儿睡眠宝典

好睡宝宝养成记

三步走解决 0~3 岁婴幼儿的睡眠问题

王石云月 著

SPM 南方传媒 | 新世纪出版社

· 广州 ·

图书在版编目(CIP)数据

好睡宝宝养成记：三步走解决0~3岁婴幼儿的睡眠
问题 / 王石云月著. —广州：新世纪出版社, 2022.12

ISBN 978-7-5583-3447-4

Ⅰ. ①好… Ⅱ. ①王… Ⅲ. ①婴幼儿—睡眠—基本知
识 Ⅳ. ①R174

中国版本图书馆CIP数据核字(2022)第165246号

出 版 人：陈少波
策 划 人：徐 英 王 青
责任编辑：刘 璇
责任校对：孙 萌
责任技编：陈静娴
封面设计：苏 静
版式设计：杨 檬
插图绘制：张立洋

好睡宝宝养成记：三步走解决0~3岁婴幼儿的睡眠问题

HAO SHUI BAOBAO YANGCHENG JI : SAN BU ZOU JIEJUE 0~3 SUI YINGYOU'ER DE
SHUIMIAN WENTI

王石云月◎著

出版发行：**S·M** 南方传媒 | 新世纪出版社（广州市越秀区大沙头四马路12号2号楼）

经　　销：全国新华书店

印　　刷：鑫海达（天津）印务有限公司

开　　本：880mm×1230mm 1/32　　　印　　张：11　　字　　数：259千

版　　次：2022年12月第1版　　　印　　次：2022年12月第1次印刷

定　　价：59.80元

睡好觉是孩子自己的权利

毋庸置疑，睡眠在我们的生命中极其重要。从生理上来说，缺乏睡眠不仅会使人疲惫，还会造成许多负面影响，比如注意力、判断力下降，还会影响情绪、行为、机体免疫力等。睡眠不足还会大大增加罹患代谢综合征、心脑血管疾病以及代谢异常等的风险。和成人相比，儿童所需的睡眠时间更多。从出生到2岁，婴幼儿累计睡眠时间约为9500小时，相当于13个月。2～5岁期间，儿童一天中的大部分时间也是在睡眠中度过的。睡眠对早期发展中的婴幼儿尤为重要，充足的睡眠对生长发育、神经心理发育、机体免疫、记忆巩固、行为情绪、认知功能以及代谢功能等都有着重要作用。而睡眠不足、睡眠不规律则可能会引发儿童肥胖、心脑血管疾病、情绪和行为问题、神经发育问题、疲劳、学业不良以及意外伤害等。

从家庭视角来看，宝宝的睡眠问题也是父母压力的主要来源之一。大量研究显示，宝宝的睡眠问题与母亲抑郁，父母压力大、能力减退、身体亚健康和生活质量下降等有关。当孩子存在睡眠问题时，父母也更有可能会面临睡眠不足和睡眠剥夺。父母睡眠不足和睡眠剥夺会导致父母照顾宝宝时情绪消极，难以和宝宝形成良好的互动，造成有效育儿水平下降，严重的甚至可能会诱发虐待婴幼儿等情况。

睡眠对婴幼儿和家长的身心健康、日常技能和幸福感等各个方面都有深远影响和重要意义。可是，现状并不乐观，婴幼儿睡眠问题广泛存在于世界各个国家。其中大部分可以通过不复杂的调整过程解决，或至少显著改善，但对睡眠问题不恰当的响应却有可能使问题加重，并持续困扰新生儿家庭。很多家长在了解了睡眠的真相后，后悔为什么不提前学习睡眠知识，有的家长在学习了睡眠知识后，才明白自己哪些"帮助"宝宝睡眠的行为其实是过度干预。可以看出，睡眠问题本质上是家长的认知问题，甚至成为一种难以被忽视的养育成本。

有一个令我印象深刻的咨询案例：宝宝8个月，妈妈不是新手妈妈，小宝还有一个哥哥。可是小宝晚上一两个小时就醒一次，严重影响妈妈休息，也打扰哥哥和爸爸的睡眠，全家人苦不堪言，甚至请了两个保姆，一个负责白天的日常生活，另外一个专门负责哄小宝睡觉。从交谈中，我能明显感觉到妈妈的自责、焦虑和深深的挫败感。进一步了解后我发现，其实小宝本身是一个平易型的孩子，并不是那种哭闹不止、高需求、难安抚的宝宝。我就问妈妈："在什么情况下，你会觉得孩子是夜醒呢？在什么情况下，你会去回应？"妈妈似乎很委屈地告诉我："因为怕吵到哥哥和爸爸，所以只要夜里有动静，我就会立马干预，把醒的苗头按住。所以晚上我都守在宝宝身边，宝宝睡了以后就不敢出卧室门了。"

这个妈妈的心态在睡眠咨询中屡见不鲜，似乎大部分家长都会觉得孩子是否能睡着是家长的责任，自己必须要为孩子做点儿什么，而这些行为必须完全指向一个结果，那就是孩子在这些干预之下最终睡着了。而我们是否考虑过，睡觉其实是孩子自己的权利。睡眠这件事与个体家庭的养育理念、养育习惯、养育行为等高度相关。在我看来，婴幼儿出现的睡眠问题主要源于家长对婴幼儿睡眠行为不甚正确的响应。这种响应本质上是塑造，是养育理念、习惯、行为等的结果。这类响应通常缺乏章法，多次不正确的响应一方面会使孩子错失养成正确睡眠习惯的机会，另一方面会使孩子建立不正确的睡眠习惯。

以我实际接触的案例来看，心态不当、知识不足、缺乏实践共同构成从家庭内部认识、解决婴幼儿睡眠问题的障碍。这三个要素相互作用，进一步使得受此问题困扰的家庭在处理具体问题时缺乏头绪。因此，本书从心态、知识、实战三个维度展开，各成一篇，提供一套较完整的解决婴幼儿睡眠问题的方法。

在心态篇中，首先帮助父母确立"你和你的宝宝值得拥有良好的睡眠"的信心。这种信心的建立源于对婴幼儿睡眠问题如何形成的认识和"对此问题有解"观念的确立。我明确反对任何通过几步就能让一个"睡渣"在几小时之内睡好的观点。在我看来，这缺乏正当性。冰冻三尺，非一日之寒，任何睡眠问题的产生非一夜积累；任何睡眠问题的消除，亦不可能一蹴而就。绝大多数家长并不比自己的宝宝在婴幼儿睡眠这一问题上更有经验，父母要做的是营造一种环境，给孩子以信任和机会，让他自己习得良好的睡眠习惯。有时候，没有响应，才是正确的响应。

在知识篇中，帮助父母理解婴幼儿睡眠特征和婴幼儿睡眠问题。使父母从对自己睡眠理解的思维惯性中跳脱出来，准确把握婴幼儿睡眠的特质、衡量婴幼儿睡眠状况的标准及导致婴幼儿睡眠问题的根源。并按月龄梳理出不同阶段婴幼儿的睡眠特点、发展特点及常见的睡眠困扰，方便父母对应快速查找。

在实战篇中，通过对大量经实践检验且具有较强可操作性的方法进行梳理，为父母提供若干种可选方案和技巧。兼顾共性问题和个性问题，兼顾不动摇的心态和对具体细节的动态观察及响应，兼顾不同养育习惯和期待的差异，帮助父母从家庭实际情况和具体问题出发，选择适当的调整策略。家长通过过度干预使宝宝某次顺利入睡的例子并不鲜见，但这样的效果很难持续。一方面，家长的过度干预本质上无法让宝宝自己习得睡眠习惯；另一方面，家长干预的时机、情形、月龄等因素总在变化，家长在重复自己的干预行为时往往会异化。用饮鸩止渴来形容短期行为与长期效果之悖十分贴切，因此，本书实战篇的核心理念是：日拱一卒，不期速成；把习得好习惯的权利和过程还给孩子。

除此之外，本书呈现的许多案例和解决办法都更加本土化。目前英语世界的很多国家设有婴幼儿睡眠研究机构，但其提出的方法论并不完全符合中国国情。隔代养育、子女较少等都深刻影响着中国父母的养育观念。因此，如何基于科学验证过的理论形成更适合中国家庭养育习惯的婴幼儿睡眠问题方法论，是这门科学能否服务更多中国家庭的关键所在。观念的改变不能也无必要一蹴而就。适当将父母的观念调整幅度降低，适应更多中国家庭的固有养育习惯，便是睡眠问题本土化探索的核心。

让宝宝睡好觉虽无法一蹴而就，但总能找到合适的方法。其中所涉及的各种知识并非一人一朝一夕产出，而是大量前人观察、实践、论证、总结的结果，是知识传承的缩影。期待本书可以带给无所适从的家长陪伴和帮助，就像多年前我受婴幼儿睡眠问题困扰时所获得的陪伴和帮助那样。

目 录

🌙 **心态篇：你和你的宝宝值得拥有良好的睡眠**

第一章　睡眠问题是孩子的问题吗 /2

　　　　一、你的宝宝有睡眠问题吗 /2

　　　　二、宝宝都有"睡渣"的一面吗 /8

　　　　三、五花八门的睡眠问题 /9

第二章　为你的睡眠做主 /17

　　　　一、当了妈妈就意味着缺觉吗 /17

　　　　二、你是什么样的人会影响宝宝的睡眠 /21

🌙 **知识篇："睡得像婴儿一样"远没有你想得简单**

第三章　婴幼儿的睡眠世界 /36

　　　　一、睡眠无论对宝宝还是父母都很重要 /36

　　　　二、婴幼儿睡眠的特征及调控机制 /41

　　　　三、婴幼儿健康良好睡眠的五大要素 /55

第四章　正确认识你身边的宝宝和他的睡眠 /65

　　　　一、不带"出厂说明书"的新生儿 /65

　　　　二、1～3个月的宝宝，睡着后总是又哭又笑、动手动脚 /78

　　　　三、4～6个月的宝宝，睡眠反而倒退了 /97

　　　　四、7～9个月的宝宝，真的要进行睡眠训练吗 /110

五、10～11 个月的宝宝，睡眠要自己做主 /139

六、12 个月及以上的宝宝，睡眠问题就消失了吗 /148

实战篇：掌握睡眠调整和自主入睡的实战技巧

第五章　培养"天使宝宝"的四大睡眠基本功 /176

一、基本功之一——优化睡眠环境，为宝宝创造睡眠的氛围 /179

二、基本功之二——捕捉睡眠信号，为宝宝的每一次睡眠开好头 /194

三、基本功之三——建立睡前仪式，让你的宝宝到点就犯困 /199

四、基本功之四——规律安排作息，多种方法供你选择 /210

第六章　睡眠调整，你准备好了吗 /229

一、睡眠调整的准备工作 /229

二、找到适合自己宝宝的安抚方式 /240

第七章　宝宝真的需要睡眠训练吗 /261

一、可以科学地聊一聊睡眠训练吗 /261

二、睡眠训练的关键点——调整宝宝的睡眠联想 /298

第八章　向睡整夜觉和自主入睡进阶 /309

一、宝宝睡眠的两大终极追求：睡整夜觉和自主入睡 /309

二、自主入睡的调整思路 /321

主要参考文献 /341

心态篇：

你和你的宝宝值得拥有良好的睡眠

睡眠问题是孩子的问题吗

一、你的宝宝有睡眠问题吗

1. 睡眠问题的定义

几乎每位家长在孩子的婴幼儿期，都被各种各样的睡眠问题所困扰。婴幼儿的睡眠问题的确是一个非常影响家庭生活质量的痛点。当提到宝宝的睡眠问题时，你首先会想到什么？夜醒？入睡困难？说梦话？做噩梦？大部分父母想到的可能都差不多。每个宝宝在不同的月龄多多少少都会出现以上问题，但是，处在不同文化背景、家庭背景中的父母，对于宝宝同样的睡眠问题，会产生不同的认知和态度。比如，有些父母觉得2个月的宝宝是可以整晚不吃夜奶睡整觉的；但是有些父母却认为孩子在2岁之前是需要哄睡和陪睡的，让孩子自己睡是错误的。这就催生了一个非常有意思的问题，也是接下来我们要讨论的许多问题的前提——睡眠问题到底有没有一个标准化的定义呢？

我们常在科普文章和书籍中看到的睡眠问题，实际上是指行为性睡眠问题，这些问题产生的原因是非病理性的，某种程度上可以称作睡眠行为失调。如果带我们口中这些有"睡眠问题"的孩子去医院的睡眠科做检查，医生通常不会发现什么问题。也就是说，绝大多数情况下，家长所忧虑的孩子那些不太令人满意的睡眠状况，仅仅是睡眠问题（sleep problem），而不是睡眠障碍（sleep disorder）。其实，因为睡眠问题涉及月龄、文化背景、家庭背景，所以很难有统一的判定标准。正所谓"甲之蜜糖，乙之砒霜"，因此从家长的感受去定义睡眠问题，的确很难。那么，学术界有没有关于睡眠问题的统一定义呢？

不同学者对于睡眠问题的定义随着对睡眠认知的革新，也在不断变化。朱迪思·欧文斯（Judith A. Owens）和约迪·明德尔（Jodi A. Mindell）在 2015 年出版的《儿童睡眠临床指南——睡眠问题的诊断与管理（第3 版）》（*A Clinical Guide to Pediatric Sleep: Diagnosis and Management of Sleep Problems*, 3rd ed.）一书中，对于儿童睡眠问题的定义是这样的：儿童的行为性睡眠问题，也称为行为性失眠，包括拒绝或抵制就寝、入睡延迟和长时间夜醒，需要父母的干预。在 2017 年由中华人民共和国国家卫生和计划生育委员会 ❶（以下简称"国家卫计委"）颁布的《0 岁～5 岁儿童睡眠卫生指南》里将睡眠问题定义为："在睡眠条件适宜的情况下，睡眠启动、睡眠过程、睡眠时间和睡眠质量等方面的异常表现，如入睡困难、夜醒等。"值得注意的是，婴幼儿睡眠问题通常是由家长报告的，因此其反映的是家长对婴幼儿睡眠的主观感受。

不难看出，在为睡眠问题下定义时，有两个非常重要的因素是不可或缺的：一是婴幼儿睡眠的发展历程；二是家长的主观感受。

---

❶ 该单位 2018 年更名为中华人民共和国国家卫生健康委员会，简称"国家卫健委"。

2. 孩子的睡眠问题主要有哪些

鉴于我们对于睡眠能力发展历程不断加深的认知，目前学界公认的与睡眠问题相关的判定标准主要参考 2014 年发布的《睡眠障碍国际分类（第3 版）》（ICSD-3）中的分类。从临床角度出发，睡眠问题被分成 3 个子类：入睡相关型、设限不当型及混合型。我们具体来看看这 3 种类型都包含了哪些我们常说的睡眠问题。

（1）入睡相关型睡眠问题

有入睡相关型睡眠问题的孩子会有以下一种或多种表现：①入睡必须在特定情境下完成，且通常需要漫长的过程。②为了入睡耗费很多精力且极为困难。③在缺乏特定情境的情况下，入睡所需要的时间明显延长或睡眠容易中断。④半夜醒来需要照顾者的帮助和干预才能再次入睡。

入睡相关型睡眠问题经常发生在 6 个月到 3 岁的婴幼儿身上（Mindell et al.，2008），还没有到 6 个月大的婴儿出现入睡相关型睡眠问题的情况并不常见（Owens et al.，2011）。入睡相关型睡眠问题出现的主要原因是，婴幼儿将入睡的过程与特定刺激或者情境也就是我们常说的睡眠联想进行了联系，导致在这些特定刺激或者情境不出现的情况下，他们就会难以入睡或者入睡后容易醒来。我给大家举两个常见的例子：有的孩子睡觉前需要父母抱着安抚，直到睡着，如果这个孩子半夜醒来，就需要父母再次抱起来安抚才能入睡；有的孩子需要含着安抚奶嘴才能睡着，如果安抚奶嘴掉了，孩子半夜醒来，则需要父母协助将安抚奶嘴塞回嘴里，才能再次入睡。在这种情况下，照顾者就会因为需要半夜醒来安抚孩子以及孩子再次入睡困难而感到困扰。

（2）设限不当型睡眠问题

有设限不当型睡眠问题的孩子会有以下一种或多种表现：①难以入睡或难以维持睡眠状态。②拖延或拒绝入睡，或在夜间醒来后拒绝再次入睡。③照顾者对孩子的睡眠行为没有设立规则或设立的规则不够，因此孩子没法养成良好的睡眠行为。

设限不当型睡眠问题通常会出现在 3 岁以上的儿童身上，主要是因为父母没有对儿童的睡眠相关行为建立起适当的规则或者称作限制。我给大家举几个常见的例子：有的家庭是由孩子决定入睡时间的，孩子不想睡就可以不睡，想几点睡就几点睡；有的孩子在睡前要求妈妈读 1～2 个小时的书才睡；有的孩子睡前要看手机、电视等，不让看就哭闹不肯入睡。以上这些都会导致孩子出现入睡时间推迟或者夜醒等问题。

（3）混合型睡眠问题

混合型睡眠问题是指入睡相关型及设限不当型的问题同时出现。

混合型睡眠问题在各个月龄段都可能出现。比如，孩子睡前想尽办法拖延或者拒绝上床睡觉，这符合设限不当型睡眠问题的表现；孩子半夜醒来后，必须在父母的安抚或者陪伴下才能再次睡着，这又符合入睡相关型睡眠问题的表现。

3. 怎样理解不同孩子的睡眠问题

虽然临床的判定标准已经描述了儿童睡眠问题的表现，但针对安抚入睡与夜醒的问题，其频率、严重程度以及持续时间至今仍然没有明确的操作性的定义。所以可以说，有些情况下，孩子的睡眠问题是真实存在的，而有些情况下，孩子是"被有睡眠问题"了。那么，到底应该如何去理解不同孩子的睡眠问题呢？

（1）不同家长对孩子半夜发出动静的接受度不同

对于一些睡眠特别轻的家长来说，孩子睡觉时的正常翻动都是一种困扰，因为他们被吵醒了，于是就认为孩子有"睡眠问题"。但是对另一些家长来说，轻微响动并不会影响他们的睡眠，除非孩子哭闹起来，所以孩子翻身对他们来说并不是问题。由此可见，孩子同样的表现，不同的家长却有不同的感受，形成了"有睡眠问题"和"没有睡眠问题"这两种判断。

（2）睡眠能力在不同的月龄有所不同，因此判断孩子是否有睡眠问题，不能跳出月龄框架

孩子的月龄不同，睡眠能力的发展程度也不同，睡眠时的状况也不同。比如，对于2个月大的宝宝来说，频繁的夜醒并不可以被定义为不正常的睡眠，这个月龄的孩子睡眠能力是比较弱的，他们连续睡眠的时长只有3个小时左右，所以想让这个月龄的孩子一口气睡七八个小时是不现实的。如果孩子睡不到家长希望的时长，就被认定为有睡眠问题，那就是跳出了月龄本身所具有的睡眠能力来看待睡眠问题，是不合理的。所以，在判定孩子是否有睡眠问题时，需要结合当时的月龄来看。

（3）解决睡眠问题，需要有系统观

相同月龄宝宝的睡眠问题在很大程度上都是同质性问题，单个睡眠问题通常不会单独存在。例如，入睡困难的宝宝可能也有夜醒频繁的问题。而不同的家庭情况、宝宝自身的独特性使得造成睡眠问题的多方因素交

织，可能相同的问题会产生不同的表现形式。所以，我并不提倡把单个睡眠问题拿出来分析其原因，或者采用"头痛医头，脚痛医脚"的方式去解决。举个例子，有些宝宝是被奶睡的，所以当他半夜醒来时，并不知道如何用吃奶以外的方式入睡，因此期望妈妈可以继续奶睡他。但是这时，很多妈妈却开始担心起奶睡、夜奶多的问题了，所以想要通过拍睡或抱哄的方式来安抚宝宝，并使他再次入睡。然而很多时候宝宝并不买账，母子拉锯了很长时间，最终还是以奶睡收场。然后妈妈就会说，我家宝宝脾气倔得很，不给吃奶就不睡。但实际上，这是非常典型的"头痛医头，脚痛医脚"的解决方式。宝宝夜醒要求奶睡是因为入睡的时候是被奶睡的，所以宝宝把入睡和吃奶联系到了一起。如果在宝宝入睡时，妈妈继续奶睡，但夜醒时又不给吃奶，孩子就会非常迷惑。所以要想解决夜醒问题，不能直接从夜醒下手，而是要先从入睡方式开始调整。

（4）解决睡眠问题，不要"锱铢必较"

有不少家长很重视宝宝的睡眠，一旦宝宝某一天睡得不好，就会很焦虑，非要找到原因不可。比如，有的妈妈会问我，"我家宝宝昨天晚上睡着后2个小时醒了3次，平常都不这样，是什么原因造成的"，还有的妈妈问，"我家宝宝最近入睡后总是突然醒来大哭，是怎么回事"。如果这些情况只出现在某一天，或者某几天，那么家长就没有必要针对这些偶尔发生的状况去揪出一个具体原因。有些妈妈会自己归因："我家宝宝今天入睡后突然醒来大哭，肯定是在长牙。"你给某一特殊情况找到了一个你认可的原因，你知道宝宝在长牙所以会大哭，但是你知道了这个原因后，又能做些什么呢？你可能无能为力，毕竟长牙是孩子的必经阶段，哭闹在所难免。相反，如果你没能找到这种特殊情况产生的原因，那么"找到原因"这件事是不是反而会徒增你的焦虑呢？这种焦虑对于解决这个问题一点儿帮助都没有。

说到底，睡眠问题的表现形式很多，也确实有很多孩子"有睡眠问题"或者"被有睡眠问题"，只是每个家长的感受不同，造成孩子睡眠问题的原因也不同，睡眠问题给每个家庭带来的困扰程度也不尽相同。因此，并不是每个睡不好的宝宝都是天生的"睡渣"，你也不需要因为宝宝睡不好而感到特别焦虑。接下来，我将会告诉大家有睡眠问题的宝宝到底有多普遍，在全世界范围内，你都不是一个人在战斗。

二、宝宝都有"睡渣"的一面吗

"一千个人眼中有一千个哈姆雷特。"把这句话套用到宝宝睡眠这件事上，就是一千个"睡渣"的"渣"法都不一样。孩子睡不够，睡不好，自身很痛苦，妈妈也无法享受快乐，整个家庭都笼罩在一片焦虑和紧张之中。可见，睡眠问题具有普遍性和同质性。

世界各国对于儿童睡眠状况的研究成果层出不穷。一些研究显示，有20%～40%的3岁以下的婴幼儿被认为有睡眠问题。而美国儿童睡眠研究学界的两位权威学者约迪·明德尔和朱迪思·欧文斯研究发现，有25%～50%的6个月以上的婴幼儿在夜里仍然夜醒，并且夜醒持续的时间比较久，甚至还有3岁以上的儿童存在持续夜醒的情况。瑞士的一些学者则从宝宝一出生就开始跟踪记录他们的睡眠状况，结果发现超过 30% 的 2～7 岁的儿童每周至少会有一次夜醒，而在 10 岁的儿童中，这个比例仍然高达 23%。

那么，我们中国的情况是怎么样的呢？中国城市 0～5 岁儿童睡眠问题的总发生率为 20.87%，其中入睡困难、磨牙、打鼾的发生率较高。存在的主要问题有：62.48% 的儿童与家人或保姆同床睡眠；59.79% 的儿童睡前需要安慰物；33.08% 的儿童睡前 30 分钟经常看电视；11.22% 的儿童夜间会采用俯卧位睡姿。这是根据全国的统计样本得出的结论，还有一些针对局部地区的调查，其中专门针对上海 0～2 岁婴幼儿睡眠状况的研究表明，这一地区 0～2 岁婴幼儿睡眠问题的发生率高达 66.7%。

三、五花八门的睡眠问题

睡眠对于宝宝的重要性毋庸置疑。不过，为什么大部分宝宝很难睡一个好觉？为什么哄睡成了宝宝出生第一年新手父母最繁重的工作？为什么睡眠问题如此普遍，而且层出不穷、五花八门？

婴幼儿睡眠问题从根源上可以分为病理性睡眠问题（睡眠障碍）和行为性睡眠问题。病理性睡眠问题所占的比例很低，虽然没有权威的统计学数据，但多个研究表明其在总人口中的发生率为 1% 以内，而中国婴幼儿行为性睡眠问题的发生率则在 21%～66%。中国 2021 年的新生儿有 1062 万，无论采用激进的估计（66%）还是保守的估计（21%），都可以看出，我国有行为性睡眠问题的婴幼儿数量是很多的。

在这里我们需要厘清一点，有很多病理性因素会造成睡眠问题，如感冒、发烧、过敏等常见疾病，以及孤独症谱系障碍（autism spectrum disorder，ASD）、注意缺陷多动障碍（attention deficit and hyperactivity disorder，ADHD）等发育性障碍。但这些因素造成的睡眠问题不是我们接下来要说的病理性睡眠问题，我们先来看看相对占少数的儿童睡眠障碍。

1. 儿童睡眠障碍

（1）与睡眠相关的呼吸障碍

很多家长都不太重视孩子在睡觉时打鼾或者用嘴呼吸的现象。但是，这些现象可能意味着孩子睡眠时出现了严重的呼吸问题，比如阻塞性睡眠呼吸暂停（obstructive sleep apnea，OSA）。

常见的与睡眠相关的呼吸障碍症状包括：呼吸停止或者暂停连续20秒及以上；呼吸困难，需要非常用力才可以呼吸；睡觉时嘴巴是张开的；睡觉时反复出现呼吸道阻塞现象，并伴有非正常的觉醒；打鼾，发出响亮、刺耳、短促、带着鼻音的打鼾声；白天较少出现明显的嗜睡现象，但是易怒、注意力无法集中等；扁桃体或者腺样体肥大。如果孩子有以上症状，一定要去睡眠专科或者耳鼻喉科做详细的检查。

（2）与睡眠相关的运动障碍

儿童在睡眠过程中发生周期性或节律性运动的现象很常见，其中包括节律性运动障碍和周期性肢体运动障碍。在婴幼儿中，与睡眠相关的头、颈或躯干运动大多是生理性的，这些现象通常在5岁前会自行消失。如果这些肢体运动可能或已经导致严重后果，如伤害到孩子自己或干扰了孩子和家长的正常睡眠，那么就可以被定义为睡眠相关运动障碍。

其中，节律性运动障碍的典型表现有：①身体前后摇晃，最早出现在 6 个月时。②头部转动，从一侧转到另外一侧，一般出现在 10 个月时，通常孩子处于仰卧姿势。③撞头，从 9 个月开始出现，表现形式多样，比如孩子采用俯卧姿势睡觉时，抬起头来撞向枕头或者床垫；以手和膝盖支撑，用头撞床头、墙壁等；竖直坐，用头撞床头、床边等；有时伴有节律性的低哼或口齿不清的低吟。这些动作经常从孩子即将入睡时开始，并持续至浅睡眠期。

除了节律性运动障碍之外，还有一类周期性肢体运动障碍（periodic limb movement disorder，PLMD），常见的有夜间肌阵挛和不宁腿综合征。夜间肌阵挛的特点是在睡眠过程中周期性地出现重复性、高度刻板的肢体运动，包括脚趾伸展，以及踝、膝和髋关节部分屈曲。这些动作的反复，会导致孩子不断醒来，睡眠呈碎片化。除此之外，孩子还存在日间功能受损的问题，比如白天注意力下降、嗜睡等。而不宁腿综合征的特点是孩子会迫切希望活动双腿，因为孩子的腿部有强烈的不适感或不快感，这种不舒服的感觉在休息或不活动时（主要在傍晚或夜间）会出现或加重，通过运动可以缓解。

（3）睡惊症

睡惊症也就是我们俗称的夜惊（night terror），是指孩子突然从非快速眼动睡眠觉醒，发出尖叫或呼喊，并且伴有极端恐惧的自主神经症状和行为表现。夜惊在儿童中的发病率约为 3%，主要发生在 4～12 岁的儿童身上，多见于男孩。在青春期前发病率逐渐降低，直至消失。

夜惊通常发生在入睡后 30～120 分钟非快速眼动睡眠的第三阶段，每次发作的持续时间为 1～10 分钟。此时孩子正处于最深的睡眠阶段，难以被唤醒。夜惊的发生是突然的，孩子会在睡眠中猛然惊坐起来，持续地哭喊、手足挥动甚至眼睛圆睁，脸部表情十分惊恐。同时，孩子会出现明显的呼吸急促、心跳加速、瞳孔扩大、肌张力增高等症状。夜惊发生时，孩子的意识呈朦胧状态，父母的安抚是没有用的，孩子不会有反应，甚至会拒绝与父母的身体接触。夜惊结束后，孩子会突然重新熟睡，醒来后也无法回忆起发作过程。因此，在这些激烈的活动中，孩子很可能会受伤，比如撞到家具，甚至打破窗户，有时候还会使参与其中的父母受到伤害。

轻微的夜惊在儿童中并不罕见。如果发作少于每月 1 次，且没有导致孩子本人或他人受伤，那么父母不需要进行任何干预。但如果每周至少发作 1 次，甚至几乎每夜都发生，并且导致孩子本人或他人受伤，那么就需要去医院做检查，必要时进行药物和心理的干预治疗。

此外，大家还要注意噩梦（nightmare）和夜惊的区别。很多家长对夜惊并没有足够的认识，会把孩子的一些类似表现描述成"孩子做噩梦了"。但是噩梦和夜惊是有区别的。噩梦是指做内容恐怖的梦，通常会引发孩子的焦虑和恐惧。噩梦会出现在任何年龄段，通常发生在入睡后的几个小时，往往是凌晨 2～6 点，噩梦多出现在快速眼动睡眠阶段。孩子多半可以回忆起噩梦的内容，多数孩子在醒后仍记得梦中惊恐万分的情境，有些孩子甚至可以描绘出梦中的细节。

（4）睡行症

睡行症（sleep walking）旧称梦游症，是指开始于夜间睡眠前 1/3 阶段非快速眼动睡眠的一系列复杂行为。其表现主要以在睡眠中行走为主，可以是简单地走来走去，也可以是强烈的试图逃离周围环境的行为。发作时，孩子意识紊乱，很难被唤醒，对试图唤醒他的人可能会给予反抗，出现攻击行为，或表现出受惊吓后的恐慌。醒来时，孩子对发生的事情没有记忆。睡行症通常会持续数分钟至半小时，待孩子回到床上继续睡眠时结束。睡行症可发生于儿童会走路后的任何年龄段，但是首次发作多出现在 4~8 岁，男女比例约为 7：1，青春期后常自行消失。

如果孩子出现睡行症的频率低于每天 1 次，同时发生时间多在入睡后 1 小时左右，并且孩子比较安静，没有影响到别人，则通常不需要干预。不过，需要注意的是，如果孩子出现以上症状，家长要关注孩子白天是否有过度疲劳、过分担心、压力过大或缺乏睡眠的情况。在孩子发作时，不要试图弄醒孩子，只需做好安全措施，如移走房间内所有的危险物品，锁好门窗，最好在卧室门上安装一个警报器，以免孩子处于危险境地。

（5）睡眠遗尿症

睡眠遗尿症也就是俗称的尿床（bedwetting），表现是儿童在睡眠期间不能控制小便。睡眠中的遗尿一般是指孩子的生理发育超过了能够正常控制膀胱功能的年龄（5~6 岁）后，每个月至少有 3 个晚上会发生不受控制的排尿，排尿会出现在睡眠的各个阶段，但白天时，孩子膀胱的功能是正常的。睡眠遗尿症在儿童中比较普遍，发病率为 3%~10%。

对于尿床，最有效的预防措施就是睡前上厕所。如果知道孩子哪个时间段有可能尿床，可以在夜间叫醒孩子去上厕所。在睡前要限制水分的摄入，平时饮食中也要减少利尿的食物。此外还可以购买一些辅助产品，比如吸水内裤、隔尿垫等来帮助减轻孩子尿床后的不适感。孩子尿床之后，不要因为孩子尿床而惩罚他，也不要在其他人面前谈论孩子尿床的行为。

（6）睡眠磨牙症

睡眠磨牙症（sleep related bruxism）的表现是睡眠中频繁出现的咬肌节律性收缩，产生磨牙、咬牙动作，并可发出声音。儿童睡眠磨牙症的发病率为 5%～20%，可见于各个年龄段。

睡眠磨牙症可在入睡后 20 分钟内发生，频率不等，发作频繁的孩子每小时可有二三十次磨牙，每次会持续二三十秒。睡眠磨牙症大多发生在非快速眼动睡眠的第二阶段，发作时除了磨牙之外，还伴有心率加快。

如果频繁发作，会影响孩子的睡眠质量，早晨起床后孩子经常会感到咬肌不适，并可能伴有脸部和躯体疼痛，白天会出现嗜睡、自主神经功能失调的症状。磨牙还会导致牙齿、下颌关节乃至周围组织受损的情况。

目前，治疗睡眠磨牙症的方法并不多。如果孩子夜间磨牙症状较为严重，可以到医院就诊，必要时采取药物治疗，睡觉时还可以使用塑料牙套来保护牙齿。

2. 行为性睡眠问题

除了以上相对占少数的睡眠障碍以外，绝大多数睡眠问题都是行为性睡眠问题。常见的行为性睡眠问题有以下9种：入睡困难/拖延入睡、夜醒频繁、早晨过早醒来、小觉持续时间短、夜间有长时间的清醒、依赖单个或多个睡眠情境入睡、非正常觉醒、夜奶频繁、反应性合睡（reactive co-sleeping）。在本书的知识篇，我会在不同月龄段里详细解释这些睡眠问题产生的原因，并阐述解决这些睡眠问题的思路和要诀。

我们先从整体上来分析一下行为性睡眠问题产生的原因，大致有两个方面：一是和孩子所处的某个发展阶段有关；二是家长有意无意地给孩子强化了一些不健康的睡眠习惯。

当孩子处于某个发展阶段的时候，可能就会出现睡眠问题。这个发展阶段主要是指孩子在生理或心理上进入了一个新的阶段。例如，宝宝在4个月左右的时候，睡眠模式会有比较明显的变化。在4个月之前，宝宝进入睡眠之后，会先进入活跃睡眠，再进入安静睡眠，正是因为这个睡眠模式的特点，很多宝宝在小月龄阶段会出现"落地醒"的情况。过了4个月，宝宝的睡眠模式就会发生改变，这个变化是非常明显的，很多孩子在这个月龄段还会出现睡眠倒退的情况。

又如，很多宝宝在7～8个月的时候会出现半夜醒来"查岗"的现象。这是因为宝宝在这个月龄开始懂得了客体永存性的概念，他开始明白物体不在他眼前并不等于消失不见了，而是暂时不见，之后还会出现。这和宝宝之前的认识是不一样的，虽然宝宝原来每一天都和妈妈在一起，但那时他还不能非常明确地区分出自己和妈妈，对于宝宝来说，妈妈和宝宝是一体的。当他开始意识到妈妈是另外一个人，并且这个人有时候会离开的时候，宝宝就会对这种分离产生焦虑。这些都是很正常、很健康的表现，说明宝宝发育得很好，同时也和妈妈建立了很好的依恋关系。正因为有了分离焦虑，所以宝宝在这个月龄段就会出现半夜"查岗"的现象。有些宝宝原来可以自己睡，7～8个月时就必须要妈妈陪睡，一旦妈妈离开，宝宝就会醒来。

这些发展阶段带来的睡眠问题就像是宝宝得了一场"急病"，通常"病"好了就没事了。而另外一个造成睡眠问题的原因则是宝宝形成了一些不健康的睡眠习惯，而这些不健康的睡眠习惯大多数是家长在不知不觉的情况下帮助孩子养成并强化的，这就类似于宝宝得了"慢性病"，并不会自然痊愈，而是需要慢慢地进行调整。

宝宝不健康的睡眠习惯有很多种，我用作息时间给大家举个例子。在一些家庭中，爸爸妈妈都要上班，而且下班时间比较晚，家里照顾孩子的老人希望孩子能够和爸爸妈妈玩一会儿，所以并不会按时安排孩子去睡觉。等爸爸妈妈回家吃完饭，和孩子玩一会儿，再去做睡前准备时，通常已经到晚上10点钟了，这对于宝宝尤其是1岁以内的宝宝来说，确实是比较晚的入睡时间。宝宝在这个月龄还不会像我们成人一样睡懒觉，不管几点入睡，在早上6～8点就会醒来，如果是夏天可能醒得更早。所以，晚睡带来的直接后果就是宝宝的睡眠时间变短，得不到充分的休息，而间接后果就是宝宝出现夜醒变多或入睡困难的情况。但是，也有一些家庭矫枉过正，生怕孩子入睡太晚会带来各种问题，所以早早安排孩子上床，有些甚至傍晚6点多就安排孩子睡夜觉了。但是睡得太早也是有问题的，一方面宝宝可能并不困，所以会躺在床上翻来覆去，大一点儿的孩子还会不断地提要求；另一方面，宝宝每天的实际睡眠时长是相对固定的，一般来说夜觉的睡眠时长是10～12小时，过早安排宝宝上床睡觉可能会使宝宝早上过早醒来，反而令家长困扰。

第二章

为你的睡眠做主

一、当了妈妈就意味着缺觉吗

我从 2016 年开始从事婴幼儿睡眠咨询领域的工作，与成千上万被宝宝睡眠问题折磨的家庭打交道，渐渐地，我有了一个颠覆我原本认知的发现，那就是，睡眠问题本质上可能不是宝宝的问题，而是家长的问题，是家庭系统的问题。很多父母在认识了睡眠的真相后，会后悔为什么不提前学习睡眠知识，也有家长在学习了睡眠知识后，才明白自己那些"帮助"宝宝睡眠的行为其实是过度干预。可以看出，睡眠问题本质上是家长和家庭的认知问题。

我相信不少家长都抱持着"自我牺牲"的态度，总觉得自己多付出些努力，多些安抚，多些积极回应，孩子的睡眠就会变好，就好像自己少睡的那些觉都会自动加到孩子身上一样。其实，不管是对孩子还是对父母来说，睡眠都是极其重要的。我们要从以家庭为本的角度去看待睡眠问题，而不仅仅从孩子的角度出发。因此，在改善孩子睡眠状况的同时，必须考虑到家庭成员的福祉。我的观点是：孩子是家庭的成员，但不是家庭的要员。我们不能在采用了一些调整睡眠的方法后，让孩子的睡眠提升 3 分，但使家庭的整体睡眠损失了 10 分，这样的方法并没有系统地去看待孩子的睡眠问题，没有把孩子的睡眠放到家庭的框架里去考虑，因此很难坚持下去，效果自然也会大打折扣。

因此，当妈妈并不意味着一定会缺觉，并不意味着要牺牲自己的睡眠来提升宝宝的睡眠，睡眠对于所有的家庭成员来说都是极其关键且重要的。

1. 孕期的睡眠

在咨询工作中，我也接触过很多准妈妈，大部分准妈妈都多多少少存在某种睡眠问题，尤其到了孕晚期，这种情况就更加普遍。很多研究显示，至少有 50% 的孕妇会在妊娠期经历妊娠期失眠。那么，为什么女性的睡眠在孕期会产生变化呢？

其实，有不少因素会导致孕期失眠。在第一孕程中，突然变化的激素水平会导致准妈妈出现各种不适，而这些不适就会导致入睡困难，或者入睡之后很容易醒来。这些不适包括恶心、呕吐、乳房酸胀、心率过快、呼吸不畅、体温偏高、夜间频繁小便和腿部抽筋等。随着孕程推进，准妈妈还会经历后背疼痛，因肚子不断长大而无法找到舒适的入睡姿势，宝宝夜里的踢打活动也可能会使准妈妈无法安睡。除此之外，对于生产的焦虑，对于新妈妈身份的担心，对于工作和家庭责任的担忧，以及其他各种压力都会致使准妈妈睡不好。

还有一些妈妈在孕期会罹患睡眠障碍，其中不宁腿综合征就是常见的一种孕期会碰到的睡眠障碍。根据流行病学调查，孕期不宁腿综合征的患病率由 5% ～ 10% 增加到了 11% ～ 34%。不宁腿综合征的特征是下肢出现难以忍受的不适，夜间睡眠时症状最为严重，活动之后可暂时缓解。这类睡眠障碍都会明显引发日间嗜睡，并严重影响孕妇的情绪和生活质量。

根据上海交通大学出版社出版的《女性睡眠障碍——管理实践指南》这本书里的综述，孕妇在孕期会因多次短暂觉醒而使每晚的睡眠时间减少约 1 小时。在孕期常见的是维持性的失眠，也就是醒来之后不好再次入睡，或者夜间多次醒来，但是起始性的失眠也就是入睡困难的失眠比较少见。

2. 产后的睡眠

睡眠专家对特定人群的睡眠时长和睡眠剥夺的现象做了大量研究，但是对睡眠不足如何影响新手妈妈的研究却做得比较少。西格纳尔（Signal）等人在 2014 年发表的一项研究结果中表明，产后一周左右，新手妈妈睡眠不足的情况最为严重。另外一项在 2014 年发表的关于产后妈妈白天困倦度的调查研究成果指出，超过 50% 的新手妈妈在宝宝 18 周的时候，白天仍然感到异常疲惫和困倦。很明显，新手妈妈的睡眠会被各种因素影响，比如喂夜奶、夜间照顾宝宝、宝宝生病等，但是目前很少有人跟踪研究产后妈妈的睡眠状况。随着宝宝睡眠能力的发展以及昼夜节律的建立，妈妈的睡眠情况会不会随之产生变化？睡眠不足的情况会不会有所好转？

在分娩后 3 个月内，新手妈妈的睡眠问题常常会持续存在。对初产妇来说，睡眠问题的发生率为 74%。从分娩那一刻到婴幼儿能睡整夜觉，新手妈妈的睡眠会因为夜间照顾宝宝而持续受到影响。在正常的孕期中，孕妇的睡眠效率平均为 90% 左右；在产后恢复的最初几个月，初产妇的睡眠效率下降到了约 77%，而经产妇的睡眠效率下降到了 84%。在中国、日本等亚洲国家，初产妇常会和宝宝同床合睡，因此，其初产妇的睡眠效率与西方国家的初产妇相比，下降更为明显。但是，无论是第几次生产，在产后的最初 3 个月，产妇的深睡眠都会增加，而浅睡眠都会减少。

另外，产妇的睡眠质量还和喂养宝宝的方式有关。无论是否处于睡眠状态，哺乳产妇的基础催乳素水平都比较高，而且在每次哺乳的时候，催乳素水平还会陡然增高。虽然哺乳产妇的快速眼动睡眠与不泌乳产妇相比差别不大，但是她们的深睡眠会增多，浅睡眠会减少，短暂觉醒的次数也比较少。和哺乳产妇相比，不泌乳产妇的快速眼动睡眠会出现递减的趋势。在产后最初的几个月，母乳喂养的产妇每晚睡眠时间会比使用配方奶粉喂养的产妇平均多 45 分钟左右。

3. 产后抑郁

我们还要关注一个非常重要的影响睡眠的因素，那就是产后抑郁。据研究显示，大约有 13% 的新手妈妈会罹患产后抑郁，并且这种疾病会长期影响妈妈和宝宝的精神状态。加拿大多伦多大学的劳森（Lawson）等人在 2015 年的一项研究中指出，不断被打扰的碎片化的睡眠和产后抑郁之间有着非常明显的正相关关系。而另一项发表于 2015 年的研究结果指出，那些孕期睡眠状况差的妈妈更有可能罹患产后抑郁。意大利一项针对初产妇的研究显示，在产后 15 个月，30% 以上的女性仍然会抱怨睡眠不足和疲劳，而超过 50% 的女性会主诉有抑郁症状。

此外，孕期和产后睡眠模式变化较大的新手妈妈也容易罹患产后抑郁。但是，鉴别产后慢性睡眠剥夺症状与抑郁症状，对于新手妈妈、家庭成员甚至是临床医生来说，都有一定的难度。与健康的新手妈妈相比，有抑郁症状的新手妈妈的快速眼动睡眠的潜伏期明显缩短，总睡眠时间也平均缩短了 1 小时左右，睡眠效率降低了约 12%。新手妈妈因照顾婴儿会严重睡眠不足，因此一旦关灯之后会非常容易入睡。对于产后 3 个月的妈妈来说，抑郁症状与睡眠片段化的相关性，显著高于与婴儿气质的相关性，也就是说，睡不好比宝宝难带更容易造成新手妈妈产后抑郁。是否患有产后抑郁，新手妈妈们可以根据产后抑郁自测量表进行自测，如果已经出现一些抑郁症状，需要到医院就诊。

二、你是什么样的人会影响宝宝的睡眠

1. 影响婴幼儿睡眠的因素

婴幼儿的睡眠会受到很多因素的影响，其中一些是相对基础和明显的，容易被我们观察到，但还有一些是宏观的，不容易被观察到。我将影响婴幼儿睡眠的因素归为以下 7 大类。

（1）喂养方式

婴幼儿的睡眠与喂养是息息相关的，尤其是在宝宝 6 个月之前，喂养对睡眠的影响是非常大的。但是，如何权衡母乳喂养和睡眠之间的关系，是很多家庭都要面对的问题。

（2）发展阶段

发展心理学一直都是婴幼儿睡眠研究中比较重要的领域。在分析婴幼儿的睡眠问题时，不能脱离其所处的发展阶段。孩子在不同的发展阶段行为表现是不同的，但是很多家长对婴幼儿不同月龄时的行为特点缺乏相关认知，因此可能会产生焦虑情绪。比如，很多宝宝原本能自主入睡，而到了分离焦虑阶段，却需要妈妈陪睡，这其实是符合月龄特点的一个发展表现。另外，婴幼儿处于站立、行走、语言发展的爆发期时，其睡眠都会受到影响。

（3）情绪

影响婴幼儿睡眠的心理方面的因素很容易被忽视，比如情绪，尤其是大一点儿的孩子，入睡前的情绪、日常生活里的情绪、家庭其他成员的情绪都可能成为影响孩子睡眠的因素。

（4）家庭系统

家庭氛围、家庭成员之间的关系、家庭的教养方式、整个家庭的作息和生活方式等，也会对婴幼儿的睡眠产生影响。

（5）文化

中西方国家在文化上有很大的差异，对婴幼儿睡眠的认知和研究现状也存在差异，而这些差异也在形塑着婴幼儿的睡眠。

（6）病理性因素

病理性因素包括各种常见疾病和一些不常见的睡眠障碍。

（7）睡眠基础

睡眠基础是审视睡眠问题的模型，要求我们以整体的视角去看待睡眠问题。睡眠基础包括信念、关系、生理因素、行为因素、心理因素、环境因素等很多方面。

 ## 2. 信念和期望对于睡眠的影响

在影响婴幼儿睡眠的这 7 个因素之中，有一个隐性因素很关键，那就是家长对于孩子睡眠的信念和期望。信念和期望之所以重要，是因为它决定了我们如何看待睡眠，是很主观的。其实，很多家长原本并没有觉得被孩子的睡眠问题困扰，但是因为受到了各方面的影响，于是形成了一些对婴幼儿睡眠的所谓科学正确的认知，在这种情况下，孩子就"被睡眠问题"了。举个例子，有些家长一开始觉得孩子想睡就睡，想吃就吃，睡整夜觉是自然而然的事，没必要强求。但是，在看了一些教人怎么规划宝宝作息的书之后，这些家长发现竟然有宝宝 3 个月就可以睡整夜觉了。于是，他们就会想，我的宝宝睡不了整夜觉一定有问题，可能是因为我奶睡他了，可能是因为他作息不规律，反正一定是我哪里做得不对，我要去调整。在这个过程中，"3 个月就可以睡整夜觉"逐渐成了这些家长对宝宝睡眠的一个信念。在咨询工作中，我经常会碰到一些对宝宝的睡眠已经形成信念或期望的家长。这些信念和期望包括以下几个方面。

①宝宝应该遵循睡眠建议来睡。

②与宝宝合睡、母乳喂养、抱哄等，是在给宝宝建立不良的睡眠习惯。

③与宝宝合睡是危险的。

④宝宝需要大人教他怎么睡觉。

⑤宝宝需要睡整觉。

⑥宝宝需要适应大人的作息。

⑦大人需要适应宝宝的作息。

⑧让宝宝哭是有益的/有害的。

⑨我的宝宝很难带/是个小天使（或其他标签）。

⑩睡眠非常重要，所以我必须要让我的孩子在建议的时间睡够建议的时长。

⑪睡眠训练是当父母睡眠严重不足还要继续工作时的唯一解决办法。

以上这些信念和期望具体到每个家庭，很难下结论说是对的还是错的。但是，我们对于宝宝睡眠的信念和期望并不是一成不变的，人们对于"什么才是正确的、健康的睡眠"的认识是不断被建构的。另外，不同的家长对于宝宝睡眠所持的信念也是不同的。你的核心信念可能是："睡眠是自然而然的事，不需要干预。"而你朋友的信念可能是："睡眠是必须习得的，孩子需要学会自主入睡。"那么，你和你的朋友对于宝宝睡眠的核心信念就不同。

为什么家长之间的信念差别会这么大？这些信念从何而来？首先，它们可能来源于权威，如专业人士的观点、法律法规和政策、媒体的舆论导向等。虽然这些信念是外化来的，但是由于它们具有权威性，所以家长们会觉得它们是正确的、可靠的，容易对这些信念深信不疑。

其次，这些信念还可能来源于知识，如客观的研究数据、观察到的事实、自己的教育背景等。不同的教育背景意味着家长们掌握知识的程度不同、获得知识的依据不同、知识的来源渠道不同，这些因素会导致家长信念的不同。比如，接触一手资料得到的信息和接触二手资料自己解读后得到的信息可能是完全不同的，这就会使家长形成不同的信念。

再次，信念还可能来源于环境，如传统经验、长辈的言传身教、文化信念等。比如，很多人认为着凉了就会感冒，这是传统经验或长辈信念强化给我们的，然后我们会将这个信念内化，变成自己的信念。对于睡眠的信念受传统经验影响的例子就更多了，和老人住在一起的家庭可能经常会出现认知上的冲撞。

最后，信念还可能来源于内在经验，如自己的直觉、自己的情绪以及自己的推理等。有时候，信念的产生是由情境决定的。同一件事，当我们处于不同的心境和情绪之下时，会产生不同的信念，而有时候我们会对直觉认定的事情非常坚持己见，但往往由这些因素决定的信念和认知是最有可能被改变的。

3. 如何看待睡眠预期

我们应该对宝宝的睡眠抱有怎样的预期？宝宝的需求到底是什么？难道真的是要我们一直抱着他、哄着他睡觉吗？如果是，那为什么很多妈妈抱着宝宝的时候，宝宝还是很难安静下来？

相信很多妈妈在孕期都看过《西尔斯亲密育儿百科》这本书，也希望在宝宝生命的最初阶段给他想要的一切：及时回应、拥抱、抚摸、亲吻……也会纠结要不要抱哄宝宝睡觉，要不要让宝宝和自己同房间睡，如果不抱哄睡、不与宝宝合睡会不会太残忍，会不会影响和孩子之间的亲密感。某一天，我看到《美国儿科学会育儿百科》上的一句话，你有一整天的时间让宝宝知道你有多爱他，而晚上是睡觉的时间。我深以为然。消极的煎熬和等待并不会带来积极的结果，宝宝依赖妈妈的抱哄，但是他不一定享受妈妈的抱哄，他需要的其实是完整、连续、高质量的睡眠。而你应该做的就是给他一个机会，让他学习怎么去睡觉。

所以说到底，睡眠问题不是孩子的问题。调整宝宝睡眠的实质，其实是调整我们自己，我们通过改变自己的预期和教养方式，就可以帮助孩子养成良好的睡眠习惯和行为，单纯着眼于孩子的行为本身，通常是治标不治本的，也无法把握问题的本质。

同时，我们要以家庭为本去看待孩子的睡眠，而不仅仅从孩子的角度出发，因此在改善孩子的睡眠状况时，我们必须考虑到家庭成员的福祉。睡眠改善实际上是一种生活方式的改变，不管是制订作息计划、设计行为干预的方式还是调整教养策略，都要把家庭情况考虑在内。因此，对于睡眠预期，我有以下几点想要和大家分享。

（1）孩子是独立的个体，亲子关系是逐渐走向分离的过程，要学会放手，让孩子自己去睡

我认为这是妈妈们在宝宝生命初期所能拥有的最佳的心理状态。当我们面对刚出生不久的小宝宝时，都会觉得他太脆弱了，需要依赖成人的照顾。没错，孩子的确需要我们悉心、耐心的照料，才能平安健康地成长，但是孩子始终是他自己，不论我们如何安抚，在宝宝入睡之后，妈妈和宝宝就是两个独立的个体，分离已经以这种形式存在了，无论宝宝睡着时离妈妈有多近，作为另一个个体，他已经处在另一种状态了。没有宝宝是不能被改变的，是必须在其他人的帮助下才能睡着的，当你发自内心地相信

宝宝有能力自己去睡并且能够维持睡眠状态时，宝宝自然会给你惊喜。

（2）一切都会过去，孩子终究会长大，你也会看到宝宝之外的自己

虽然我们总说要积极面对，不要消极地"静待花开"，但归根结底，孩子终究会慢慢长大，所有他小月龄时的睡眠问题也都会好转，这些恼人的睡眠困扰和挑战在你的育儿生涯当中都是暂时的，并不会一直持续下去，你也会重新拥有自己的生活，或者找到和孩子和谐共处的新的生活方式。

（3）最好的哄睡是你不着急，他很享受，感受当下

很多时候，孩子表现出来的入睡困难和频繁醒来，并不是真正的"困难"和"频繁"，只是因为你太想把他哄睡着了。为什么这么说呢？入睡是一种从清醒状态向睡眠状态转换的过程，当我们进入深睡眠状态时，我们的意识、行动能力、对外界环境的感知能力都会相对丧失，因此，一个安全的、足以让人放松警惕的环境是睡眠所必需的。在任何情况下，是否能够感觉到安全都取决于我们所处的环境是否是可预期的、可控的并且是没有潜在威胁的。当进行睡前仪式或者哄睡变成一项需要完成的任务的时候，它就失去了本身的意义。

和陪伴孩子玩耍一样，陪孩子睡觉并不仅仅是我们的身体和孩子待在同一个物理空间中，而应该是思绪和情感也和孩子在一起。我们不能因为其他事情分心，不要去想孩子睡着后自己要去做什么，而是要把睡前的互动当作一天当中我们和孩子最后共享的亲密时光，把睡着这件事的主导权交还给孩子。孩子在感受到这份心意之后，就会给予我们积极的反馈。

（4）别怕孩子哭

孩子哭不代表你做得不好，也不代表你没有满足他的需求，更不代表你不是好妈妈。对于小宝宝来说，哭的含义太多了，在他还没有习得其他的表达方式之前，只能用哭这种方式和这个世界进行互动交流。我们当然都不希望听到孩子哭，但是不允许孩子哭，是否也是在剥夺孩子表达情绪的权利呢？

很多时候我们会给自己很多负面的心理暗示，比如认为孩子不能自己入睡，久而久之，孩子也不相信自己可以不依靠外力入睡了，甚至认为睡觉不应该由自己完成。很多家长都有这种心理暗示，以至于我被问得最多的问题之一就是："是不是我不理他，让他哭一会儿会比较好？"

在我们养育孩子的过程中，总在刨根问底，总想二元对立，好像在"每次都满足"和"完全不理他"之间没有任何其他的办法。随后，我又会被问："如果一段时间不理宝宝，会不会让他没有安全感，和我不再亲近了？"

也许可以把问题倒过来想，如果宝宝每次叫你，你都立刻回应了，那么他会不会也觉得没有安全感？因为他不相信自己有能力处理问题，不相信上一次你给的安抚和爱可以持续一段时间。

因此，别惧怕孩子哭，在成长的过程中，哭是不可避免的，坦然接受并面对孩子的情绪就好。

（5）构建自己的支持网络，充分利用外援

育儿并不是某一个人的事情，所以，不存在"谁给谁帮忙"这一说。在中国文化的语境里，育儿是一大家子的事情。在某种程度上，这是好事，意味着我们可以调用的支持网络是很大的。不要吝惜使用这些"外援"，更不要过分牺牲你自己去保证其他人的身体和心理健康。充分有效地分工，保证自己得到足够的休息，这样才能保持良好的心情、充沛的精力，才能以更好的状态去面对宝宝。

（6）相信孩子的睡眠能力

每一个孩子都不是天生的"睡渣"，孩子的睡眠问题要么是照顾者不恰当的干预方式造成的，要么是照顾者对孩子的睡眠状况有不符合月龄的预期导致的。所以在调整过程中，要调整的不是孩子，而是家长的心态。当家长相信孩子具有一定的睡眠能力，可以自己做到一些事情的时候，那么孩子的睡眠状况通常会自然地改善。如果不相信孩子本身就有睡眠能力，总希望主导孩子的睡眠过程，或者经常过度帮助孩子安排睡眠的话，那么很有可能会破坏孩子自身自然的睡眠能力的发展，反而会使哄睡之路更加艰难。

（7）因材施教，因地制宜

每一个孩子都是独特的，每一个家庭成员都有独一无二的相处之道和育儿哲学。所以，每一个孩子的睡眠也有其独特性。比如，有些宝宝对环境的改变很敏感，那么固定的入睡地点和睡前仪式就显得尤为重要；有些宝宝情绪反应阈值很高，那么容易引发哭泣的睡眠行为干预方法就很可能遭到非常严重的抵抗；有些宝宝规律性很强，那么不随意扰乱孩子的作息就很重要。

睡眠引导和调整并不是一劳永逸的过程，不存在什么一招制胜的必杀技。没有任何一种方法适合所有的孩子，可以解决所有的睡眠问题。因此，我们需要了解自己的孩子，熟知孩子独特的行为模式，并从中总结规律和经验，找到最适合自己孩子的睡眠调整路径。

（8）选择自己舒服的方式，注重系统观

很多人认为"奶睡不好，很难戒"或者"抱睡是万万不行的，必须让孩子自己睡"，但是选择怎样的哄睡方式、安抚方式，是每一个家庭根据自身情况做出的选择，并没有绝对意义上的对与错。只有当你选择了你认可的、不会困扰你的、让你感觉舒适的方式，这种方式才会真正起作用。

我们拿奶睡这个最常见的哄睡方式来举例。奶睡，实际上是很自然的一种入睡方式，也是众多宝宝安睡的最大利器。但奶睡经常会被解读成过分宠溺孩子，会使孩子形成奶睡依赖这种不良的入睡习惯，甚至有人认为奶睡和夜奶会影响孩子的发育，如不利于乳牙生长等。有时候，我们和老人在孩子是否需要奶睡这个问题上也有不同的见解，这会使很多妈妈产生矛盾的心理，甚至因为奶睡而产生自责感、紧张感，觉得孩子睡不好都是自己造成的。在这种情况下，妈妈对奶睡好与坏的不确定感会使自身的情绪波动，甚至会波及整个家庭，从而影响所有家庭成员的情绪和家庭关系。所以，在对母乳喂养状况或宝宝的睡眠状况进行调整时，单纯地关注孩子或是妈妈都是达不到效果的。我们需要以家庭为单位，在这个过程中相互支持，先使妈妈感到放松、愉悦，这样才能使跟妈妈关系亲密的孩子得到最好的照顾。

孩子是家庭的成员，是独立的个体，他有权利按照自己的方式生活。有些家庭的作息是比较随意的，家庭成员喜欢周末睡懒觉，晚上入睡的时间也比较晚，那么他们可能就会期望孩子可以晚睡，以配合家人的作息习惯。有些家庭喜欢旅游，或者经常要在奶奶爷爷家、姥姥姥爷家和自己家之间切换居住，那么家长就会期待孩子可以适应这种生活，希望他在哪儿都可以睡着。所以，看似要解决的是孩子的睡眠问题，实际上真正需要去改变的不是孩子，而是父母甚至是一家人的生活方式。

我们在改善孩子的睡眠状况时，必须考虑到其他家庭成员。有些家庭把孩子当作家庭的中心，凡事以孩子的要求为标准，那么，这种家庭就会出现"温柔有余而坚定不足"的情况。他们会尽可能地满足孩子的一切需求，无论对错，甚至不惜牺牲自己的生活质量。有的妈妈会说："没办法，我的孩子必须奶睡。"这种说法本身就是不尊重孩子。孩子的可塑性很强，大多数时候，只是家长自己没有勇气或者没有耐心和毅力去坚持改善。睡眠的改善实际上是一种生活方式的变化。这就好比你可以通过节食来减肥，但是节食并不是长期有效的减肥办法，好的办法是调整你的生活方式，如规律的运动、充足的睡眠、良好的作息、健康的饮食等。所以，不管是制订作息计划、设计行为干预方式还是调整教养策略，大家都不要只关注孩子，而要把家庭情况考虑在内。

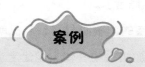

案例

小叮当，男宝宝，3 个月大。小叮当的妈妈告诉我，小叮当出生之后她就没有睡过一个整觉。她告诉我，小叮当每晚会醒 2 次，每次醒来她都要去安抚，抱起来走走、摇摇再放到床上，要么就是喂奶，通常持续时间不长宝宝就可以睡着。但每次哄完小叮当，她就睡不着了。白天小叮当睡小觉的时候，她也会跟着补觉，但是经常躺着睡不着，再困也睡不着。小叮当的妈妈告诉我，她原来睡眠质量非常好，但现在睡觉又要用遮光帘，又要戴眼罩，还得戴耳塞，经常一丁点儿动静就会吵醒她，而且醒了就很难重新入睡。

难道有了宝宝之后就没法再好好睡觉了吗？为什么原来的睡眠好手生完宝宝却开始失眠了呢？其实，产后妈妈的睡眠发生变化是常见且正常的。生产之后身体产生了很多变化，激素分泌水平也和原来不同了，睡眠的偏好、质量都会有明显改变。研究证明，产后妈妈的睡眠总量与产前相比，绝大多数都会减少。不仅睡眠总量在减少，产后妈妈的睡眠总量也变得碎片化，就像小叮当的妈妈描述的，看似睡了一整晚，但中间要被迫醒来好几次，又很难接着睡，所以早上醒来还是觉得疲乏。且不说睡不够造成的睡眠剥夺会带来多少负面影响，如体重增加、记忆力减退、情绪糟糕、罹患产后抑郁症等，单是想睡的时候睡不够、想睡的时候睡不着这两点，就非常痛苦了。

有的妈妈认为，宝宝的睡眠改善了，自己就能睡好了，于是开始尝试各种方法：听说添加奶粉或者辅食能让宝宝睡得更好，于是早早就给宝宝添加配方奶；听说睡眠训练可以让宝宝很快睡整觉，于是不由分说地直接尝试。但很多时候，这些方法都没有使宝宝的睡眠明显改善，即使宝宝的睡眠变好了，很多妈妈还是睡不好，宝宝不夜醒了，妈妈还是很有规律地夜醒。所以，改善宝宝的睡眠只能解决妈妈的部分问题，而想要彻底改善妈妈的睡眠，关键还是要从妈妈自己入手。

改善建议

1 适当改变生活方式，建立睡前仪式

睡前仪式是一种特别有用的工具，好的睡前仪式可以帮助宝宝和妈妈快速平静下来，做好入睡的准备，而且可以改善夜觉的睡眠情况。睡前仪式的活动应是舒缓、放松、没有刺激性的，而且能够每天坚持，如泡澡、读书等。我不建议睡前仪式中包含使用电子屏幕的活动，电子屏幕发出的蓝光会阻碍褪黑素（melatonin）的分泌，影响睡眠。另外，有机会的话，妈妈和孩子都可以多晒晒太阳，妈妈保持适量的运动，这些都能促进褪黑素的分泌，提高睡眠质量。还要注意饮食，虽然咖啡可以提神，但也要少喝，而且不要下午喝，睡前少吃辛辣、刺激的食物，也要尽量避免酒精和咖啡因的摄入。对于小月龄的宝宝，夜间的安抚方式我更推荐亲喂，亲喂的时候会分泌催产素，有助于妈妈喂完了继续睡。如果妈妈比较介意夜间亲喂的话，那就尽量采取原地安抚的方式，比如躺着拍拍或者坐起来抱抱等。

2 能睡则睡，把握强力小觉

很多新手妈妈还不能很好地适应自己的新角色。原来只要照顾好自己就可以了，现在需要多照顾一个小家伙，而且是没有自理能力的小宝宝，所以工作量是很大的。而照顾宝宝的时候就没办法干其他的事，只有等宝宝睡了才有一点儿自己的时间，这时又想把衣服洗了，把家务做了，或者追追剧等。想做的事情越多，就会越着急、越焦虑，即便真的有时间补觉，也会睡不着。我建议尽量在白天补觉，这里的补觉不是说一定是很完整的 2 小时不被打扰的小觉，很多研究者在研究强力小觉（power nap）时发现，即便睡 20～30 分钟，也能达到补充体力的效果。所以，妈妈们可以调整一下自己的节奏，能睡则睡。

3 调整预期，改善家庭支持系统

妈妈首先是一个个体，然后才是妈妈的角色，在生孩子之前，大家都有自己的生活节奏，有了孩子之后，哄睡、陪睡会大量占用自己的时间，使自己的时间变得碎片化，所以妈妈的情绪时常会产生波动。在这种情况下，妈妈很难给孩子提供高质量的陪伴，而孩子的情绪感知能力很强，他们可以感知到妈妈的坏心情，从而睡得更差，引发妈妈和宝宝之间的恶性循环直至崩溃。所以，首先不要给自己设定太高的目标，比如一定要恢复产前的睡眠，一定要赶紧调整好宝宝的睡眠等。当有很高预期的时候，就无法放松下来，就会更加睡不好。如果自己很累，就找家人来帮忙带孩子；如果自己觉得很难放松，就安排一些外出时间，暂时从带孩子的环境中抽离；如果觉得没有自己的时间，就安排一些自己独处的时光。妈妈自己的身心愉悦了，才能以更好的状态去照顾孩子，自己才有睡好的可能。

知识篇：

"睡得像婴儿一样"
远没有你想得简单

婴幼儿的睡眠世界

一、睡眠无论对宝宝还是父母都很重要

相信你一定听过这样的话："宝宝就是吃了睡，睡了吃。""宝宝都睡得很实，你在家听摇滚乐也不会吵醒他。"……我相信绝大多数妈妈在怀孕的时候都不会想到，宝宝的睡眠会成为日后困扰自己的问题。我自己就是这样的！我在怀老大期间，研究了如何母乳喂养，积极去上各种孕产课程，学习各种育儿知识，唯独没太在意睡眠这件事。睡觉这么自然的事情，能有什么问题呢？况且，没准我的孩子一出生就是特别不费妈的天使宝宝呢。后来我才发现，自己真的想得太简单了。

自打我出了月子，我家老大就变成了"树袋熊"。他和很多小月龄宝宝一样，白天要一直抱着他才睡，我自己基本没有睡过2小时以上的觉。那时候的我就是行走的"炸药桶"，看什么都不顺眼，总是想发脾气，不管干什么都提不起精神。那种感觉真的不好，我一度怀疑自己是不是得了产后抑郁症。

后来我看到了这样一句话："你在孩子睡眠问题上流的泪，都是当初没有学习睡眠知识脑子进的水。"深以为然。虽然被折磨了两三个月，但我发现问题后，便开始从头学习婴幼儿睡眠知识。我边学习边调整老大的

睡眠，大概用了不到半个月的时间，他就可以在夜间连续睡 10 小时以上了，而且无论白天还是晚上，都可以完全自主入睡。直到现在，他每天晚上还是 8 点多就自己去睡觉，早晨 7 点多起床去上学，睡眠非常有规律。

有了如此成功的经验后，在我家老二出生时，我就不慌不忙了。从医院回到家里，我开始一点点地培养她良好的睡眠习惯。从建立连接开始，我每天记日记，摸索规律，着手规划她的作息，用适合她的安抚方式鼓励她自己入睡，不到两个月，老二就第一次在夜间睡了 8 小时的整觉，之后她的睡眠虽然也和很多 1 岁以前的宝宝一样起起伏伏，但我再也没有出现过之前那种疲惫、紧张、担忧的情绪问题了，整个人是非常放松的。

所以，我想告诉所有新手妈妈和准妈妈，我们完全可以通过有效的、正确的学习来轻松应对宝宝睡眠这件事。我会在接下来的章节中，带你全面了解婴幼儿睡眠的特点和可能出现的问题，以及应对的办法，希望大家不要像我当时那样慌乱，可以真正享受与宝宝在一起的甜蜜时光！

1. 睡眠对于婴幼儿的重要性

首先，我们来看一个非常基础的问题：宝宝为什么需要睡一个好觉？在咨询工作、写科普文章、做各种课程以及演讲的过程中，我会反复提到睡眠的重要性。人的一生中有大约 1/3 的时间是花在睡觉上的，这就意味着如果你活到 90 岁，那么有 30 年的时间是在睡觉的，单从时长上也能够反映出睡眠的重要性。

很多人认为，睡眠等同于休息，不休息会导致身体不适。在这种观点中，睡觉被认为是一种被动的休息状态。如果真是如此，那么我们只需闭上眼睛，就能取得与睡眠几乎相同的效果。但事实并非如此，如果你睡眠很浅或者睡眠时间不足，就没法获得健康睡眠所带来的效果。因此，需要明确的是，睡眠并不完全等同于休息，它有着更深层的作用和益处。

对宝宝来说，睡眠的作用和益处真的非常多。

（1）生长发育

从生长发育上来说，睡得少的宝宝容易在婴幼儿阶段积累多余的脂肪，也更容易在婴幼儿阶段体重超标。除此之外，还有大家非常关心的长高问题。很多家长都会问我，孩子睡不够是不是就长不高？晚睡会不会影响生长激素的分泌？其实，睡眠中生长激素的分泌是有个体差异的。大体来说，在夜间入睡后生长激素水平会有所升高，并且前半夜高于后半夜。但是，睡眠和生长激素的分泌并不是简单的因果关系，它们可能互为因果：睡眠不足可能导致生长激素分泌不足；反之，生长激素本身也调节着睡眠。所以，并非简单的"睡的时间长、睡得早，就会促进生长激素分泌"，晚于几点睡就会影响生长激素分泌的说法也是不科学的。

（2）情绪状态

从情绪状态上来说，那些在夜间睡眠充足的宝宝具有更强的灵活性和适应性，注意力也更加集中，而且更容易相处。在一项关于睡眠充足宝宝和没睡够觉的宝宝的对比研究中发现，没睡够的宝宝更容易情绪崩溃，也更加黏妈妈。而在其他一系列的干预性研究中，家长也发现通过改善孩子的睡眠，可以明显感觉到孩子的安全感增加了，不那么易怒和烦躁了。

（3）学习能力

从学习能力上来说，睡眠对婴幼儿的脑部发育以及记忆的整合有重要作用。美国亚利桑那大学的一个研究团队对一些 15 个月大的宝宝进行了一项实验，他们为这些宝宝播放 15 分钟的语音。4 小时后，那些在听过录音后睡了小觉的宝宝比没睡小觉的宝宝可以更好地回忆起录音的内容。24 小时之后，睡了小觉的宝宝仍然可以记起那些语音中的一些语法结构，而没有睡小觉的宝宝则对那些语音完全没有印象了。

2. 睡眠剥夺

虽然睡眠非常重要，但还是有很多人睡不够，于是就产生了睡眠剥夺。睡眠剥夺的因素有很多种，可以大致归为两类：第一类是主观因素造成的，比如有些人为了追剧、刷手机、打游戏而主动熬夜，致使睡眠时间减少；还有一些人是因为上夜班或者同时做好几份工作，从而无法得到充足的睡眠。第二类造成睡眠剥夺的因素是被动的，比如患有睡眠障碍或者其他病理性疾病的人就会睡眠不足，如那些有睡眠呼吸暂停症状的人，在晚上就会醒来多次，而那些身体疼痛或者有其他精神方面疾病的人，也会出现慢性睡眠不足。那么，什么是睡眠剥夺呢？它和睡眠不足有什么区别呢？

总部位于荷兰的威科集团（Wolters Kluwer）推出的临床指南给出的定义为：由于总睡眠时长减少（也就是量的下降）或短暂觉醒导致睡眠片段化（也就是质的下降），睡眠不足以支持个体维持足够的清醒状态、行为和健康，即为睡眠剥夺。急性睡眠剥夺是指无睡眠或比平常总睡眠时长减少，通常持续 1 日或 2 日。而慢性睡眠不足（也叫睡眠限制）则指个体睡眠时长常规少于维持最佳功能状态所需的睡眠时间。由此可以看出，睡眠剥夺和睡眠不足并不等同，睡眠不足是更宽泛的概念。根据美国国家卫生研究院的定义，如果你在错误的时间睡觉，或者你感觉睡得不好，没有得到身体需要的各种阶段的睡眠，或者你本身有睡眠障碍，导致你很难睡够、睡眠质量差，那么就会造成睡眠不足。举个例子，如果一个人总共睡了 8 小时，但是他的睡眠是碎片化的，一晚上醒来多次，这种情况也算睡眠不足。这种情况在新手父母和婴幼儿身上很常见，有很多宝宝虽然看似睡了一整个晚上，但是睡眠的连续性不好，所以早晨醒来仍然是疲倦的。

睡眠剥夺现象常见于新生儿父母、婴幼儿及儿童、需要上夜班的工作者以及经常跨时区旅行或出差的人士。当缺乏睡眠的时候，我们的学习能力、记忆力和注意力就会受到影响，还会造成情绪失控、激素分泌失调、心血管疾病、代谢方面的疾病、肥胖、免疫力下降等问题，在某些极端个案中，甚至出现了死亡。对于婴幼儿来说，睡眠占据了他们一天中几乎一半的时间，越小的宝宝需要的睡眠时间越长。睡眠是婴幼儿早期发育中大脑的基本活动，也是反映神经系统功能从不成熟到成熟具体演变的敏感指标。睡眠不好会直接影响婴幼儿体格和智力的发育，尤其会影响他们的脑部及神经系统的发育，长期睡眠缺乏会严重影响宝宝白天的精神状态，使他们变得易怒、烦躁、黏人、注意力不集中、无法自己玩耍，还会增大学龄后罹患多动症和学习障碍的可能性。

我们都明白，宝宝不好好睡觉，妈妈再困也没法睡个好觉。大量研究表明，那些有睡眠剥夺情况的新手妈妈罹患产后抑郁的概率大大增高，而且在照顾宝宝时情绪消极，这会使宝宝的皮质醇水平升高，宝宝成人之后也会有罹患抑郁症的风险。睡眠剥夺还会影响妈妈的日常判断，导致工作状态不佳，更有甚者会出现婚姻问题，导致离婚。

总的来说，睡眠对宝宝和父母都很重要。睡眠剥夺是一笔债，对宝宝和家人身心造成的伤害是不可逆的，所以建议大家正视这个问题，并用正确的方式来对待它。

二、婴幼儿睡眠的特征及调控机制

知道了睡眠的重要性以及睡眠剥夺的危害之后，相信你一定会开始重视或更加重视睡眠。那么，要如何理解婴幼儿的睡眠呢？婴幼儿睡眠为何会和成人的睡眠不同？我们为什么不能以成人的睡眠特点去衡量婴幼儿的睡眠？这里就要讲到一些基础的与睡眠相关的概念。

⭐ 1. 睡眠的定义及特征

我们先来看看什么是睡眠。大家可能会觉得睡眠是一件再自然不过的事情，因为谁都要睡觉。但有不少家长会发视频来问我："宝宝这样子算是睡着还是没睡着？"或者抱怨宝宝晚上总是翻来翻去，好像一晚上都没睡。深究起来，睡眠有以下特征。

（1）睡眠时，肢体动作会减少

健康的成人入睡之后，通常不会做出有目的的活动，除了偶尔翻身、调整姿势以外，基本上没有其他动作。

（2）睡眠时，有特定的姿势

人在睡觉的时候通常是闭着眼睛躺着的。

（3）睡眠时，与外界环境的交互减少

人睡着以后，对外界环境就不太敏感了，周围发生的一切绝大多数时候都不会让我们产生反应。

（4）睡眠时，易于转向觉醒

这是睡眠非常重要的不同于昏迷、冬眠、死亡状态的一个特征，只要是处在睡眠中，无论是在睡眠的哪个阶段，是一定可以被唤醒的，没有办法被唤醒的就不是睡眠。

我国《0岁～5岁儿童睡眠卫生指南》将睡眠定义为：个体与外界环境互动及反应水平降低，表现为身体活动度降低、闭眼、卧位等特征，并可恢复清醒的一种生理和行为状态。美国儿童睡眠临床领域的专家朱迪思·欧文斯和约迪·明德尔在《儿童睡眠临床指南——睡眠问题的诊断与管理（第3版）》一书中将睡眠定义为：睡眠是机体对外界环境失去知觉和反应的一种可逆性行为状态，是一种复杂的生理和行为过程。

2. 婴幼儿和成人的睡眠周期

（1）成人的睡眠周期

明确了睡眠的定义及特征之后，我们来了解一个重要概念——睡眠周期。先来看看成人的睡眠周期。

成人的睡眠周期由非快速眼动（non-rapid eye movement，NREM）睡眠和快速眼动（rapid eye movement，REM）睡眠组成，其中非快速眼动睡眠又分为连续的3个阶段。在睡眠过程中，非快速眼动睡眠和快速眼动睡眠会交替循环，这种循环组成了睡眠周期，通常成人一晚上会经历4～6

个睡眠周期，见图 3-1。我们以入睡后的第一个睡眠周期为例，来谈谈快速眼动睡眠和非快速眼动睡眠各阶段的特点。

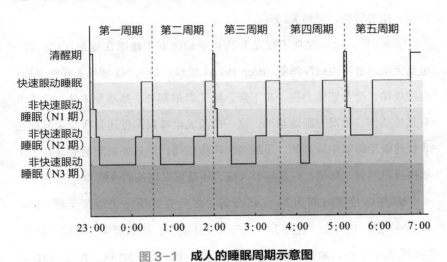

图 3-1　**成人的睡眠周期示意图**

①N1 期。正常情况下，成人的睡眠是从非快速眼动睡眠开始的，入睡后先进入 N1 期，此时逐渐丧失对周围环境的注意力，自我感觉是迷迷糊糊、似睡非睡的状态，这一时期常常可以观察到短暂的不自觉的肌肉抽动以及眼球在眼睑下无意识的缓慢移动。N1 期的持续时间很短，通常只有 30 秒到 5 分钟，唤醒阈值也比较低，一些轻微的刺激，比如轻声唤名字、轻轻触碰、轻微的关门声等都会将睡眠打断，这也是非快速眼动睡眠中睡眠深度最浅的阶段。

②N2 期。经过短暂的 N1 期，就进入了 N2 期，这一时期通常被认为是真正睡着的时期。这时，全身肌张力显著降低，几乎没有眼球运动。N2 期的持续时间为 5 ～ 25 分钟，和 N1 期相比，N2 期的睡眠深度和唤醒

阈值都有所升高，像轻声唤名字、轻轻触碰、轻微的关门声之类的刺激，是叫不醒进入 N2 期的人的。要想将他们唤醒，需要更强的刺激，比如大声叫，用力触碰，使劲关门等。

③N3 期。这一时期不仅是非快速眼动睡眠中睡眠深度最深的阶段，也是大家通常所说的深睡眠（deep sleep）阶段。进入 N3 期的人呼吸平稳，心跳规律，全身肌张力进一步下降，除了偶尔翻身、挪动身体外，几乎没有其他动作，也没有眼球运动。这一阶段无论睡眠深度还是唤醒阈值都是非快速眼动睡眠中最高的，虽然唤醒阈值很高，但只要刺激足够强烈，比如用强光照射，猛推，在其耳旁大喊，还是可以将他们唤醒的。

N3 期的持续时间为 30～45 分钟，之后会经历一个短暂觉醒（brief arousal）期，这时常常伴随着一系列的身体动作，比如翻身、调整姿势等。短暂觉醒后，会转向觉醒或是较浅的睡眠阶段，比如 N2 期，在 N2 期持续 5～10 分钟后，会被接下来的快速眼动睡眠前的身体活动打断，然后进入快速眼动睡眠阶段。

④快速眼动睡眠。在快速眼动睡眠阶段，大脑的活跃程度很高，等同甚至高于清醒状态时。但这时人体感觉系统和运动系统被阻断，肌肉极度放松，除了部分肌群（如控制眼球运动、呼吸、心跳等的肌肉外），全身都处于近乎"瘫痪"的状态，几乎没有什么身体动作。虽然这一时期是快速眼动睡眠，也以眼球快速运动为特征，但并不是说，在快速眼动睡眠阶段会一直有快速眼球运动。快速眼动睡眠也分为相对安静和相对活跃的阶段，相对安静阶段的特点是人体相对静止，骨骼肌放松，眼球运动较少；而相对活跃阶段的特点是快速的眼球运动、短暂的肌肉抽搐、呼吸和心跳

不规律。

　　做梦主要集中在快速眼动睡眠阶段。虽然在非快速眼动睡眠较浅的阶段也会做梦，但相比起来，快速眼动睡眠阶段的梦境更加复杂、奇妙，大多时候还伴有各种情感故事；而非快速眼动睡眠阶段的梦境内容则要简单得多。在快速眼动睡眠阶段，唤醒阈值是不断变化的，有时很容易被唤醒，有时却很难，关键在于刺激的形式和强度，以及当时处于多深的梦境中。如果一个人正处于美梦之中，就可能会选择性关注内部刺激并阻止对这些刺激产生反应，或是把唤醒刺激纳入正在进行的梦中，而不是被唤醒。比如，如果你正在做美梦，这时闹钟响了，可能你不但不会被闹钟叫醒，还会把闹钟响这个元素添加到此时的梦境中，认为是梦里的闹钟响了。

　　上面我们以入睡后的第一个睡眠周期为例，介绍了不同睡眠阶段的特征，但在一夜的睡眠中，并不是每个睡眠周期都包含所有的睡眠阶段，不同睡眠阶段的持续时间在不同的睡眠周期中也是不同的。比如 N3 期主要集中在夜觉的前 1/3，快速眼动睡眠主要集中在夜觉的后 1/3。快速眼动睡眠的持续时间会逐渐变长，而 N3 期则会逐渐变短，在后半夜，还会有完全不经历 N3 期的睡眠周期。

　　除了睡眠周期的变化规律外，疾病、之前的睡眠状况、身体的疲劳状况等也会影响睡眠周期的构成，如果白天进行了剧烈运动，当晚和第二夜的非快速眼动睡眠会增加 1 倍左右。而如果选择性地剥夺快速眼动睡眠，在恢复自然睡眠后，第一个快速眼动睡眠阶段会更快地出现，快速眼动睡眠片段出现的次数和持续时间也会增加。

　　⑤深睡眠和浅睡眠（light sleep）。再来辨析一下所谓的深睡眠和浅睡

眠。我们总能在很多文章里看到"浅睡眠"的说法，有些文章的作者甚至把快速眼动睡眠等同于浅睡眠，这种说法并不恰当。快速眼动睡眠刚刚被发现的时候，研究者也认为睡眠中眼球的运动状况可能可以用来评估睡眠深浅，甚至假设过快速眼动代表着睡眠变浅。

但是随着研究的深入，人们发现，快速眼动睡眠和非快速眼动睡眠是两种截然不同的睡眠状态，并不是同一状态中深浅不同的阶段，这两者并没有深浅之分。而且两者各自具有不同特点和功能，非快速眼动睡眠是促进生长、消除疲劳、恢复体力等的主要方式，而快速眼动睡眠则被发现与神经系统发育、学习、记忆等有关，两者都非常重要，不存在孰优孰劣。

（2）0～3个月婴儿的睡眠周期

人的睡眠周期并不是生来就是上面介绍的这种结构的，而是从婴儿期一步步发展而来的。我们先来看0～3个月宝宝的睡眠周期，见图3-2。

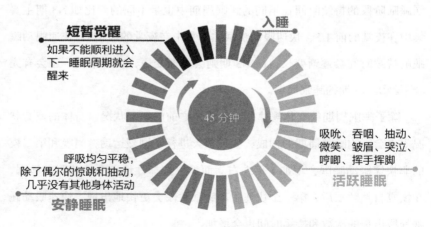

图3-2　0～3个月婴儿的睡眠周期

根据研究，小月龄宝宝的行为按照意识状态划分，可以分为 6 个阶段：安静的清醒（quiet alert），活跃的清醒（active alert），哭（crying），昏昏欲睡（drowsiness），安静睡眠（quiet sleep），活跃睡眠（active sleep）。而小月龄宝宝的睡眠周期并不像成人的那样，他们的睡眠周期大体可以分为两个阶段：活跃睡眠类似于成人的快速眼动睡眠，安静睡眠类似于成人的非快速眼动睡眠。

小月龄宝宝的睡眠通常是从活跃睡眠开始的，再进入安静睡眠，但单看脑电图并不容易区分清醒状态和活跃睡眠，所以宝宝什么时候睡着需要根据持续闭眼的情况来判断。在宝宝的小月龄阶段，活跃睡眠的比例在 50% 左右。这个比例指的是总体比例，并不是说在每个睡眠周期活跃睡眠都占 50%，在不同的睡眠周期，活跃睡眠的时长并不相同，通常入睡后的第一个活跃睡眠最短。

在活跃睡眠阶段，通常可以观察到宝宝眼球的快速运动、不规则的呼吸。这一时期身体动作也很多，常见的有吸吮、抽动、微笑、皱眉、做鬼脸、哭泣、哼哼唧唧、挥手挥脚等短暂活动，以及身体缓慢的翻动或突然的抽动，而且婴儿的快速眼动睡眠很不稳定，常常会被短暂的身体移动导致的觉醒打断。而宝宝进入安静睡眠阶段就安静多了，除了偶尔的惊跳和抽动，几乎没有其他身体活动，呼吸、心跳都非常规律、稳定，也没有快速的眼球运动。

除了活跃睡眠和安静睡眠，根据睡眠时的脑电图显示，新生儿还存在第三种睡眠状态——不确定睡眠（indeterminate sleep，IS）。其特点是既有活跃睡眠和安静睡眠的特征，但又不能明确满足这两者中任何一个的划分标准,通常出现在睡眠状态转换阶段或是发生觉醒反应时。

(3)4~6个月婴儿的睡眠周期

上面我们提到,成人的非快速眼动睡眠是有深浅阶段的,但小月龄宝宝的安静睡眠并没有明显的深浅之分。到2~3个月的时候,睡眠纺锤波基本成形,安静睡眠开始分化出不同的阶段;到3~4个月,入睡逐渐由从活跃睡眠开始,转变为从安静睡眠开始,睡眠开始趋向于成人化,放下就醒的情况会有所好转。不过,入睡从活跃睡眠(快速眼动睡眠)开始的现象可能会一直持续到6~8个月。

(4)6个月以上婴幼儿的睡眠周期

到6个月时,婴儿的非快速眼动睡眠就可以参照成人的分期标准,分为N1、N2和N3这3个阶段了,每个睡眠周期的长度比起新生儿阶段也会延长,同时从这个阶段开始会出现清晰可辨认的睡眠K复合波。

从前面对睡眠周期的阐述中,相信你已经能够体会到睡眠并不是一入睡就由浅入深并持续到天明的,而是深一阵浅一阵交替循环的。同时,在N3期结束转向较浅睡眠阶段和快速眼动睡眠结束要进入下一个睡眠周期时,都会出现短暂觉醒。不过这两种觉醒并不太一样,从深睡眠过渡到浅睡眠的短暂觉醒是不完全清醒,这种清醒是模糊而短暂的,一般来说很快能重新进入睡眠状态。而快速眼动睡眠结束后的短暂觉醒则不同,这次的觉醒会清醒得比较彻底,有些成人在这时会睁开眼看看周围,或者翻身调整一下姿势,但通常会很快再度睡着,到第二天也不记得自己曾经醒来过。但如果是需要依赖大人帮助入睡的宝宝,醒来之后发现自己无法顺利再度入睡,就会希望大人来帮助他重新入睡。

（5）婴幼儿和成人睡眠的不同

很多时候，我们是通过自己的睡眠来揣测宝宝睡眠情况的，因此经常会误判。比如，有不少妈妈（尤其是月龄小于 4 个月的宝宝的妈妈）觉得自己的宝宝无法进入深睡眠，睡得非常浅，她们觉得宝宝应该像大人一样整晚都比较安稳地睡觉，而不是动来动去。但是，婴幼儿睡眠和成人睡眠不同，并不是成人睡眠的迷你版。了解婴幼儿睡眠可以帮助我们修正一些错误的认识，使我们对孩子的睡眠行为有一个合理的预期，从而正确回应孩子睡眠时的行为。举个例子，有些家长会觉得孩子在睡觉时动动胳膊、揉揉脸就是醒来了，于是立马安抚，他们并没有意识到孩子这时候可能只是处于短暂觉醒的阶段，甚至可能正处于活跃睡眠阶段。处于这些阶段时，孩子的动作的确比较多，但是并没有真正醒来，家长的介入反而打乱了孩子的自然睡眠节奏，还可能适得其反，比如安抚过度使孩子醒来。这就好像你睡觉时翻了个身但并没有醒，但是家人非要把你抱起来或者和你说话，使你被迫苏醒，那你是什么感觉呢？

下面我们来总结一下成人的睡眠周期和婴幼儿睡眠周期的不同。

①睡眠周期的构成不同。成人的睡眠周期分为快速眼动睡眠和非快速眼动睡眠，非快速眼动睡眠又分为 N1 期（进入睡眠状态）、N2 期（浅睡眠）、N3 期（深睡眠）。每天晚上入睡后，成人的睡眠周期会不停交替，中间会有短暂觉醒。而婴幼儿的睡眠周期比较简单，非快速眼动睡眠的 3 个阶段界限模糊。

②睡眠阶段的顺序不同。成人入睡后会先进入非快速眼动睡眠，70 ～ 100 分钟后，才会进入快速眼动睡眠。与成人恰好相反，婴幼儿入睡

后会先进入快速眼动睡眠，之后才会进入非快速眼动睡眠。

③睡眠周期的长度不同。婴儿的睡眠周期一般为 45 分钟左右，而成人的睡眠周期是 90～110 分钟。成人无论处于睡眠的哪个阶段，都可以直接转为觉醒状态，但通常从快速眼动睡眠阶段自动醒来的可能性更大；而对于一入睡就进入活跃睡眠的宝宝来说，在进入安静睡眠前是有可能自动醒来的。

④快速眼动睡眠的占比不同。新生儿的活跃睡眠占整个睡眠时间的 50% 左右；1 岁时，这个比例会降至 35%～40%；5 岁时，这个比例会跟成人差不多，为 20%～25%。

 ## 3. 睡眠调控机制

（1）与睡眠有关的生物规律

睡眠是一个很复杂的生理过程，但我们可以找到一些和睡眠相关的生物规律。

①睡醒节奏。这部分与睡眠压力、昼夜节律、喂养规律有关，也是我们后面要讲的重点。

②体温变化规律。人的核心体温会在白天升高，夜晚降低。睡眠通常发生在体温开始降低、热量损失增加的时候，而且这种体温的变化也能促进睡眠的维持。所以，最佳的入睡时间应当是体温达到峰值之后。而在体温比较低的时候入睡，则意味着睡眠持续的时间会变短。

③皮质醇分泌规律。婴儿通常在 2 个月左右会形成皮质醇的分泌规律：在清晨达到分泌高峰，之后随着时间推移逐渐降低，午夜时降到最低。

④褪黑素的分泌规律。褪黑素是由大脑的松果体分泌的一种催眠激素，其分泌受光照的影响。白天的光照会抑制褪黑素的分泌，随着黑夜降临，褪黑素的分泌会增加，让人变得昏昏欲睡。婴儿刚出生时，自身是无法产生褪黑素的，体内只有继承自母体的褪黑素；在出生一周内，继承自母体的褪黑素会逐渐消失；在出生6周后，随着自身松果体的发育，婴儿才开始分泌褪黑素，但是量非常少；12～16周时，婴儿体内分泌的褪黑素才开始增加。褪黑素的分泌会在夜间达到峰值。

除了上述生物规律之外，还有两个调控我们睡眠的驱动力：昼夜节律和睡眠压力。

⑤昼夜节律。了解昼夜节律，对于理解一些和睡眠机理有关的问题有很大的帮助，比如，我们什么时候睡，什么时候醒；为什么晚上可以一直保持睡着的状态；为什么白天不是想睡就能睡得着；等等。

生物体的某种生理活动以一昼夜24小时左右为单位周期性地出现或变化的现象，称为昼夜节律，也叫作近日节律。人体昼夜节律的周期是24小时10分钟，婴幼儿在12～16周时就开始发展出与昼夜节律同步的生物钟。正因为有了昼夜节律，我们人类才形成了白天活动、晚上睡觉的行为模式。生物钟体现的是生物体生命活动的内在节律性，人类是白天活动、晚上睡觉的生物，昼夜交替会影响体内某些激素的分泌，其中对睡眠颇为重要的一种激素是褪黑素。白天，褪黑素的分泌会受到抑制，夜间其分泌会增加，褪黑素会让我们产生睡意，帮助身体做好入睡的准备，并在夜间维持睡眠状态。

那么，昼夜节律是怎么影响睡眠的呢？通过调节人体激素的分泌。褪黑素和皮质醇的分泌会影响睡眠，而这些激素是有节律性地分泌的。影响这些激素分泌节律的一个重要因素就是外部光线，阳光进入我们的眼睛，视神经会将信息传递给下丘脑的视交叉上核，来调节昼夜节律。因此，一旦光线变少（如进入夜晚），视交叉上核就会告诉大脑该分泌褪黑素了，这时人就会变得昏昏欲睡。

⑥睡眠压力。也就是睡眠的内部驱动力。简单来说，入睡压力就是你想要去睡觉的意愿，也就是"你现在到底有多困"的一个量化指标。睡眠压力主要受清醒时间长短和身心疲劳程度的影响。清醒时，大脑中的睡眠物质积聚从而引发睡意。

图 3-3 清晰地阐明了睡眠压力的变化。如果你睡够了，早晨起床时睡眠压力就会降到最低水平；从你醒来那一刻，睡眠压力又会开始增长，在你睡着的时间逐渐降低。在睡着后的几个小时内，睡眠压力迅速下降，睡眠修复效果良好。

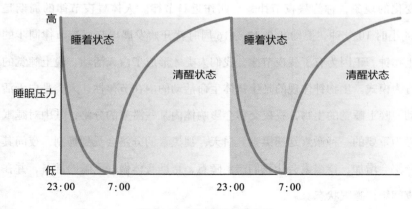

图 3-3　**睡眠压力的变化**

一般来说，醒来的时间越长，我们就会越困，但不代表醒来时间越长就越容易入睡。每天晚上入睡的时候，是睡眠压力最大的时候。睡眠时长也是影响睡眠压力的一个重要因素，通常你睡的时间越长，保持清醒的时间也就越长。

根据睡眠压力的规律，可以推导出一个可能的结论：推后入睡时间意味着会睡得更快。其原理是利用人体天生的睡眠压力使入睡变得更加容易。若我们把宝宝的入睡时间向后推迟（临床上称之为 bedtime fading），同时确保起床时间不要顺延，一般来说就可以改善入睡困难的问题。

（2）睡眠调控双程模型

想象一下，如果睡眠压力是决定睡眠的唯一因素会发生什么？早晨醒来后，我们的睡眠压力会慢慢增加，在夜晚睡眠时逐渐减少，那么当睡眠压力得到缓解时，我们是不是就会醒来？如果是这样，我们就不能在夜间保持持续的睡眠状态了。我们必须通过睡觉这个过程，来减少睡眠压力，之后才能保持清醒，而且睡觉必须是在夜间进行。但是，事实却不是这样的！大家都熬过夜吧？你会发现，即使头天晚上睡得少，我们也能在第二天白天保持清醒。所以说，还有另外一个因素在控制着睡眠与觉醒之间的转换，那就是昼夜节律。因此，睡眠是被睡眠压力和昼夜节律同时调控的，这就是睡眠调控双程模型，见图3-4。

图中的第一行表示睡眠压力的走向，第二行是昼夜节律所带来的觉醒驱动力的走向。昼夜节律的驱动力和睡眠压力完全相反，它们能让我们在白天保持清醒，在夜间保持持续睡眠。当这两种驱动力相互作用，处于某种平衡状态的时候，我们才能在白天精神奕奕，在夜间获得充足的睡眠。

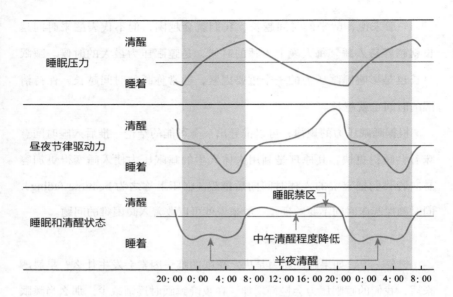

图 3-4　睡眠调控双程模型

理解了这两个驱动力的调控模型之后，我们就能理解很多睡眠问题了。比如，为什么宝宝在上半夜会睡得比较熟？这是因为上半夜睡眠压力大，是宝宝最困的时候，而昼夜节律也开始促使宝宝分泌褪黑素并保持持续分泌，可见这两种驱动力在上半夜都是指向睡眠的，所以宝宝睡得很踏实。但是也有例外。有些宝宝在前半夜醒得比较频繁，其原因可能是他们在这天的黄昏时分睡了一觉，睡眠压力得到了缓解，因此夜觉入睡的时候睡眠压力并不高。但是不管下午睡没睡，昼夜节律都会在宝宝夜觉入睡的时候促使他分泌褪黑素，所以夜晚来临时宝宝依旧会睡着，但是醒来的驱动力大于睡觉的驱动力，"醒来"就会占上风。这就是我们常说的睡眠禁区。夜觉入睡前的几个小时被称为睡眠禁区。你可能会发现，孩子在黄昏或者晚饭前后非常想睡觉，但等到孩子洗漱完毕准备上床睡觉时，他又清醒了，这就是睡眠禁区在作怪。

通过睡眠调控双程模型，我们还可以推导出一个可能的结论：睡小觉与睡过头会使我们在该入睡时没有那么困。但是，这并不是说夜觉前保证长时间的清醒能够让孩子在晚上睡得更好。清醒时间过长和过度疲劳都会使皮质醇的分泌增加，而皮质醇会让身体更加机警，影响入睡和睡眠的维持。对小一点儿的孩子来说，小觉是非常重要的，通常睡小觉的习惯会一直持续到 3～4 岁。过了这个年龄段，白天的小觉，特别是较长的小觉，可能会使孩子在夜晚入睡时的睡眠压力没有那么大，造成入睡困难，所以什么时候安排睡小觉是一个需要注意的问题。

三、婴幼儿健康良好睡眠的五大要素

对于宝宝的睡眠，我们应该抱有什么样的合理预期呢？什么样的睡眠是健康良好、达到标准的睡眠？什么样的睡眠又是有问题的睡眠呢？

美国著名儿科医生马克·维斯布朗（Marc Weissbluth）在他的经典著作《婴幼儿睡眠圣经（升级版）》里提出评估婴幼儿良好睡眠的 5 个标准：①夜晚和白天的睡眠持续时间；②小觉次数和时间长短；③睡眠固化；④睡眠安排，睡眠时间的掌握；⑤睡眠是否有规律。

按照这 5 个标准，我总结出了对婴幼儿睡眠的评估维度：正确的时间、正确的量、正确的质量、正确的行为、正确的环境。关于"正确的质量"

的问题，也就是对婴幼儿来说我们应该如何理解睡整觉、自主入睡等几个评估标准，我会在第八章详细阐释睡整夜觉和自主入睡的概念；而关于"正确的行为"，我会在第五章四大睡眠基本功之"建立睡前仪式"及"规律安排作息"部分仔细讲解。此外，我还会在第五章四大睡眠基本功之"优化睡眠环境"这部分举例说明对婴幼儿来说"正确的环境"应该是什么样的。

1. 正确的时间——合理的夜觉入睡时间

我们先来看第一个维度，也就是正确的时间这部分。我一直强调，睡眠时间的安排一定要合理，要符合宝宝的发展阶段和个体需求。那么，对不同月龄的宝宝来说，到底入睡时间在什么时候才是合理的呢？

睡眠时间是由昼夜节律、睡眠压力及外部因素共同决定的。我通常建议的入睡时间是晚上 9 点前。为什么呢？大家可以看看图 3-5。

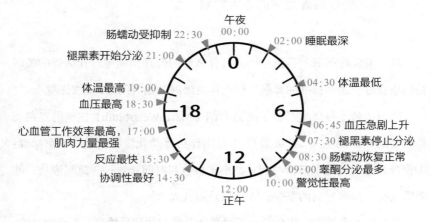

图 3-5　人体昼夜节律机制

褪黑素的分泌是有节律的，一般在晚上 9 点开始分泌，凌晨 2 点达到高峰，黎明前显著减少，早晨 7 点半停止分泌。褪黑素分泌水平的高低直接影响睡眠质量和睡眠模式。而在体温比较低的时候入睡，意味着睡眠持续的时间会比较短，最佳的入睡时间是体温达到峰值之后，也就是晚上 7 点之后。因此，结合昼夜节律方面考虑，宝宝夜觉入睡时间在晚上 9 点前为佳，可以控制在晚上 7 ～ 8 点。

当然，这个入睡时间没有非常确切的时间点，可以根据宝宝月龄的生理特点、白天的活动以及小睡的时间，还有孩子在傍晚时分的精神状态，在 30 ～ 60 分钟进行调整。另外，宝宝处于不同的月龄，适用的入睡时间也是不同的。在表 3-1 中，我总结了宝宝在不同月龄的推荐入睡时间，供大家参考。在新生儿阶段，合理的夜觉入睡时间并不适用，因为新生儿还没有形成昼夜节律，他们通常会在一天的范围内以 2 ～ 4 小时一觉为间隔吃了睡、睡了吃。而 1 ～ 4 个月的宝宝，合理的夜觉入睡时间的范围很宽泛，从晚上 8 点到晚上 11 点都可以算合理。这个阶段的宝宝还在建立喂养和睡眠模式，很多宝宝在夜间还是会每 3 ～ 4 小时醒来吃奶，所以并不是特别有规律。宝宝满 4 个月后，就可以尝试着把夜觉入睡时间往前挪，往晚上 9 点以前靠。

4 个月之后，宝宝的昼夜节律逐渐形成，白天规律的 3 小觉和较早的入睡时间可以帮助他们获得充足的睡眠，所以合理的入睡时间就可以逐步提前到晚上 7 ～ 8 点了。从表 3-1 中可以看出，对于这个月龄的宝宝来说，晚上 6 点也可以算作合理的入睡时间，但这是有条件的。比如，这一天宝宝没有睡黄昏觉，或者下午某个小觉睡得非常短，为了防止宝宝过于疲惫，影响夜觉质量，要将他的入睡时间提前。

宝宝满 8 个月之后，由于受并觉和大运动等发展的影响，小觉次数和时长都开始缩短，在这个阶段，尤其是处于并觉期的时候，要尽量让宝宝保持相对较早的入睡时间，以防止作息混乱。而 1 岁以后，宝宝白天基本只需要睡 1 个小觉了，而且这个小觉会越睡越晚，所以会有一段时间很难保证相对较早的入睡时间，我们可以通过限制宝宝白天小觉的时长来保证他夜间入睡不会过晚。3 岁以后，很多宝宝就不再睡小觉了，那么夜觉入睡时间可能又会提前不少。

表 3-1　不同年（月）龄夜觉入睡时间

年（月）龄	睡眠总量/小时	夜觉入睡时间	说明
新生儿	15～18	不适用	新生儿还没有形成昼夜节律，他们通常在一天的范围内，以 2～4 小时 1 觉的间隔吃了睡、睡了吃
1～4 个月	14～16	20:00～23:00	这个阶段的宝宝还在建立喂养和睡觉的模式，很多宝宝在夜间还会每 3～4 小时醒来吃奶。宝宝满 4 个月，可尝试逐步将夜觉入睡时间提前
5～8 个月	14～15	18:00～19:30	昼夜节律逐渐形成。规律的 3 觉和较早的入睡时间可以帮助宝宝获得充足的睡眠。这里的 18:00 则是因为有些时候宝宝没有睡黄昏觉，或者某个小觉睡得非常短，为了防止过累，而将入睡时间提前

续表

年（月）龄	睡眠总量/小时	夜觉入睡时间	说明
9～10个月	12～15	18：00～19：30	这个阶段的宝宝可能已经形成上下午各1个小觉的习惯，入睡时间最好不要晚于第2个小觉之后的3.5小时
11～15个月	12～14	18：30～19：30	白天可能会并成1觉，所以虽然宝宝清醒时间变长了，但是他们需要更早入睡，以防止过累
16个月～3岁	12～14	19：00～20：30	1觉会保持很久，尽量帮助宝宝在3岁前还睡小觉。如果小觉消失，那么将入睡时间提前，并增加夜觉时长

 2. 正确的量——满足需求的睡眠时长

刚刚我们从正确的时间这个维度评估了宝宝的睡眠，接下来我们来看第二个维度，也就是正确的量。这里的量是指宝宝的小觉次数和睡眠时长都要满足宝宝的睡眠需求。

我们先来看看宝宝的推荐睡眠量。大家在关于睡眠的文章和指南中可能看到过不同标准的推荐睡眠量，下面列举两种。

（1）美国国家睡眠基金会的推荐睡眠量

美国国家睡眠基金会（NSF）于2015年在《睡眠健康》（*Sleep Health*）上发表了睡眠时间建议。由18名基金会成员组成多学科专家小组，按照RAND-UCLA（兰德公司-加州大学洛杉矶分校）共识法对各阶段睡眠时间进行评价、投票后，形成专家意见。专家小组成员认同将人的整个生命周期划分为新生儿期（0～3个月）、婴儿期（4～11个月）、幼儿期（1～2岁）、学龄前（3～5岁）、学龄期（6～13岁）、少年期（14～17岁）、青年期（18～25岁）、成年期（26～64岁）、老年期（≥65岁）9个阶段，并为每个阶段给出推荐睡眠量、可酌情适用的睡眠和不推荐的睡眠量的建议，见表3-2。

表3-2　美国国家睡眠基金会的推荐睡眠量

年（月）龄	推荐睡眠量/小时	酌情适用/小时	不推荐睡眠量/小时
0～3个月	14～17	11～13 或 18～19	<11 或 >19
4～11个月	12～15	10～11 或 16～18	<10 或 >18
1～2岁	11～14	9～10 或 15～16	<9 或 >16
3～5岁	10～13	8～9 或 14	<8 或 >14
6～13岁	9～11	7～8 或 12	<7 或 >12
14～17岁	8～10	7 或 11	<7 或 >11
18～25岁	7～9	6 或 10～11	<6 或 >11
26～64岁	7～9	6 或 10	<6 或 >10
≥65岁	7～9	5～6 或 9	<5 或 >9

（2）我国《0岁～5岁儿童睡眠卫生指南》的推荐睡眠量

国家卫计委在2017年10月12日发布了《0岁～5岁儿童睡眠卫生指南》，其中对于睡眠时间推荐标准，专家组汇总了国内3项比较全面的全国流行病学调查数据，依据儿童睡眠模式的发展规律，以均值 ±1.96标准差拟定参考值范围。同时，也参考了部分儿童睡眠时间与结局变量（如体重、身体质量指数、体格发育、运动发育、认知发育、情绪发育等）的研究，确定推荐睡眠时间可能的界值点，最终给出了我国 0 岁～5 岁儿童的推荐睡眠量建议，见表 3-3。

表 3-3 《0 岁～5 岁儿童睡眠卫生指南》的推荐睡眠量

年（月）龄	推荐睡眠时间/小时
0～3 个月	13～18
4～11 个月	12～16
1～2 岁	11～14
3～5 岁	10～13

每个宝宝都是不同的，家长过分迷信睡眠建议量，会导致自己长期处于焦虑状态。在判断宝宝的睡眠是否充足时，推荐睡眠量固然值得参考，但我们更应该关注宝宝的状态和他们发出的信号。根据我的咨询经验，如果宝宝变得格外烦躁、黏人、易怒，在很简单的事情上也无法集中注意力，或者经常难以自然醒来，容易在汽车上、推车上睡着，经常在简单的活动中出现失误（比如东西从手里掉落等），那么，宝宝可能就存在睡眠不足的情况。

另外，这里还要提醒大家避免走另一种极端，那就是"我家孩子天生觉少"。虽然说睡眠需求个体差异很大，也确实存在天生的长睡眠者和短睡眠者，但睡眠时间显著多于或少于正常参考范围的人在人群中的比例是很小的。

除了睡眠总时长，我们还要关注不同月龄的宝宝白天该睡几个小觉，以及每个小觉该睡多长时间。这里涉及一个很重要的概念——并觉期。随着宝宝月龄增大，他们对睡眠的需求会逐渐减少，清醒的时间会逐渐变长。这种变化给宝宝带来了足够的睡眠压力，这会使他们的小觉时间更长，这就是并觉的意义，也是宝宝睡眠能力成熟的表现。一般来说，清醒时间的长短和小觉时间的长短有比较强的相关性。如果没有顺应宝宝的成长，仍然按照原来的清醒时间间隔安排他的小觉的话，宝宝可能会因为睡眠压力不足而小觉短，小觉一短，家长就不敢拉长宝宝的清醒时间，这样就可能带来"清醒时间短—小觉短"的恶性循环。所以，要注意观察宝宝的清醒时间是否拉长了，如果有了拉长的迹象，小觉时长也略微有延长的话，就需要及时帮助宝宝调整小觉模式。我在表3-4中总结了不同月龄宝宝的小觉次数和小觉时长，供大家参考。

表3-4 不同月龄宝宝的小觉次数和小觉时长

月龄	小觉次数	小觉间隔	说明	小觉总长
0～2	4～6	30分钟到3小时不等 小觉次数和时长不规律	小觉/夜觉区分不明显 12～16周建立起昼夜节律 避免过度疲劳，严格控制清醒间隔	0个月： 18～20小时 1个月：16小时 2个月： 15～16小时

续表

月龄	小觉次数	小觉间隔	说明	小觉总长
3～6	4并3	3～4个月：常见只有1个睡眠周期，小觉间隔30～45分钟 5～6个月：在家长的帮助下，习得2个睡眠周期之间的接觉能力	建立规律作息 注意睡眠环境和地点 将夜觉的起床时间浮动控制在30分钟以内	3～4.5小时
7～9	3并2	3小觉：间隔2.5～2.75小时 2小觉：间隔2.75～3小时	巩固作息规律 要相对严格贯彻醒和睡的时间 3小觉的规律建立后，夜觉时间会缩短	3～4小时
10～11	2	3～3.5小时	并为2觉后，将夜觉入睡时间提前	3小时
12～18	2并1	2小觉：间隔3.25～4小时 1小觉：间隔5～6小时	2觉并1觉后，夜觉时间会延长	2～3小时
19～29	1	距早上醒来5.5～6小时	并为1觉后，若观察到宝宝过累迹象，可将夜觉入睡时间提前	1.5～2小时
30～48	1并0	1觉：距早上醒来6小时以上 午觉仍然有益	如果有"小猫觉"，要注意控制时长	0

由表 3-4 可以看出，0～2 个月的宝宝还没有形成固定的小觉模式，无论白天还是晚上，他们都是根据吃奶时间而 2～3 小时一循环，所以小觉短是这个阶段宝宝的特点，他们白天的小觉次数为 4～6 次。3～5 个月，宝宝会逐渐形成固定的 3 小觉模式，也就是上午、下午各睡 1 个小觉，黄昏时睡第 3 个小觉。到了 6 个月，这种模式就很成熟了。在 7～8 个月的时候，宝宝开始把白天的 3 小觉变为 2 小觉，到了 9 个月，黄昏觉彻底消失。从 10 个月开始，宝宝会有 2 小觉变 1 小觉的苗头，通常在 12～15 个月的时候，宝宝白天只需睡 1 个小觉了，这种模式会在 16～18 个月的时候固定下来。到了 2 岁左右，随着月龄的增长和清醒时间的延长，宝宝白天虽然还是睡 1 个小觉，但是小觉时间开始缩短，通常会少于 2 小时。在 3～4 岁的时候，宝宝会出现不需要再睡小觉的迹象。

第四章

正确认识你身边的宝宝和他的睡眠

一、不带"出厂说明书"的新生儿

宝宝"出厂"时并不会自带说明书，更何况每个宝宝都不同，很难用统一的"指南"去指导家长解决宝宝的各种问题。但是，这并不代表我们无计可施。其实，如果了解新生儿的睡眠特点，从一开始就在知己知彼的道路上行进，想要宝宝睡好并不难。

1. 新生儿的睡眠特点

既然要讨论新生儿的睡眠特点，我们就得先了解一下什么是新生儿。世界卫生组织（WHO）、美国疾病控制与预防中心（CDC）、美国食品药品监督管理局（FDA）和美国儿科学会（AAP）对新生儿的定义都是"0～28天的宝宝（假设宝宝是足月出生）"。也有一些组织将新生儿定义为0～2个月或0～3个月的宝宝，但都并非主流。

值得一提的是，学界对婴儿的界定也不尽相同，主流定义认为1个月～1岁的宝宝可称为婴儿（infant），超过1岁就属于幼儿（toddler），但也有将0～1岁的宝宝统称为婴儿和2岁以内都称为婴儿的。我们平常所说的"小月龄宝宝"和"大月龄宝宝"，实际上是日常化概念，而非临床定义，比较主观。以我的了解，大部分人提到"小月龄宝宝"的时候，通常指代的是 0～3 个月的宝宝。

为什么要来界定月龄呢？一方面，0～3 个月宝宝的睡眠和 3 个月以上宝宝的睡眠差别很大，即便是 0～3 个月的宝宝，他们的睡眠也在逐渐变化，所以如果笼统地将他们归为小月龄宝宝，可能无法帮助新生儿家长去细致地理解宝宝的睡眠。

另一方面，有些宝宝出生时并非足月，那么他们的睡眠和足月宝宝的睡眠就会有差别。比如，早产宝宝会将 90% 的时间用来睡觉，而足月宝宝只用 70% 的时间来睡觉；早产宝宝的睡眠中 80% 是活跃睡眠，而足月宝宝的大部分睡眠是安静睡眠，但他们的快速眼动睡眠却比早产宝宝更多，这代表着他们的"睡—醒"模式更加成熟。所以，在讨论早产宝宝的睡眠时，需要使用矫正月龄，以免家长对宝宝产生不合理的期待。

（1）新生儿的睡眠需求特别大

大部分家长都听过"新生儿就是吃了睡、睡了吃，很好带"这种说法，的确是，这个阶段的宝宝睡眠需求量是很大的。根据研究统计，在最初的一个月，宝宝每天的睡眠时长为 15～18 小时，其中夜间睡眠时长平均为 8 小时，日间睡眠时长为 8～10 小时。当宝宝 4 周大的时候，每天的平均睡眠时长还能达到 14 小时。但需要注意的是，这个阶段的宝宝每天的睡眠总时长差别非常大，有些 4 周大的宝宝仅睡 9 小时，而有些宝宝可能会睡 19～20 小时。

既然宝宝对睡眠的需求这么大，实际睡眠时间也不少，为什么还有很多家长反馈宝宝白天几乎不睡，晚上也睡得断断续续，并不是传说中的

"Sleeping like a baby（睡得像宝宝一样）"呢？这其实是一种非常主观的感受，我们需要进一步了解新生儿的睡眠特点，看看是不是这些特点给家长们带来了这样的感受。

（2）新生儿的睡眠周期没那么简单

很多不了解婴幼儿睡眠的家长，总是拿成人的睡眠模式和睡眠经验来揣测他们的睡眠模式，如此便会产生很多错误的认识。比如，"宝宝睡着后总是动来动去，一直睡得很浅。""宝宝总是夜醒，不能睡整觉，肯定是哪里出了问题。""宝宝白天睡 30 分钟就哭，也太不正常了吧！"……这些现象如果放在成人身上，确实都太奇怪了，但对一个新生儿来说，这都是正常的！

新生儿的睡眠主要由 4 部分组成，即清醒阶段（awake state）、过渡性睡眠（transitional sleep）、活跃睡眠和安静睡眠。每个部分的清醒程度都不同，机体特征也不同，详见表 4-1。

表 4-1　不同睡眠阶段的特征

睡眠周期	眼睛	机体活动	面部活动	呼吸频率	脑电波	振幅整合脑电波
安静睡眠	关闭	无机体活动	少量有节奏的嘴部活动	规律	交替	宽波段
	无眼球运动		放松的呼吸	慢		

续表

睡眠周期	眼睛	机体活动	面部活动	呼吸频率	脑电波	振幅整合脑电波
活跃睡眠	关闭	慢、小抽动	皱眉、微笑	不规律	持续	窄波段
	快速眼球运动	慢抽动	吸吮动作增多发出一些声音			
过渡性睡眠	周期性睁/闭	慢惊跳	间歇性	规律	持续	可变波
	慢速眼球运动		发声增多			
清醒状态	睁开	快速惊跳	皱眉、微笑、做鬼脸、吸吮、哭	不规律	持续	窄波段
	快速/慢速眼球运动	大肌肉群运动	发声			

　　新生儿的睡眠并不是被动的状态，新生儿的清醒和睡眠状态之间甚至有许多相似之处。从临床角度来说，新生儿睡着时，他的眼睛可以是半睁开的，睫毛是忽闪忽闪的，肌肉是抽动的，并且会发出各种各样的声音。新生儿每天除了花很多时间睡觉以外，就是花很多时间吃奶。吃奶的时候，他们经常会在"眼睛睁开—看看周围—再吃一点儿—闭上眼睛—再吃一点儿—眼睛睁开"这种半清醒和睡着的状态之间切换，所以很难明确地说他们是否睡着，一共睡了多久。因而，经常有新手父母会说："我家宝宝白天几乎不睡。"仔细一问才知道宝宝经常边吃奶边睡，但是会吃很久，吃完了也就醒了。

（3）新生儿的清醒周期

新生儿把大部分时间都花在了睡觉上，但还有约 30% 的时间是清醒的。那么，怎样来理解宝宝们的清醒周期（wake cycle）呢？清醒周期也分为四个部分：昏昏欲睡、安静的清醒、活跃的清醒和哭。

当新生儿昏昏沉沉时，说明他们正处于过渡性睡眠阶段。这时候，宝宝的眼皮是比较沉重的，呼吸也不那么均匀了，而且会有偶发性的惊跳。如果你仔细观察宝宝，会发现他在给你传递一些信号，这时你有两种选择：①如果你希望宝宝继续睡的话，那么就保持安静，一切保持不变，不要在这个时候突然做任何动作去刺激宝宝；②如果你希望唤醒宝宝的话，那么可以把他抱起来，或者轻声和他讲话，抑或轻柔地揉一揉他的后背、小肚子，这样就可以唤醒宝宝。

当新生儿处于安静的清醒阶段时，他会很平静，眼睛睁得大大的，身体动作很少，呼吸规律且均匀，而且很可能会和你有眼神接触。除非宝宝是早产儿或者在妈妈生产过程中经历了创伤，否则通常在出生后的 1～2 小时内，他就会经历第一个安静的清醒阶段。安静的清醒阶段是你和宝宝互动的好时候，你可以和他讲话，抱抱他，或者向他展示周遭的一切。

而当新生儿处于活跃的清醒阶段时，他的动作会变得比较多，还可能会发出咿咿呀呀、哼哼唧唧的声音，这时候你要看看他是不是有什么需求，比如饿了、尿不湿不舒服或者想和妈妈有肌肤接触等。如果宝宝处在活跃的清醒阶段，而你们正待在比较吵闹的环境中，如商场、饭店等地，那么宝宝就会比较难安抚，很有可能大哭。

综上所述，如果我们以成人的视角去揣测新生儿的睡眠，那么就会碰壁，因为我们会对宝宝有不合理的期待，而这些期待可能会导致一些不恰当的养育行为，反而影响了宝宝睡眠能力的自然发展。

 2. 新生儿的发展特点

0～1个月的宝宝还不能很好地适应子宫外的环境。从大运动发展的角度来看，他们躺着时大多会像在子宫里那样蜷缩着身体，他们只能略微抬头，双腿还不能承受身体的质量；从精细运动发展的角度来看，他们的手常常紧握成拳，手部动作无规律，也不协调；从情绪和社会性发展的角度来看，受身体发育所限，他们情感和情绪的表达很简单，就是哭——这也是令家长颇为头痛的。

从睡眠角度来说，新生儿每天要睡18～20小时，小觉次数和时长不限，因为这时的宝宝还没有形成睡眠规律，其睡眠也没有小觉和夜觉之分，任意一段睡眠的长度在30分钟到3小时不等。所以很难说新生儿睡多少个小觉、睡多长时间属于正常范畴。这个阶段，宝宝似乎没有明显的清醒时间，基本上吃完奶就睡着了，甚至是吃着奶就睡着了。另外，这个阶段妈妈和宝宝还处于磨合期，正在建立喂养规律，一天24小时内宝宝需要进食8～12次，在某些时间段甚至会吃得更加频繁。

刚出生的宝宝大多会出现惊跳反射的情况，这是婴儿的几大原始反射之一，也是很正常的婴儿行为。不了解的家长可能会以为宝宝受到了惊吓。惊跳反射具体表现为：如果宝宝的头部突然变换姿势或者受到巨大声音的惊吓，他就会将手臂向两侧伸展，手张开，然后迅速收回抱在身前，接着可能会大哭。当然，惊跳反射在不同的婴儿身上会有不同的反应，在满月之前最常见，3 个月左右会消失。惊跳反射虽然是正常现象，但会影响到宝宝的睡眠，这种影响在 0～3 个月时会一直存在，而且宝宝仰睡时，这种情况会更为明显，因为仰睡状态和宝宝在子宫里的窘迫状态是差异最大的。但是，仰睡又是 0～3 个月宝宝最安全的睡眠姿势，所以为了防止惊跳反射，保证宝宝的睡眠，我个人建议给宝宝裹襁褓，或者帮宝宝按压身体，从而避免因为惊跳反射导致的惊醒状况。

除此之外，很多新生儿的家长并不重视宝宝的身体活动，既没有给宝宝安排户外活动时间，宝宝在家时也不是被抱着就是在躺着。身体活动对宝宝的早期发育、运动能力、肌肉力量等是非常重要的，美国儿科学会建议父母从医院回到家后，可以每天给宝宝安排一些趴玩时间（tummy time）。实际上，在白天宝宝清醒时为他安排活动，有助于帮宝宝区分昼夜。所以，在宝宝白天清醒的时候可以根据月龄为他们安排一些合适的活动，包括户外活动。在室内活动时，要注意区分睡觉的地方和活动的地方，尽量避免让宝宝在睡觉的地方做活动。

对于还未满月的新生儿来说，通常不需要很多玩具来娱乐，吃奶和睡觉占据了他一天中的绝大部分时间。不过，在宝宝安静且清醒的时候，可以为他安排一些活动来促进发育。在宝宝清醒的时候，你可以让他趴一小会儿。在宝宝趴的时候，你可以对着他说话，这样可以鼓励他抬头，有助于强化他的颈部肌肉。对这个阶段的宝宝来说，人脸是他们最喜欢注视的东西之一。在宝宝清醒的时候，跟他面对面说说话，讲讲这一天发生的事情，做一些夸张的表情，还可以唱歌给宝宝听，跟他互动。在宝宝玩耍的时候，还需要注意宝宝是不是累了或是接受了太多的刺激，如果他转过脸去闭上眼睛或是变得不耐烦，就要及时让他休息。

3. 新生儿常见的睡眠困扰

（1）昼夜混淆

①怎样看待昼夜混淆。新生儿最令人头疼的问题之一就是昼夜混淆。新生儿在夜里每隔 1～3 小时就会醒来，大多情况下是出于进食需求，但很多宝宝也存在其他夜醒情况。比如，白天经常一觉睡三四个小时，本来应该放在白天的规律吃奶和小觉就挪到了晚上。

对于昼夜混淆这件事，大家无须担心，这是新生儿的常见问题。我在第三章讲到过睡眠调控双程模型中的驱动力之一——昼夜节律。宝宝出生后会凭自身的生物钟来判断什么时候应该入睡，什么时候需要起床。对新生儿来说，还需要一段时间将自己的生物钟和外部世界的时间同步。这也是新生儿经常在半夜醒来而在白天酣睡的另一个原因。

②如何解决昼夜混淆的问题。目前还没有一蹴而就的办法，不过令人欣慰的是，即使不进行任何干预，大多数宝宝也会自行解决这个问题。一般来说，昼夜混淆在宝宝 8 周以内就能够被纠正，宝宝 3 个月左右时，褪黑素分泌情况接近成人，五六个月时，昼夜节律基本发育成熟，这些都会使宝宝在增加夜间睡眠的同时，减少白天的睡眠。

尽管没有快速解决问题的办法，我们仍然可以采取一些措施来帮助新生儿改变这种情况。

a. 当宝宝白天睡眠时间过长时，要及时把他叫醒。虽然我们都知道，叫醒熟睡宝宝的后果很严重。然而，为了让宝宝能够尽快区分白天和晚上，我们要让他在白天多保持清醒，以便调整他的昼夜节律以适应子宫外的生活。因此，白天的单个小觉最好限制在 3 小时以内。每次喂奶后尽量让宝宝清醒一小会儿，哪怕只有几分钟，这会帮助他"重置"生物钟。

b. 白天时让宝宝多晒太阳。这里的晒太阳不是说把宝宝直接放到阳光下接受毫无遮挡的照射，那很容易把宝宝晒伤，而是说不要让宝宝总待在昏暗的房间内，尽量带着他在阳光充足的地方吃奶、玩耍。在昼夜混淆问题解决之前，宝宝白天睡小觉的房间也不要太黑，晚上入睡时如果还没黑天，用遮光帘把房间布置得暗一些。这样有规律地处于阳光下和黑暗中可以引导宝宝建立正确的昼夜节律。

c. 让白天变得有趣，夜晚变得无聊。在宝宝白天小觉之间的清醒时间，多带着他做点儿有意思的活动，如玩玩具、进行户外活动等。相反，当宝宝夜间醒来时，尽量减少与他互动。夜醒喂奶时，也尽量保持房间的黑暗和安静，点一盏小夜灯即可。吃完奶、换完尿布就可以让宝宝尝试重新入睡了。

③需避免的雷区。在解决宝宝昼夜混淆的问题时，有一些需要避免的雷区。

a. 不要为了让宝宝在夜里睡得久一点儿而不给宝宝喂奶。新生儿是需要频繁吃奶的，如果饿着肚子，宝宝就无法增加夜间睡眠时间。家长要保持 2 ～ 3 小时一次的喂奶频率，有些宝宝夜里可能会延长到 4 小时喝一次奶，因此一天之中喂 8 ～ 12 次奶才是正常的。

b. 绝对不要尝试用哭声免疫法来帮助宝宝纠正昼夜混淆。新生儿并没有能力自我安抚，况且昼夜混淆并不是宝宝不会自主入睡、不会自己重新入睡导致的，所以使用哭声免疫法完全无济于事，还会让宝宝非常生气。

c. 不要让宝宝白天长时间不睡，这样并不能让他晚上多睡一会儿。白天，我们可以适当叫醒宝宝，如果让宝宝一直保持清醒反而会让他过度疲劳，使晚上睡得更差。

（2）喂养困难

在宝宝当前这个阶段，喂养和睡眠比任何阶段都联系得更为紧密。可以说，这个阶段睡眠的驱动力就是喂养——一个没有吃饱的宝宝是很难睡好的。但是，现阶段宝宝的表达能力还很有限，这让家长很难判断宝宝什么时候饿了，什么时候困了。有时候你刚喂完，他又要吃，会让你怀疑他到底吃饱了没有。无论是按需喂养，还是规律喂养，判断饥饿信号都是非常重要的一环。

一般来说，在小月龄段，常见的饥饿信号有：张大嘴或者咂嘴；吸吮（手指、脚趾、衣服等）；觅食反射（来回摇头、用嘴巴找寻乳头）；烦躁或者哭闹等。当然，饥饿信号也是分等级的：当出现早期的饥饿信号时，比如频繁扭动、张大嘴巴、觅食反射等，说明宝宝在告诉你"我饿了"，这个时候如果能及时哺喂，就能避免宝宝哭闹；当中期饥饿信号出现时，比如拉伸身体、肢体动作增多、吸吮手指等，说明宝宝在告诉你"我很饿了"；而当晚期饥饿信号出现时，比如哭闹、烦躁不安、小脸涨得通红时，就说明宝宝在告诉你"我已经特别饿了，赶紧让我平静下来，快点儿来喂我吧"。通常来说，哭泣和烦躁代表宝宝已经特别饿了，所以家长要尽量在宝宝非饿急的情况下去喂奶。因为新生儿阶段宝宝的胃容量有限，所以在小觉和夜觉前都需要哺乳一次，这样有助于延长睡眠持续的时间。

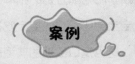

案例

　　小杰，男宝宝，1个月大，咨询者是爸爸。爸爸说小杰作息很规律，也不用哄睡，只要将他放在床上拍拍，他自己就能睡着。小杰每隔4小时左右吃一次奶，每次都先由妈妈亲喂，再添加配方奶。每次亲喂的时间很长，至少半小时，喂完奶拍拍嗝，抱着哄一哄，就开始给小杰吃配方奶，以上过程通常会花费1个多小时，甚至2个小时。而小杰经常睡半小时就醒来了，不光是白天，晚上前半夜也睡不踏实，每隔1小时就会醒一次，后半夜会好一点儿，但是晚上也会4小时一循环。小杰晚上吃夜奶的时间也很久，经常吃完奶睡下之后，过2个小时又到4小时的循环时间了，就又醒了。

　　是什么原因使得小杰如此规律地醒来呢？真的是因为奶不够吗？不是添加了配方奶吗，为什么也没有明显改善呢？很多母乳喂养的妈妈认为自己奶不够，但不管是乳房的感觉（比如感觉变软了，不怎么涨奶了）、宝宝的行为（比如宝宝烦躁、爱哭闹、睡不踏实）、喂养频率的变化（比如需要频繁哺喂）、泌乳的感觉（比如感觉不到奶阵了），还是泵奶时的奶量（比如泵不出来原来那么多了），都不是判断妈妈奶不够的方式。

　　确实有一些假象会让妈妈们怀疑自己的奶量不够，以如下4种情况为例。

第一，宝宝吃母乳的频率比吃配方奶的频率高。其实，这主要是因为母乳易于消化，所以母乳宝宝会比配方奶宝宝吃得更频繁。此外，大部分宝宝都有吸吮的原始欲望，这也是口欲期的典型表现，通过吃奶安抚自己是非常常见的。宝宝还有可能因为妈妈外出、恢复上班等想通过频繁吃奶来与妈妈建立连接，获得安全感。

　　第二，宝宝吃奶的时间突然变长。这有可能是因为宝宝到了猛长期，这种情况通常会持续几天到一周。在猛长期间，宝宝会频繁要求吃奶以满足身体成长的需要，这时，妈妈的产奶量也会增加，以满足宝宝的需求，这是一个动态平衡的关系。在这期间，千万不要给宝宝额外添加配方奶或者补剂，这些补充会给你的身体一个信号——你不需要产那么多奶，如此，你的奶量反而会减少。

　　第三，宝宝在黄昏时特别烦躁，想要频繁进食。这是因为他想为即将到来的夜觉做好能量补充。而所谓“黄昏闹”则可能是宝宝过累、过困了，或者被过度刺激造成的，不代表妈妈的奶不够。

　　第四，宝宝在刚被亲喂完后，还能喝下一瓶配方奶或者泵出来的母乳。宝宝被瓶喂时是被动吸吮的，也就是说，他不得不看似饥饿地喝完这一瓶奶。大家试想一下，如果有人按着你的头给你喂一瓶水，你是不是也能喝下去。这种做法不但不能使宝宝吃饱，还会直接造成妈妈的母乳量减少。所以用奶不够来解释宝宝睡不好，并开始追奶或添加配方奶，是不能从根本上解决问题的。

● 改善建议

① 提高吃奶效率

新生儿对于清醒时间特别敏感，有时安排入睡的时间差 10 分钟都可能带来不一样的效果。目前，小杰吃奶、拍嗝需要 1 个多小时，这个月龄的宝宝清醒时间通常在 1 小时左右，最长不超过 1.5 小时，所以要及时安排宝宝入睡。如果安排晚了，就会产生睡得比较短或者入睡困难的现象。小杰吃奶花费的时间太长，每次吃完奶再安排睡觉时，清醒的时间已经过长了，所以睡不到 1 小时就又饿了，又到了该吃奶的时间。因此，提高吃奶效率，缩短吃奶时间，吃完做简短安抚就安排小杰入睡，甚至偶尔吃到睡着也没关系，这样就不会使小杰在小觉中被饿醒。而且对小杰来说，4 小时喂一次奶的间隔太长了，应该保持 2～3 小时喂一次，或者观察小杰的饥饿信号，按需喂养。

② 缩短清醒时间，不用刻意追求规律

小杰 4 小时一个吃睡的循环非常规律，甚至无论白天还是晚上都采用这种喂养节奏，但又因为吃奶时间偏长，导致小杰睡不了多久就又该循环了。其实，奶睡和睡前吃奶对这个月龄的宝宝来说没有那么可怕，不会养成不良习惯，相反，睡前吃饱才能保证宝宝不被饿醒，毕竟宝宝还很小，进食量有限。不刻意追求规律，不刻意追求睡醒后吃奶，不刻意按照时间点去喂养，可以变为睡醒后吃一些，睡前吃一些，然后再去睡觉这样的模式。如果小杰的父母准备继续混合喂养的话，可以把母乳亲喂和配方奶喂养分开，这样可以缩短每一次喂奶的

时间，从而缩短小杰清醒时间，避免过度疲倦带来的频繁夜醒和小觉短的情况。由此可见，疑似奶不够而造成的睡不好，实际上通过调整喂养时间和排布，调整宝宝清醒的时间，就可以改善。

二、1～3个月的宝宝，睡着后总是又哭又笑、动手动脚

 1. 1～3个月宝宝的睡眠特点

1个月的宝宝每天的睡眠总量为16小时左右。美国国家睡眠基金会针对0～3个月宝宝的推荐睡眠量是每天14～17小时，在某些情况下，11～13小时或者18～19小时也是适用的。这个阶段的宝宝还没有形成昼夜节律，清醒时间很短，睡眠几乎是平均分布在白天和晚上的。不过，在宝宝6周左右时，夜觉和白天的小觉会开始有一些区分，夜间入睡之后的第一觉可能会稍微长一点儿，时长为2～4小时，之后可能会两三个小时醒一次。白天小觉次数为4～6个，时长在30分钟到3小时不等，会呈现一些规律，但时长并不固定。此外，宝宝每次的清醒时间为1～1.5小时，吃完奶、拍完嗝，短暂地玩一会儿，就需要进行下一次睡眠安排了。

2个月的宝宝每天的睡眠总量为15～16小时。此时，宝宝的昼夜节律仍然没有建立起来，但宝宝在夜间会明显睡得更多，有些宝宝甚至可以在

夜间连续睡 5～6 小时，不过大部分宝宝仍然会 3 小时左右醒来一次。白天的小觉次数至少有 4 个，小觉时长为 30 分钟到 45 分钟不等，有时候也会达到 1～2 小时。这个阶段，宝宝的清醒时间为 1.5 小时左右，最长不会超过 2 小时。

3 个月的宝宝每天的睡眠总量为 14～15 小时。通常到 12～16 周时，宝宝会发展出昼夜节律，睡眠在白天和夜晚会出现比较明显的分别，在夜间会睡得更多，睡眠也更连续，夜晚的第一个长觉可以达到 4～8 小时。白天的小觉也能够发展出可预测的模式，会形成比较固定的 4 个小觉，有些宝宝甚至会合并为 3 个小觉。小觉次数变少以后，单个小觉的时长会略微增加，一般为 30～45 分钟，如果连续起来可以达到 1～2 小时，但是很难出现 2～3 小时的小觉了。这个月龄的宝宝清醒时间也变长了，至少为 1.5 小时，一般不超过 2 小时。我不建议让这个月龄的宝宝清醒时间过长，如果超过 2 小时，要及时安排宝宝入睡。

表 4-2　1～3 个月宝宝的睡眠特点

月龄	睡眠总量	小觉次数	小觉时长	清醒时间
1 个月	16 小时	4～6 个	30 分钟～3 小时	1～1.5 小时
2 个月	15～16 小时	4 个	30～45 分钟或 1～2 小时	1.5 小时
3 个月	14～15 小时	3 或 4 个	30～45 分钟或 1～2 小时	1.5～2 小时

2. 1～3 个月宝宝的发展特点

宝宝的身体、情绪、社会性发展等所处的阶段不同，睡眠情况也会有所不同。所以，我们首先要掌握宝宝个体发展的规律，以便在面对突发的睡眠状况时，第一时间判断是不是宝宝个体发育引发的。在这里，有一个很重要且有实践意义的概念——大脑跳跃期。

什么是大脑跳跃期呢？专家认为，在宝宝 20 个月以内会出现 10 个"难以被取悦"的阶段，也就是 10 个大脑跳跃期。在这 10 个阶段，宝宝会出现哭闹、烦躁、黏人、睡眠不好、食欲减退等看起来是"退行"的行为。为什么会出现这样的阶段呢？这是因为孩子的心理在这些阶段会经历突进式成长。这些激烈的变化让宝宝很苦恼，甚至不知所措。同时，宝宝身体上和心理上新获得的技能和信息会使他在睡眠过程中不断复盘，因此在大脑跳跃期，宝宝的睡眠情况就会变得糟糕。所以，当宝宝的睡眠突然遇到状况时，我们需要判别一下他是不是正在经历大脑跳跃期。

那么，大脑跳跃期具体指哪些阶段呢？详见表 4-3。

表 4-3　宝宝的大脑跳跃期

跳跃期	起始周数	结束周数	起始天数	结束天数	起始月龄	结束月龄	持续天数
1	4.5	5.5	31	38	1 个月 1 天	1 个月 8 天	7
2	7.5	9.5	52	66	1 个月 22 天	2 个月 6 天	14
3	11.5	12.5	80	87	2 个月 20 天	2 个月 27 天	7

续表

跳跃期	起始周数	结束周数	起始天数	结束天数	起始月龄	结束月龄	持续天数
4	14.5	19.5	101	136	3 个月 11 天	4 个月 16 天	35
5	22.5	26.5	157	185	5 个月 7 天	6 个月 5 天	28
6	33.5	37.5	234	262	7 个月 24 天	8 个月 22 天	28
7	41.5	46.5	290	325	9 个月 20 天	10 个月 25 天	35
8	50.5	54.5	353	381	11 个月 23 天	12 个月 21 天	28
9	59.5	64.5	416	451	13 个月 26 天	15 个月 1 天	35
10	70.5	76.5	493	535	16 个月 13 天	17 个月 25 天	42

注：表中给出的时间点是假设宝宝足月出生，按照宝宝的出生日期开始计算的。如果你的宝宝过期产 2 周，那么大脑跳跃期的时间会比表中提前 2 周发生；如果是早产 4 周，那么大脑跳跃期会延迟 4 周发生。

从表 4-3 可以看出，新生儿时期宝宝大脑跳跃期的持续时间并不长，通常为 1 周左右。进入大脑跳跃期的宝宝的标志性特点可以总结为 3C：clinginess（过于黏人），crankiness（脾气暴躁），以及 crying（大哭大闹）。随着宝宝月龄增长，他面临的变化越来越复杂，用于理解和适应这些变化的时间也会变长，因此大脑跳跃期会持续 1～6 周。每个宝宝都不一样，有些宝宝会比其他宝宝更难以接受变化，而某些变化又比其他变化更让人痛苦。宝宝在每一个大脑跳跃期过后，都会有一段"阳光灿烂"的日子。

大脑跳跃期代表宝宝解锁了新技能，但是每个宝宝都有自己的喜好、气质、生理特征，这些个性因素会驱使他们在各阶段选择自己觉得有意思的东西。有的宝宝可能会全部尝试一遍，而有的宝宝可能只会被某个特定技能吸引，因此，宝宝经历了大脑跳跃期并不代表他掌握了相应技能。

对 1 个月的宝宝来说，在大运动方面，他们的四肢已经比较放松，能够半伸展；虽然对头部的控制还不稳定，但已经可以抬起 45 度。在精细运动方面，宝宝的小手也不再时时紧握，能够半张开，短暂地握一下大人的手指或是摇铃，还会无目的地挥手。

在情绪和社会性发展方面，宝宝哭闹的次数会变少，他每天会花很多时间观察周围的人，倾听他们谈话，并开始出现社会性微笑，和妈妈有真正的互动。

在大脑跳跃期方面，宝宝在 5 周左右会经历第一个大脑跳跃期，持续时间为 7 天。在这期间，新的感知持续冲击着宝宝，所以他对外界和自身的敏感度显著提高，可能会表现出一些比较恼人的行为，如哭闹严重、难以安抚等。

根据依恋发展理论，这个月龄的宝宝正处于前依恋阶段，虽然他还没有对妈妈产生依恋，但每次妈妈给他喂奶、换尿布、回应他的哭声、将他抱起，都是在建立持续的模式来满足宝宝的需求，这为妈妈和宝宝创造了信任的纽带，也是依恋的开端。而且，这时的宝宝还没有出现所谓的"认生"，也不介意被留在陌生人身边。

对 2 个月的宝宝来说，在大运动方面，他们的四肢已经可以完全伸展，能够比较稳定地抬头，会四处看，被竖抱起来时头部也立得很稳；仰卧时能够翻身成侧卧；双腿能够短暂地承受重量。在精细运动方面，宝宝的手能完全张开了，不仅可以随意挥舞、抓握、摇晃摇铃，抓别人的衣服、头发，自己玩手，还会吸吮手指和拳头。

在情绪和社会性发展方面，宝宝可以本能地发出一些咕咕唧唧的声音，好像在和妈妈聊天。宝宝的沟通能力更强了，面部表情和肢体语言比之前更加丰富，甚至可以模仿一些动作和面部表情。然而，宝宝在这个阶段，哭闹的次数通常会达到一个峰值，一天大概要哭上 3 小时。如果你已经满足了宝宝所有可能的需求，而他还在哭，那么不要因为宝宝哭而太过自责，这不是你的错。

在大脑跳跃期方面，宝宝在 8 周左右时会经历第二个大脑跳跃期，持续时间为 2 周。在这个阶段，宝宝开始识别周围和自己身体上的简单形状，而且不仅限于视觉，还有其他各种感知觉，比如他可能会探索自己的手和脚，练习控制自己的胳膊和腿。这时，一个安全且熟悉的环境对宝宝很重要。

对 3 个月的宝宝来说，在大运动方面，他们大多能很稳定地控制自己的头部了，喜欢转头环视四周。这个阶段，宝宝已经不满足于脸朝上躺着或者脸朝下趴着，他想要直立起来，开始尝试自己撑着手臂坐起来。同时，宝宝的翻身技能也有了非常大的进步，能从俯卧翻身成侧卧，有些甚至可以独立地向两边翻滚。在精细运动方面，宝宝会张开手往前伸着够玩具了，一开始他可能还无法一下就够到、抓住，不过最终，宝宝会学会准确地抓住玩具。

在情绪和社会性发展方面，3 个月的宝宝已然成了"微笑语言"大师，他开始认识身边经常出现的照顾者，俗称"认人"了，也开始和妈妈建立依恋关系。妈妈对宝宝需求的一致性回应，会在宝宝的脑细胞中构筑路径，并随着妈妈每次以类似的方式回应而得到增强和简化。3～4 个月的宝宝对这些记忆路径有了更明晰的理解，也对他的行为和你的反应之间的关系有了更好的理解。

在大脑跳跃期方面，宝宝在 12 周左右会经历第三个大脑跳跃期，持续时间为 1 周。宝宝开始意识到事物是可以连续平稳变化的。在这个阶段，宝宝已经有能力对身体施加更多的控制，动作也更有目的性了。

对 1 个月的宝宝来说，他比刚出生的那个月拥有了更多的清醒时间，家长可以充分利用这些时间让宝宝做一些适合他的活动，提供一些刺激来促进宝宝的发育。比如，可以在宝宝清醒的时候让他趴一小会儿，帮助他锻炼颈部肌肉，增强控制头部的能力。在宝宝趴着的时候，你可以躺下来，对着他说话，也可以在他够得着的范围内放些玩具，鼓励宝宝练习使用颈部和胳膊的肌肉。除了俯卧时间，家长还可以为宝宝提供一些会移动的玩具和色彩鲜明的图片，让宝宝看一看。在宝宝玩耍的时候，你需要注意观察宝宝的精神状态，不要让他过累或接受太多刺激，如果他转过脸、闭上眼睛或是变得不耐烦，要及时让宝宝休息。

对 2 个月的宝宝来说，他已经能和爸爸妈妈有一些互动了。随着宝宝互动能力越来越强，家长提供的游戏、活动也要变得越来越有趣，通过活动可以帮助宝宝充分"放电"，也能给宝宝提供一些刺激来促进他的发育。这一阶段，能触摸或抓握的物品往往会让宝宝很感兴趣，那些轻便好抓、不易被吞咽、没有尖锐边缘的玩具都可以让宝宝试着玩一玩。随着宝宝的手掌逐渐打开，你还可以试着在他的掌心放不同质地的物品（柔软的、光滑的、毛茸茸的等），让他去感受。这个阶段的宝宝大多还不会翻身，不过可以让他尝试练习了，你可以和宝宝躺在一起，并鼓励他滚向你。不过要注意的是，不要推拉宝宝，因为他会在适当的时间完善自己的翻身技巧。在这个阶段，还可以让宝宝做一些拍打练习，把宝宝放在婴儿健身架或游戏垫上，让他练习去抓和拍打那些玩具。

对 3 个月的宝宝来说，他通常已经能够比较稳定地抬头，四肢也能够完全展开了，家长可以通过一些活动和玩具来促进宝宝的运动发展，鼓励他探索身边的世界，同时在活动中也可以帮助宝宝充分"放电"。当宝宝可以保持头部稳定之后，可以试着让宝宝在婴儿座椅上坐直或是靠着垫子坐，你可以在宝宝对面，给他唱歌，跟他玩拍手游戏，这有助于提升宝宝的平衡感，锻炼他的背部肌肉。不过，这个月龄的宝宝还坐不了太长时间，当他摇摇晃晃了几次或是感到厌倦的时候，就要换成另外的活动。比如让宝宝趴着玩一会儿，或是让宝宝仰躺在你的腿上，和他聊聊天，或是把宝宝放到你的膝盖上，扶着他的上身缓慢地从一侧向另一侧摆动，或者你双腿交替起落，让宝宝随着你的节奏上下轻微抖动。另外，这个月龄的宝宝比较喜欢用嘴探索世界，可以给宝宝提供一些不易因潮湿或咀嚼而损坏的玩具，如凹凸不平的牙胶、软积木、布书等，也可以找一些玩具让宝宝练习抓握、摇晃。

⭐ 3. 1～3 个月宝宝常见的睡眠困扰

（1）睡眠没有规律

这个月龄段的宝宝还没有形成固定的、明确的作息规律，所以在安排宝宝作息时，很多家长会手足无措，不知道应该从什么地方着手。面对这种没有明显规律的现象，家长不需要过分焦虑，这是常见且正常的，不必按照一些书中建议的那样，帮助宝宝制订严格的作息时间表。在这个阶段我们能做的是，仔细观察宝宝的睡眠信号、饥饿信号，保证喂养的同时，及时安排宝宝入睡。下面我提供一些常见的作息范例供大家参考。

①2～8周母乳喂养宝宝的作息

9:00　起床，喂奶；10:00　第1个小觉（30～60分钟）；

11:00　喂奶；12:30　第2个小觉（30～60分钟）；

13:30　喂奶；15:30　第3个小觉（30～60分钟）；

16:30　喂奶；18:00　第4个小觉（30～60分钟）；

18:30　喂奶；19:30　第5个小觉（20～30分钟）；

20:00　喂奶；21:00　喂奶；21:30　夜觉入睡；

0:00　喂奶并重新入睡；3:00　喂奶并重新入睡；

6:00　喂奶并重新入睡。

这个作息时间表适合奶量和摄入量都处在平均水平的情况。如果宝宝的奶摄入量比较小，或者宝宝胃食管反流，妈妈的产奶量和储奶量也比较小的话，那么就要采取不同的作息。另外，如果小觉时长在60分钟以上的话，第5个小觉可以不安排。

②2～8周奶粉喂养宝宝的作息

9:00　起床，喂奶；10:00　第1个小觉（60～90分钟）；

12:30　喂奶，第2个小觉（60～90分钟）；

15:00　喂奶，第3个小觉（60～90分钟）；

18:00　第4个小觉（30～60分钟）；

18:30　喂奶；19:30　第5个小觉（30分钟）；

21:30 喂奶，夜觉入睡；1:00 喂奶并重新入睡；

4:30 喂奶并重新入睡；7:30 喂奶并重新入睡。

奶粉喂养的宝宝应有更长的小觉时长和更少的喂养次数。

③3个月宝宝的理想化作息

6:30/7:00 起床，喂奶；8:30 第1个小觉；

10:00 喂奶；11:00 第2个小觉；

13:00 喂奶；14:30 第3个小觉；

16:00 喂奶；17:00/17:30 黄昏小猫觉；

19:00/19:30 喂奶，夜觉入睡。

④早醒和小觉短的3个月宝宝的作息

5:00 喂奶；6:00 回笼觉后喝奶；8:00 第1个小觉；

9:30 喂奶；10:15 第2个小觉；

12:30 喂奶，第3个小觉；15:30 喂奶；

15:45 第4个小觉；18:30 喂奶；19:00 夜觉入睡。

⑤早觉短、下午觉长的3个月宝宝的作息

7:00 起床；9:00 第1个小觉；10:00 喂奶；

12:00 第2个小觉（睡前喂饱或者睡眠期间有一顿奶）；

16:00 喂奶；17:00 第3个小觉；19:30 喂奶，夜觉入睡。

⑥4觉并3觉的3个月宝宝的作息

6:30/7:00 起床；8:15 第1个小觉；11:15 第2个小觉；

14:45 第3个小觉；17:00/17:30 黄昏觉（可以是推车睡）；

19:30 夜觉入睡。

清醒时间的安排可以是 1.5、1.5、1.75、1.5、1.25 小时，直到完全没有时间睡第 4 个小觉。一般情况下，第 3 个小觉到第 4 个小觉之间的清醒时间会显著延长，而黄昏觉到夜觉入睡之间的清醒时间则开始缩短。在 17 点前安排第 4 个小觉（黄昏觉），如果宝宝没睡就试试将夜觉入睡的时间提前到 18:30。

（2）小觉短

无论是小月龄宝宝，还是稍微大一点儿的宝宝，小觉短都是高频出现的睡眠困扰。尤其是 1～3 个月的宝宝，似乎很少可以自主睡一个长长的、令妈妈满意的小觉。其实，小觉长短挺不好定义的，多短才算短在每个家长心目中的定义也不一样。有些家长觉得 20～30 分钟的小觉算很短，而有些家长的要求会更高，觉得少于 1 小时的小觉都算短，还有很多家长对小觉到底应该有多长没有概念，认为宝宝的小觉睡多长时间都有可能。那么，小觉到底需要睡多久呢？如果睡得太短，是什么原因造成的？应该如何改善呢？小觉短的原因主要有 3 个。

①宝宝的睡眠周期本来就短，平均只有 45 分钟。而且，不同宝宝之间睡眠周期的差别也很大，有些短到只有 30 分钟，长一些的可以达到 70 分钟。也就是说，别看有些宝宝小觉只睡了三四十分钟，但对这个孩子来说他已经睡了一个完整的睡眠周期。

②受到宝宝当前月龄的限制。一方面，小觉睡长的能力发育是晚于夜觉睡长能力的。宝宝在 6 个月左右，才会开始展现小觉自动睡长的趋势，在 9 个月左右达到成熟。我家老大 5 个月的时候，晚上就可以连续睡 10 小时了，但是小觉仍然不超过 45 分钟。另一方面，宝宝白天的小觉主

要是受睡眠压力调控的，也就是说，小觉能不能睡长主要取决于困不困、有多困。一般来说，醒的时间越长就越困，睡眠压力也就越大。所以在1～3个月这个阶段，就会出现一天要睡好几个小觉、每个小觉又睡不长的情况。你可以试想一下，如果一个宝宝晚上要睡10～12小时，白天还要期望他睡4～5个小觉，每个小觉都睡1小时以上，那宝宝基本就一整天都在睡觉了。

③和入睡方式、睡眠情境有关。在小觉睡了一个睡眠周期后，宝宝会检查周围环境与入睡时是否一致。如果不一致，他就会希望复刻入睡方式，如果没有办法重现，他就会醒来，没法继续睡下去，那么这个小觉的长度就是一个睡眠周期的长度，自然不会很长了。

那么，小觉应该睡多长时间呢？很多家长会觉得小觉睡得短就是没睡够、没睡好，其实睡得长与短只是衡量睡没睡够的一个维度，宝宝睡没睡够也和睡眠质量、宝宝本身的睡眠需求有关。举个例子，比如一个3个月的宝宝，他的睡眠需求量是14小时，夜觉睡11～12小时，白天通常睡3～4个小觉，这样算下来，一个小觉平均也就三四十分钟，确实不长，但从满足睡眠需求的角度来看，对这个宝宝来说，这个时长已经是合适的了。睡眠对宝宝来说很重要，但我们并不能期望宝宝实际睡的比他需要睡的多。

可以这么说，大部分身体健康的宝宝在0～3个月时是不存在小觉短的问题的。此时，宝宝的睡眠机制还不成熟，睡眠周期和模式还没有明显固化，因此睡多久、什么时候睡都是非常随机的，也是正常的。如果宝宝的小觉太短，如只有10～20分钟，可以尝试用任何你觉得有效的方式帮助宝宝延长小觉，如喂奶、抱哄、把推车推出去、用背巾背起来睡等。如果全程抱睡或者用背巾背睡、推车推睡可以帮助宝宝延长睡眠时间，同时不会让你太累的话，在这个月龄段是完全可以这么做的。一般到了 3.5 ～ 4 个月的时候，宝宝的睡眠模式才会开始建立，到 5.5 ～ 6 个月的时候，这种模式就会比较稳固了，而且宝宝已经开始具备从一个睡眠周期自动过渡到下一个睡眠周期的能力。在这个阶段，你即便教会了宝宝自己入睡，也不见得能延长小觉的时长。因此，这个月龄段的宝宝并不需要通过自主入睡来延长小觉。

除此之外，你也可以尝试帮助宝宝接觉。接觉的时候需要提前介入，比如根据你的观察，宝宝通常睡 30 分钟就会有要醒的意思，那么就在他睡了 25 分钟时，也就是提前 5 分钟来到宝宝身边，开始嘘拍、搂抱、轻微按压住他的身体，甚至抱起来帮助宝宝度过睡眠周期交替的阶段，使宝宝顺利进入下一个睡眠周期。接觉的难点在于，缺觉的宝宝可能很容易醒，有时候单单拍哄不行，需要提前将他抱起。

还有一些宝宝接觉比较容易，但接上以后很难在床上接着睡。如果已经尝试了 20 分钟以上的接觉，仍旧没有成功，就不要再继续接觉了，可以根据宝宝的状态增加一个小觉，以保证夜觉入睡前宝宝不会过度疲倦。只要保证每天有一个长的小觉（如下午觉）就可以，接觉尝试时间为 15 ～ 20 分钟，不建议时间再长了。如果尝试过各种接觉方法都没法延长宝宝的小觉，也可以继续安排短但频繁的小觉（小床睡）。在这个月龄段，家长可以辅助小觉，也就是我们所说的抱睡、推车睡等全程辅助的方式。如果选择这种辅助小觉的方式，那么需要尽量维持比较规律的作息。

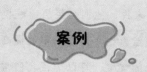

扬扬，男宝宝，3个月20天。妈妈觉得扬扬可能是睡觉最差的宝宝。我请她描述具体情况，妈妈说扬扬除了夜醒很频繁以外，小觉睡得也不顺利。上午一般都是哄拍着入睡，30分钟后一定会醒，继续哄拍接觉是很困难的，经常接不上。下午一般是抱着睡，可以睡3小时左右，但是一放下就醒，或者放下10多分钟就醒。如果是哄拍入睡的话，那就只能睡30分钟，而且要哄很久。妈妈担心扬扬睡不够，于是白天就抱着扬扬睡，但是一抱就要2～3小时，既不能动、不能吃喝，也不能上厕所，真的很难熬。妈妈希望可以解决扬扬小觉短这个问题，哪怕进行睡眠训练也可以。

改善建议

① 不要盲目进行睡眠训练

　　虽然睡眠训练在很多宝宝身上有了效果，但我仍然建议要非常审慎地使用这种方法。首先，狭义的睡眠训练一般针对有严重的一种或多种睡眠依赖问题的孩子，其目标是教会孩子在不依赖其他辅助的情况下自己入睡。经过睡眠训练之后，宝宝虽然会自己入睡了，但并不代表他可以睡得更长。其次，对于3个月的宝宝来说，睡眠训练的效果并不持久，宝宝也不能意识到训练和睡好之间的因果联系，所以效果是不稳定的。因此，不要希望通过睡眠训练来解决小觉短的问题。

②提高延长小觉的技巧

对 3 个月的宝宝来说，他们会经历睡眠模式转变、昼夜节律建立这些变化，虽然睡眠能力比之前有一定的提高，但小觉自然睡长也不是常态。对于小觉短的宝宝，可以尝试我们常说的接觉，或是增加一个小觉，具体方法见前文。

③试试小觉设定时长的方法

随着月龄增长，宝宝会逐渐具备从一个睡眠周期过渡到下一个睡眠周期的能力，会出现小觉睡长的趋势。如果宝宝的小觉仍然睡得过短，尤其是明显少于他需要的睡眠时长，除了尝试接觉之外，还可以尝试一种叫作小觉设定时长（nap hour）的方法。

小觉设定时长是指根据宝宝月龄设置的小觉应有的时长，如果宝宝一个小觉没睡够这个时长，就不安排起床，让他感受一个小觉应有的长度。举个例子，扬扬妈妈可以设置小觉时长为 1 小时，如果扬扬花了 15 分钟睡着，睡了 30 分钟醒来，那么距离设定的小觉时长结束还有 15 分钟，这时就需要让扬扬在床上继续躺 15 分钟，同时要注意睡眠环境是否单一且无刺激，避免扬扬醒来之后看到过多的刺激物。一开始，扬扬可能会在这 15 分钟哭闹，没办法重新入睡；之后几天，他可能会哭一会儿，再平静下来玩一会儿，但还是没有重新入睡；差不多 4～7 天后，扬扬就不会再哭闹，而是醒一会儿就能重新入睡。

（3）放床醒（"落地醒"）

和小觉短一并出现的睡眠困扰还有放床醒（"落地醒"）。将宝宝从大人怀里转移到床上时，无论大人的动作多么轻柔，对宝宝来说都是一系列的外界刺激，有位置变化、姿势变化、软硬度变化、温度变化等，而且这些刺激强度还不小。如果宝宝不满4个月，入睡后会先进入活跃睡眠，再进入安静睡眠，刚睡着时，宝宝的身体动作会比较多，而且这一阶段他们容易因为身体的移动而醒来，一睡着就放床确实很容易醒。因此要等宝宝进入安静睡眠阶段——宝宝的眼球没有快速运动、呼吸变得平稳均匀、身体没有太多动作时——再放床，这时的成功率会高一些。但是，因为宝宝的睡眠周期短，安静睡眠所占比例较小，所以宝宝睡不了多久就会经历睡眠周期的转换，从大人的角度来看，宝宝好像刚放床没一会儿就醒了。

　　如何放床宝宝才不容易醒？这里有一些小技巧。放床的时候，要避免明显的垂直落差。也就是说，家长不能弯腰直接把宝宝放下，可以用在空中画"Z"字的方法，一点点地降低重心，直到宝宝"安全着陆"。为了方便，哄睡时可以拿个硬些的垫子（如哺乳枕）垫在宝宝身下，放床时连同垫子一起放。另外，放床的时候要先放屁股后放头，把宝宝放到床上后，不要立即抽手，一只手垫在宝宝身下，另一只手轻拍宝宝。在拍的过程中，垫在身下的那只手再慢慢抽出。将手抽出之后，继续拍一会儿，以巩固效果。哄睡时，家长的胳膊上可以垫个毛巾，这样可以防止放床时宝宝感受到温度的差异而醒来。如果你是坐在床上，宝宝睡着的时候是被横抱的，那么你可以试试把腿分成"大"字形，放的时候不用再走"Z"字形了，还是先放屁股，然后两只手都去抱头，再放头。如果你是半躺在床上，宝宝是趴在你胸口睡着的，或是竖抱睡着的，那么你可以变成侧躺，然后配合着宝宝，让宝宝顺势变成仰卧姿势，之后再抽手。

（4）睡不踏实，不易安抚

小月龄宝宝的家长还面临一个令人困扰的状况——宝宝睡不踏实，睡眠浅并且不易安抚。有不少家长反映，这个月龄段的宝宝睡眠很浅，一点点动静就会把他惊醒，导致他总是哼哼乱动。这些描述你可能感同身受，但是也不免会疑惑，大家所说的睡眠深浅究竟是睡眠的哪个维度？是睡眠中有无肢体动作，还是睡眠中大脑的活跃程度？是描述易被唤醒的程度，还是描述睡眠的连续性好不好？到底什么是浅睡眠，什么是深睡眠？为什么这个月龄段的宝宝就容易睡不踏实呢？

我在第三章中详细地讲述了睡眠周期的构成。宝宝在睡眠中确实比成人有更多的动静，这是由他们睡眠的生理特点决定的，也是这个阶段的正常表现。睡眠中宝宝哼哼乱动，甚至哭两声，并不代表宝宝没睡熟或是真的醒来了，先观察几分钟，判断一下，再决定要不要处理，大人过度干预可能反而会干扰宝宝的睡眠。

这个月龄段的宝宝还会出现不易安抚的状况。我来和大家分享一个案例。

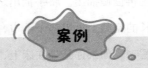

案例

天天，男宝宝，2个月9天。妈妈陈述宝宝总是在哭，怎么安抚都没有用。起初妈妈怀疑宝宝没有吃够奶，于是就尝试添加了配方奶，一开始似乎有效果，但过了几天又不行了。宝宝明显很困，但是一哄睡就哭闹，似乎很难平静下来，非得哭崩溃了才能睡下，并且每次只能睡 20～30 分钟，经常身体一抽动就醒了。而且，一到黄昏就持续哭闹，抱着、摇着、喂奶都试了，但都没用。妈妈问我宝宝是不是哪里不舒服，是不是肠绞痛，有没有什么管用的安抚高招。

每个宝宝天生的气质都不同，有些"天使宝宝"很少哭闹，清醒的时候就自己安安静静地躺着；但也有一些宝宝就像天天一样，哭闹得很厉害，而且一般的安抚根本不管用。为什么宝宝会哭闹不止呢？是不是妈妈没有领会宝宝的需求？如果需求满足了，不就应该停止哭闹了吗？在小月龄阶段，宝宝哭闹就是在向妈妈爸爸提要求，如饿了、累了、困了、热了、冷了、尿了、大便了等。但是，不同的宝宝需求不同，对环境的适应能力不同，母婴之间的互动模式也不同……有些宝宝有一点儿不舒适就会很敏感，大哭不止，很难安抚；而有些宝宝哭几下就过去了，只要妈妈稍做安抚就立刻会止哭。所以说，每个宝宝都会哭，但有一些宝宝确实比其他宝宝更爱哭、更难安抚，这不是妈妈爸爸哪里做得不对，只是宝宝与生俱来的脾性而已。

妈妈怀疑天天肠绞痛也不是没有道理的。肠绞痛和胀气是小月龄宝宝最常见的哭闹原因之一，受肠绞痛影响的宝宝通常会在每天的同一时间段哭闹，而且发生在下午和晚上的可能性更大。这种哭闹常常发生得很突然，而且很激烈，宝宝难以安抚。由肠绞痛引起的哭闹通常会从宝宝出生后几周开始，3～4 个月时会停止，也有一些会持续到 6 个月。受胀气影响的宝宝，除了哭闹之外，往往还会有扭动身体、蹬腿、小脸涨红等的表现，在帮助宝宝排气后，哭闹往往能很快缓解。

我们来说一说这些"不明原因"的哭闹。一般情况下，宝宝的需求被满足后，哭闹就会停止，但对小月龄宝宝，有些时候我们很难明确知道他的需求是什么，也就没法有的放矢，对症下药，那么这些哭闹就变成了"不明原因"的哭闹。对 1～3 个月的宝宝来说，每天哭闹的时间平均为 1～4 小时，想要非常准确地识别出宝宝哭声的含义不太容易。那么，我们就只能看着宝宝哭闹不止吗？

改善建议

❶ 观察宝宝的饥饿信号

在这一阶段，喂养和睡眠比其他任何阶段联系得都更为紧密，甚至可以说，在这个阶段，睡眠的驱动力就是喂养——一个没有吃饱的宝宝是很难睡好的。由于小月龄宝宝的表达能力有限，新手父母很难判断宝宝什么时候饿了，什么时候困了。我在前文中提到，新生儿和小月龄宝宝的饥饿信号分为 3 个阶段。天天很可能是在特别饿的时候被激怒了，在这种情况下，直接喂奶是喂不进去的，而哭的时间长，宝宝累了，就会崩溃式入睡，所以我建议妈妈多观察饥饿信号，不要等宝宝饿急了再喂。

❷ 试试 5S 安抚法

在第六章中，我将会详细介绍著名的5S安抚法。5S安抚法的原理是模拟子宫环境，激活宝宝的镇静反射来安抚宝宝。5S分别指：襁褓法、侧卧/俯卧法、嘘声法、摇晃法和吮吸法。这5个方法都可以试试，对绝大多数1～3个月的宝宝都是有用的。

❸ 针对肠绞痛的方法

我的建议是：不要让宝宝吃得过饱，两次喂奶间隔至少为2～2.5小时；喂奶时尽量保持宝宝上身竖直，并时不时拍嗝以减少空气的进入；母乳喂养的时候，尽量让宝宝将一边的乳房吃空再换另一边，以便让宝宝吃到足够的后奶；用配方奶喂养时，可以咨询儿科医生更换为水解蛋白的配方奶，如果宝宝的不适确实是由配方奶引起的，那么换奶粉后症状通常可以得到改善，如果没有改善，那就换回原来的配方奶；肠绞痛的宝宝通常喜欢移动，可以试着用背带背着他走走，或是让宝宝坐在安全座椅上，开车带他出去转转；试试让宝宝听一听嘘声或白噪声，可能会有所帮助；用可以轻微按压宝宝腹部的姿势抱着他，如飞机抱；尝试让宝宝俯趴、做排气操等帮宝宝排气；也可以试一试裹襁褓、使用安抚奶嘴、轻微摇晃等方法。

三、4～6个月的宝宝，睡眠反而倒退了

⭐ 1. 4～6个月宝宝的睡眠特点

4个月的宝宝每天需要睡14～15小时。此时，宝宝的昼夜节律已经建立，夜间的睡眠更为连续，基本上夜间的第一个长觉可达5小时左右，

甚至有些宝宝能连续睡 6 小时以上，之后每 3.5～4 小时醒一次。这个阶段的宝宝白天基本上会睡 3 个或 4 个小觉，白天的小觉总量为 3.5～4.5 小时，清醒时间也比原来有了明显提升。如果是处在 4 觉并 3 觉的并觉期的宝宝，每次清醒时间差不多为 1.5～1.75 小时；已经完成并觉、形成了稳固的 3 小觉作息的宝宝，其清醒时间会延长到 2～2.5 小时。这时，每个小觉的时间会比原来更规律，一般都可以睡 45 分钟以上，如果能顺利续上觉，则可能睡到 1.5 小时左右。

5 个月的宝宝每天仍然需要睡 14～15 小时。和上个月一样，宝宝夜间睡眠更为连续，基本上夜间的第一个长觉可以达到 5 小时以上，之后 3.5～4 小时醒一次。这个阶段，宝宝白天基本上固定睡 3 个小觉，白天的睡眠总量为 3～4 小时。清醒时间较上个月 3 小觉作息时的变化并不明显，差不多是 2.25～2.75 小时。宝宝小觉的时长也更加规律，很少会出现 20～30 分钟的短觉，有接觉习惯的宝宝还是需要家长的帮助才能睡到 1～2 小时。

6 个月的宝宝每天的睡眠总量在 14.5 小时左右，其中夜觉睡眠时长差不多为 11～12 小时，夜间的第一个长觉通常可以达到 7 小时。有研究显示，一半以上的 6 个月的宝宝已经可以达到每周有 5～6 天夜觉能够不间断睡 8 小时。这个阶段的宝宝白天通常会睡 3 个小觉，小觉总量为 3～3.5 小时。宝宝的清醒时间也略微延长，至少能保持 2.5 小时的清醒时间了，如果低于 2.5 小时就安排宝宝入睡，宝宝可能会出现入睡困难的问题，不过，此阶段最长的清醒时间还是达不到 3 小时（一般为 2 小时 45 分钟左右）。这时，宝宝小觉自主睡长的能力已经开始展现，宝宝的小觉极有可能一口气就睡到 1 小时以上，而不需要接觉。

　　这个阶段宝宝的睡眠会发生两个比较重要的变化：一是睡眠模式向成人化转变，睡眠周期由活跃睡眠—安静睡眠转变为快速眼动睡眠—非快速眼动睡眠，其中非快速眼动睡眠也出现了深浅不同的阶段；二是由于昼夜节律的建立，睡眠时间在夜间更集中，相应地，白天的睡眠时间会有所减少。

表 4-4　4 ～ 6 个月宝宝的睡眠特点

月龄	睡眠总量	小觉次数	小觉时长	清醒时间
4 个月	14 ～ 15 小时	3 ～ 4 个	45 分钟～ 1.5 小时	1.5 ～ 2.5 小时
5 个月	14 ～ 15 小时	3 个	45 分钟～ 1.5 小时	2.25 ～ 2.75 小时
6 个月	14.5 小时	3 个	1 ～ 2 小时	2.5 ～ 2.75 小时

 ## 2. 4 ～ 6 个月宝宝的发展特点

　　在这个阶段，不少宝宝开始学习翻身了，他们可能会不分昼夜地练习翻身，甚至会因为翻身而把自己弄醒。同时，他们开始逐渐理解因果联系，如果家长持续使用抱哄或喂奶等参与度比较高的方式哄宝宝入睡，可能会使宝宝将这些条件与睡觉联系起来，在自己困了要睡觉或是半夜醒来无法重新入睡的时候，他们就会希望大人重复这些条件来帮助自己入睡。因为这些变化，宝宝可能会出现入睡困难、夜醒增多、小觉短等情况。通常来说，随着宝宝的睡眠模式逐渐成熟、翻身技能越来越熟练，睡眠模式改变和翻身对睡眠带来的影响也会越来越小。而由于睡眠需求改变和睡眠时间在昼夜的重新分配带来的作息问题，或是对入睡方式产生依赖造成的睡眠问题，往往无法随着宝宝的成长自然消除，需要人为干预进行调整。

在大脑跳跃期方面，第四次跳跃出现在 3 个月 11 天到 4 个月 16 天这段时间，共 35 天。很多人把这个大脑跳跃期戏称为"最酸爽的一跳"，这次跳跃的主题是：充满现象的世界。宝宝开始意识到因果关系，并能预测到结果。例如，如果我把这个玩具扔了，它会掉到地上，然后妈妈会帮我捡起来。经过上一次跳跃，宝宝可以自己完成某个动作了，如抓玩具、摇拨浪鼓等，他会不断重复这些新学会的动作。等到完成这次跳跃，宝宝将会把这些动作片段连起来，形成一系列动作，从而组成一个事件。比如，宝宝可以抓起拨浪鼓，从左手传递到右手，然后摇一摇、看一看，再放进嘴里尝一尝……宝宝的变化不只局限在身体控制上，还表现在听、说、看等各个方面。这次跳跃比较厉害，会直接带来睡眠倒退期！很多之前已经养成良好睡眠习惯的宝宝，这时的睡眠状况也会变得一塌糊涂。同时，4个月左右还有一个猛长期，因此可以说这是最难搞的一段时间。

第五次跳跃出现在 5 个月 7 天到 6 个月 5 天这段时间，共 28 天。这次跳跃的主题是：充满关系的世界。宝宝开始感知到距离，他的世界变宽广了。宝宝会发现两个物体或两个人之间是存在距离的，当然，他最先注意到的就是自己与妈妈的距离，当感觉这个距离有时会越来越远，而自己又无法控制这个距离的产生时，宝宝就会哭闹，于是在这个时期，多数宝宝会开始出现分离焦虑。除了距离之外，宝宝还会发现事物之间的另一些关系，如在里面、在外面、在上面、在下面、紧挨着、在中间……他们将运用这些关系去鼓捣自己的玩具，如把盒子里的玩具拿出来再放进去。宝宝还会发现他可以控制一些事情，如开灯、关灯。妈妈们会发现，在这个阶段自己的小宝贝对灯的开关异常感兴趣。他还会理解人、物、声音等之间的关系，比如在厨房忙碌的人是在准备饭菜，爸爸妈妈和自己是一家人，小狗有自己的食物和玩具……除此之外，宝宝还发现他可以控制自己的身体，一旦理解了这个关系，他很快就要学习爬行了。

对4个月的宝宝来说，他们通常已经能够在坐着的时候稳稳地控制住自己的头颈了，翻身和抓握的技能也取得了不小的进步，而且宝宝开始逐渐理解因果联系。你可以通过一些活动和玩具来促进宝宝的发育，在活动中也可以帮助宝宝充分"放电"。宝宝趴着或坐直的时候，在他差一点儿就能够到的地方放一些鲜艳的玩具或物品，鼓励宝宝伸手抓够东西。很多宝宝喜欢音乐，愿意跟着旋律动起来，可以抱着宝宝随着歌曲或音乐的节奏一起唱唱跳跳。另外，还可以跟宝宝玩镜子游戏：在宝宝面前放一个不容易被打碎的镜子，这个阶段，大多数宝宝还不知道镜子里的人就是他自己，不过他很喜欢看自己的镜像，你也可以和宝宝一起出现在镜子前，宝宝会看看镜子里的你和他，再转身看看真正的你。这个阶段的宝宝往往不需要太多的玩具，太多的玩具或太多的活动反而容易给宝宝造成压力，一次就玩几个玩具，这样他可以慢慢研究每一个玩具的玩法。

对5个月的宝宝来说，大部分宝宝已经能够很好地控制自己的头部，并且可以在床上滚来滚去，对手的控制能力也大大增强了，同时能够探索自己周围的环境，甚至开始探索自己身体的各个部位。你可以让宝宝面对着你坐在你的腿上，拉着他的手，边唱歌边用你的膝盖颠一颠他。也可以在宝宝趴着的时候，鼓励他伸出一只手去够面前的玩具，最终宝宝会学会用一只手撑住身体，用另一只手去抓玩具，而这种向前伸展的动作就是爬行的第一步。另外，这个月龄段的宝宝已经能够将视力聚焦到一幅图上并分辨出一系列的颜色了，所以从这个阶段开始，和宝宝一起看五颜六色的书籍或是绘本，配合着绘本上简单的问题重复一些宝宝可以模仿的声音，会是一件非常有趣的事。不过，宝宝也可能对书里的故事情节并不感兴趣，这也是正常的。这个阶段跟宝宝一起读书的目的不是让他去理解情节，而是让他看图片，鼓励他发出声音，当然，咬书对宝宝也是很有吸引力的。

6个月的宝宝已经能够在大人的帮助下坐直或身体前倾、双手撑地独坐，通过使头部稳定和背部直立来保持平衡，这使宝宝能够更好地探索周围的环境。同时宝宝对手的控制能力也大大提高，通常可以用把其他所有手指压在拇指上的方式来抓握东西了。这个月龄段的宝宝已经开始添加辅食，让宝宝坐在高脚餐椅上和家人一起进餐，既可以让宝宝参与到家庭共同的活动中来，也给宝宝提供了观察家里日常活动的新角度和新位置。你也可以在餐椅的托盘上放些小玩具，让宝宝练习拇指和其他手指的协调性。此外，这个阶段也可以让宝宝开启他的社交生活了，把宝宝介绍给其他小朋友，虽然现在以及未来的一段时间内他们还不会一起玩耍，但他会对和自己有着同样身材和行为的其他人感到好奇，与其他宝宝接触也有助于拓展宝宝的社会视野。在接触新环境或者新事物的时候，有些宝宝可能会比较谨慎，给宝宝一点儿时间熟悉是非常重要的，允许他自己观望，让他自己来评估状况，并且用自己的方式去处理。

3. 4～6 个月宝宝常见的睡眠困扰

（1）第一个睡眠倒退期

睡眠倒退期（sleep regression）并不新鲜，在我处理的许多睡眠咨询的案例中，不少家长都提到宝宝之前已经能够睡整觉，整体睡眠情况也很好，可是突然某一天，哄睡难、夜醒、小觉短等问题一下子又出现了。这种原本睡眠正常的宝宝突然出现频繁夜醒、小觉不规律、小觉变短或拒绝小觉等问题的现象，通常被认为是正在经历睡眠倒退期。虽然所谓的睡眠倒退期在学界并没有相关论述，而且每个宝宝的情况都不同，发生在这个宝宝身上的问题未必会发生在那个宝宝身上，但很多家长在实践中注意到，在一些特定的月龄段，宝宝确实会出现上述问题。大家普遍认为的睡眠倒退期有 5 个，分别是：4 个月睡眠倒退期、8～10 个月睡眠倒退期、12 个月睡眠倒退期、18 个月睡眠倒退期和 24 个月睡眠倒退期。每个睡眠倒退期会持续 1～4 周不等，不同的宝宝在睡眠倒退期的表现也有差异。

宝宝在 4～6 个月时会出现第一个睡眠倒退期，这也是家长反映最难搞的倒退期。这个睡眠倒退期通常发生在 4 个月左右，但 3～5 个月时发生的睡眠倒退行为也会被认为是 4 个月的睡眠倒退。那么，为什么在 4 个月这个节点宝宝会出现睡眠倒退的现象呢？主要有以下 4 个原因。

①睡眠模式的改变。新生儿的活跃睡眠和安静睡眠各占睡眠时间的50% 左右。虽然我们常用稍大的孩子或成人的非快速眼动睡眠来类比新生儿的安静睡眠，但这两者还是有一定差别的。比如说，相比稍大的孩子或成人，新生儿的安静睡眠会集中出现很多慢波睡眠，也就是我们日常所

说的深睡眠。而到了 4 个月左右，婴儿的非快速眼动睡眠会发展出深和浅两个阶段，到 6 个月左右，婴儿会发展出成熟的非快速眼动睡眠，随着月龄增长，快速眼动睡眠和非快速眼动睡眠中的深睡眠所占的比例都有所减小，非快速眼动睡眠中浅睡眠的比例逐渐增大。

②并觉。并觉对于作息的影响是很明显的。小婴儿阶段，宝宝的清醒时间很短，基本上就是吃了睡、睡了吃，一天重复 2～3 小时一次的"吃—睡"循环，不分昼夜。但随着宝宝昼夜节律的逐渐建立，他们清醒的时间逐渐拉长，作息逐渐发展为白天睡 3 个小觉，夜晚会有一个长觉。如果家长继续按照之前的作息来为宝宝安排小觉和夜觉，很可能已经不符合宝宝当下的生理规律，进而出现入睡困难的问题。同时，这个阶段，宝宝的睡眠能力还不成熟，在睡眠中短暂觉醒后，靠自己很难重新入睡，常常需要大人帮忙。

③认知发育。在 4 个月左右，宝宝开始理解因果关系。他可能是在某次摇铃后发现铃响了，可能是在某次踢床时发现床晃动了，于是了解了因果关系。一旦婴儿明白自己的一些行为可以引发有趣的反应，他就会不断地尝试。他们会把对这种因果联系的理解运用到睡眠上，如果宝宝一直是靠吃奶或者抱哄安抚入睡的，那么当他出现短暂觉醒无法自己重新入睡的时候，就可能会用反复哭闹的办法让家人复现入睡时的条件，帮他入睡。

④大运动发育。4 个月之后，宝宝开始逐渐掌握翻身技能，不仅会在白天清醒的时间练习，夜晚睡觉的时候也会练习，所以他们常常会因为翻身把自己弄醒。因此，翻身带来的睡眠倒退也是这个时期比较普遍的问题。

那么，我们应该怎样应对睡眠倒退期呢？首先，可以继续采用之前的安抚方式，但不增加安抚强度，以不变应万变。无论之前采取的是何种哄睡方式，在这个阶段我们还可以沿用这种方式，包括奶睡、抱睡，也可以采用瑜伽球、躺喂、摇椅等形式来减轻抱睡、奶睡的负担。如果有家人可以帮忙哄睡当然更好，千万不要一个人硬撑。另外需要强调的是，不要将安抚强度升级，比如以前拍睡有效，那就继续拍睡，不要因为睡眠倒退就将拍睡升级为抱睡或奶睡，毕竟睡眠倒退是暂时的，而一旦提升安抚强度，想要降下来就要花更多的时间和精力。

其次，要尽量保证作息规律。在任何睡眠调整的策略中，规律作息都是第一步。虽然宝宝现在正在经历睡眠倒退，但不能因为睡眠倒退就无视规律作息。家长可以先从夜觉入睡时间着手，结合清醒时间逐步确定宝宝一天作息的大致时间范围，同时要制订一个备选计划，如果有一环稍微打乱作息，比如某个小觉只睡了 30 分钟或根本没哄睡，接下来的作息就要有计划地进行调整。

同时，还可以考虑建立睡前仪式。如果睡眠倒退期前就有睡前仪式，那么继续保持，甚至可以稍微拉长一点儿睡前仪式的时间，更好地帮助宝宝放松下来，进入入睡状态。如果还没有建立睡前仪式，那么在睡眠倒退期间引入一套固定的睡前仪式，并保持一致性，对于度过睡眠倒退期是很关键的。当然，最根本的还是要培养宝宝的睡眠能力。解决睡眠倒退问题，从根本上还是要提升宝宝的自我安抚能力。在宝宝出现吃手这样自我安抚的行为时，不要过多干预，可以让宝宝尝试吃手入睡。如果宝宝还在裹襁褓的话，可能并不方便吃手，可以考虑不再裹襁褓。如果是哄睡的话，可以尝试迷糊放床而不是等宝宝完全睡着再放床，让宝宝在床上完成最后入睡的过程。

（2）翻身对睡眠的影响

大运动对睡眠的影响是令妈妈们非常头痛的。宝宝掌握新技能后，会感到很新鲜，常常会不管白天黑夜地反复练习，而 4 个月之后，宝宝会逐渐掌握翻身技能。宝宝会翻身以后，最有可能出现的状况是：半夜翻着翻着就醒了，有时自己又翻不回去，于是大哭求助。这是宝宝成长中必经的一个过程。你可以和宝宝在白天多练习，帮助宝宝学会向各个方向翻身，比如从左到右，从右到左，从仰卧变成侧卧，从俯卧变成仰卧。多用游戏的方式来引导宝宝翻身，白天练习得多了，晚上就不会刻苦练习了。

除此之外，还可以使用一些辅助工具，如背心式睡袋，可以在一定程度上限制宝宝夜间的活动能力。同时，在宝宝身体两侧放上枕头，营造狭小的睡眠空间，这也有助于防止宝宝在夜间练习翻身。宝宝会翻身以后，一定要注意安全，如果之前在使用襁褓的话，会翻身以后就不推荐继续使用了。如果宝宝的确自己翻不回去，家长还是要帮助宝宝复位的。在宝宝刚学会翻身时，翻不回去就大哭的现象时有发生，如果一翻不回去家长就帮助其复位，或者刚有翻身的迹象，妈妈就去阻止，那只能使情况越来越糟。家长可以每隔 5～10 分钟帮助宝宝复位一次，这样宝宝就不会认为你是在和他做游戏了。如果宝宝夜间翻身练习持续了 30 分钟以上，那么就需要采取其他安抚方式帮助宝宝重新入睡了。

（3）半夜起来玩

将近 6 个月的时候，宝宝可能会出现半夜长时间清醒的情况，也就是家长们常说的半夜起来玩。半夜长时间清醒（split night）与平常我们所说的夜醒不同，其特点是：会持续一段时间，醒来的时间相对比较固定；醒来之后不哭闹，如果被硬哄反而会抗拒导致收效甚微；醒来 60～90 分钟，之后会自己重新入睡或开始哭闹要求父母安抚入睡。

宝宝的生物钟和规律作息会使他在固定的时间产生想要睡觉的感觉，这时他自然就会乖乖入睡，睡一觉起来之后精神饱满。而当昼夜节律和入睡压力不同步的时候，就会出现半夜起来玩的情况。

这种不同步产生的原因主要是糟糕的小觉和过早的夜觉入睡时间。这一点通常可以通过调整作息来改善。举个例子，如果宝宝白天的小觉睡得不好，或睡的时间很短，那么你可能会在晚上提前安排宝宝的夜觉。如果不改变起床时间，这样做会使宝宝夜间待在床上的时间比平时多。如果宝宝白天确实睡得不好，那么他的入睡压力就会比平时高，使他可以在比平常早的入睡时间睡着，并且仍旧在平常的起床时间起床。因为掌管起床时间的是昼夜节律，也就是生物钟，而通常一两天还不足以形成新的生物钟。但是，如果连续好几个晚上都早早入睡，就有可能会出现如下两种情况：一是宝宝比原来早醒，如果原来夜觉睡 11 小时的话，那么宝宝会在新的入睡时间加上 11 小时之后醒来；二是出现半夜起来玩的情况。因此，早睡能解决很多问题，但却不是万金油，需要辩证地运用。

昼夜节律和入睡压力不同步的第二个原因是睡眠过程中被打扰。有时候宝宝半夜醒来是被动的，非情愿的。比如，宝宝正处于大运动疯狂发展期，那种感觉就像我们突然会飞了一样，所以他会不由自主地在夜间醒来。有些宝宝是因为生病，比如鼻塞很难受，翻来覆去也无法重新入睡。

还有些宝宝是因为夜奶或者其他夜醒安抚手段的刺激，就像妈妈有时候喂完奶就怎么都睡不着了一样。

那么，对于半夜起来玩的问题，我们该怎样解决呢？如果你的宝宝是小觉短—入睡早—半夜起来玩这种情况的话，那么你需要缩短宝宝夜间待在床上的时间。如果你安排宝宝傍晚 6 点 30 分入睡、早上 7 点 30 分起床的话，那么很有可能会使这种循环持续下去。所以如果宝宝傍晚 6 点 30 分入睡的话，那么应该在早上 6 点到 6 点 30 分之间唤醒宝宝。我们都不忍心叫醒熟睡的孩子，并且有时候你也正在酣睡，所以觉得和宝宝一起多睡一会儿也挺好，但这样就无法解决宝宝半夜起来玩的问题。我们要为宝宝建立合理而稳定的起床时间，同时通过帮助他接觉来延长小觉长度。

这个月龄的宝宝理论上白天还会睡 3 个小觉，白天睡眠总量为 3 ～ 4 小时，夜觉总时长为 10 ～ 12 小时。所以，宝宝在夜晚是睡不了 12.5 小时的，那他必然会在中间醒来一段时间，然后再次入睡。如果总是睡短觉，那么这种模式就会一直持续下去。针对这个例子，解决办法是：安排宝宝傍晚 7 点 15 分入睡、早上 6 点 15 分起床。同时，为了让宝宝可以撑到傍晚 7 点 15 分入睡，家长需要花些精力延长他的小觉时长。

进行这种作息的干预之后，宝宝可能在头几天还会半夜起来玩，但是 4 ～ 7 天后，作息就会回归正常。当然，你在这段时间要持续采用这种作息调整的策略。如果宝宝小觉睡得短有一些不得已的原因，比如妈妈上班去了，保姆不会帮宝宝接觉，那可以在周末为宝宝提前 1 小时安排睡夜觉，这样既可以保证宝宝不会欠太多睡眠债，又可以保证宝宝不形成新的睡眠模式，避免出现半夜起来玩的情况。

如果是因为大运动发展而造成的半夜起来玩，那一定要在白天给宝宝足够多的练习机会，并在入睡时告诉宝宝应该以怎样的姿势睡觉（不是站着或爬行，而是躺下）。家长可以轻轻拍床垫示意他躺下睡觉，而不是不停地把他放倒归位，这样很有可能形成一种新的对抗，甚至可能让他觉得你在和他互动。如果是因为生病而造成的半夜起来的话，那就多加安抚，使宝宝舒服一些。如果是半夜吃奶之后起来玩的话，那么首先要判断一下这顿夜奶是否有必要，如果评估后认为不能减少这顿夜奶，那么可以在喂奶时避免与宝宝眼神接触，并且尽量不开灯。

针对半夜起来玩的现象，我再介绍一种很有用的小技巧——睡眠提示（sleep reminder）。睡眠提示是指当宝宝在小觉中途醒来或者半夜醒来时，我们可以通过一些快捷、简单且惯用的方式（如嘘拍、抱起放下、放倒、帮助宝宝调整姿势、塞回安抚奶嘴等）提醒宝宝现在仍然是睡觉时间。我个人比较常用的方法是，30秒快速抱起放下，把安抚物重新放在宝宝手边，摸摸他的头，告诉他："现在还是晚上，天黑黑要继续睡觉哟！"然后走出房间。如果宝宝一直站着或者爬来爬去，那么我会只做"放倒"这一步，而不会再"抱起"。

但是，对有些宝宝来说，睡眠提示并不适合。比如对细小的改变都较为敏感的宝宝。另外，使用睡眠提示可能会使宝宝一直不睡而等待你来安抚。睡眠提示还不适合那些不会自我安抚入睡的宝宝，也不适合那些与父母合睡大床的宝宝。其实，睡眠提示更像一个针对半夜起来玩的宝宝的睡前仪式，其目的是让孩子明白，这个睡眠提示过后，就要继续睡觉了，所以说，睡眠提示不代表我们去解救宝宝，去陪他一起玩，它是不带鼓励色彩的。我们既不去埋怨宝宝怎么还不重新入睡，也不去想方设法帮助宝宝再次入睡，我们需要做的只是提醒，但宝宝能不能睡着不由我们决定。

当睡眠提示奏效的时候，宝宝可能会哭，也许他感觉到你因为他不睡觉而不高兴了，或者觉得你打扰了他（想想看，如果你正在看电影，而有一个人过一会儿就来提醒你不能看了，你是什么感受），抑或你提醒了宝宝他有多么累，而他确实已经那么累了。如果你已经进行了 3 个睡眠提示，而宝宝还是毫无睡意并且比较平静，那么说明睡眠提示的方法不奏效，但我仍然建议等待 20 分钟再来决定要不要继续。如果睡眠提示开始奏效，通常宝宝会表现出一种非常激烈的"我被你惹怒了"的哭，然后很快（5～20分钟）就会入睡。这种重新入睡有点儿类似于崩溃式入睡，但其实是入睡压力的累加造成的，并不是因为你，不必过分内疚。

四、7～9 个月的宝宝，真的要进行睡眠训练吗

 1. 7～9 个月宝宝的睡眠特点

7 个月的宝宝每天的睡眠总量在 14.5 小时左右，其中夜觉睡眠总量为 11～12 小时，夜晚的第一个长觉可以达到 7～8 小时。有研究显示，一半以上的宝宝每周已经可以有 5～6 天的夜觉能够不间断睡 8 小时。这个阶段的宝宝通常会并觉，可能有一段时间会有时睡 3 小觉，有时睡 2 小觉，白天睡眠总量为 3～3.5 小时，每次清醒时间为 2.75～3 小时，直到

完全不需要第 3 个小觉。而小觉时长仍然保持在 1～2 小时。

8 个月的宝宝每天的睡眠总量在 14 小时左右，其中夜觉睡眠总量为 10～12 小时。理论上，大部分宝宝到这个阶段都有能力在夜间没有任何进食的情况下睡 10～12 小时，不过也有少数宝宝仍然保留一顿晨奶。这个阶段的宝宝一般会固定睡 2 个小觉，上午 1 觉，下午 1 觉，白天的睡眠总量在 3 小时左右。形成稳固的 2 小觉作息后，每次清醒时间从一开始的 2.5 小时、3 小时、3.5 小时，逐渐过渡到 3 小时、3.25 小时、3.5 小时。小觉时长并没有因为并觉的稳固而明显增加，仍然是 1～2 小时。

9 个月的宝宝每天的睡眠总量在 14 小时左右，其中夜觉睡眠总量为 10～12 小时。从机体的成熟度来说，宝宝到这个阶段已经有能力在夜间没有任何进食的情况下睡 10～12 小时。这个阶段的宝宝已经形成了规律的小觉时间表，通常会睡 2 个小觉，白天睡眠总量在 3 小时左右。每次清醒时间没有明显变化，稳固睡 2 个小觉的作息会持续一段时间，直到下一个并觉期——2 觉并 1 觉的到来。不过，单个小觉的时长会比之前长一些，过了 9 个月之后，宝宝小觉睡长的能力已经比较成熟，有不少宝宝已经可以自主睡 1.5 小时以上的小觉了。

这个阶段，大部分宝宝的小觉都比较规律了，有些宝宝甚至可以接受大人按照固定的入睡时间来安排小觉。不过随着宝宝月龄增长、清醒时间延长以及睡眠需求改变，宝宝会逐渐发展出并觉的趋势，不少宝宝会开始出现抗拒黄昏觉甚至黄昏觉不睡的情况。

表 4-5 7～9 个月宝宝的睡眠特点

月龄	睡眠总量	小觉次数	小觉时长	清醒时间
7 个月	14.5 小时	2～3 个	1～2 小时	2.75～3 小时
8 个月	14 小时	2 个	1～2 小时	3～3.5 小时
9 个月	14 小时	2 个	1.5～2 小时	3～3.5 小时

2. 7～9 个月宝宝的发展特点

随着身体协调能力的发展，这个阶段的宝宝开始探索自己以前没有意识到的身体部分，比如躺在床上的时候，他可以抓着自己的脚和脚趾，把它们往嘴里塞；坐着的时候，他会练习如何保持平衡。在探索的过程中，宝宝会逐渐理解身体各个部分的作用，为之后的爬行和站立做准备。

你可能会发现，宝宝有时会因为你离开房间或是突然遇到陌生人而哭泣，这是因为宝宝已经对你和其他经常照顾他的人产生亲密的依恋感，他将你和他自己的幸福联系在了一起，这时，他已经可以将你和其他人区分开来。即使他还没有表现出因为你离开而哭的情况，但看到陌生人时会仔细研究对方的脸。有些宝宝甚至可能出现一段非常讨人喜欢的"社交期"，对碰到的每个人都会露出灿烂的微笑，也可以和他们玩得很开心。虽然大运动和认知能力的发展在一定程度上会影响睡眠，但在这个阶段，对睡眠影响最大的还是并觉带来的作息混乱，常常表现为黄昏觉睡或没睡，导致夜觉推迟或提前，进而带来整个作息时间的变化。

这一阶段，宝宝还会经历生长发育的新里程碑，各种大运动疯狂发展——爬行、独坐、扶站，甚至扶走等。相应地，他也需要花大量时间去练习这些新技能，甚至包括睡觉时间。在我既往的咨询工作中，不少家长反映，宝宝会在晚上睡觉的时候突然坐起来，或是扶着小床站起来，抑或在床上爬来爬去，到处翻滚，不愿意睡觉。实际上，家长不必过分担心，大运动发展带来的夜醒增多往往是短暂的，睡眠状况会随着宝宝对新技能的熟练掌握而恢复。不过，爬行、扶站这类大运动对睡眠是否有影响还不能确定，有研究显示，扶站对睡眠的影响也与年龄有关，并不是所有的宝宝都会因为大运动的发展而影响睡眠。

宝宝开始真正理解物体永存性，也就是说，宝宝开始明白一个物体离开他的视线并不代表不复存在了，而只是暂时离开。他也开始认识到有些物体是独一无二的，发现世上只有一个妈妈，当妈妈离开他的视线时，他知道妈妈在某个地方，但是没和他在一起，这会让他感到不安。宝宝可能会表现得特别黏人，睡觉的时候也不愿意妈妈离开，有些宝宝还会在半夜醒来查岗，仿佛自带小雷达一般。

在大脑跳跃期方面，第六次跳跃出现在 7 个月 24 天到 8 个月 22 天这段时间，共 28 天。这次跳跃的主题是：充满类别的世界。宝宝开始意识到某些东西是可以归为一类的。比如，他有很多不同的积木，但是他知道这些都是积木。经过第六次飞跃，宝宝已经明白了类别，他会给事物分类，比如，说到"马"，宝宝会将所有的马归入这个类别，不管是黑马、白马、棕马，还是野外的马、马厩里的马、照片里的马、画的马……总之，在宝宝眼里这些都是马。当然，宝宝不可能一夜之间就学会这么多，在这之前，他要先给人、动物、食物等做大类别的归类，然后慢慢懂得以大小、轻重、软硬甚至是高兴、伤心等作为标准的分类，宝宝学习各种分类需要一个过程。

第七次跳跃出现在 9 个月 20 天到 10 个月 25 天这段时间，共 35 天。这次跳跃的主题是：充满顺序的世界。宝宝开始意识到，在有些情况下想要达成目标，必须要按照某种顺序来做事。比如，穿鞋前要先穿袜子。宝宝的每次飞跃主题都是环环相扣的，经过上一次飞跃，宝宝学会了分类，他们会不停地把东西拆开再装上。比如，他会乐此不疲地把钥匙从锁上拔下来放到一边，再捡起来试着插进锁孔。事实上，宝宝做这些拆拆装装的动作就是在体验分类，并从中找到关于操作次序的奥秘。

到了 7 个月，大多数宝宝的原始反射都消失了，取而代之的是有意识、有目的的动作。现在宝宝坐得比之前更稳了，甚至可以在没有支撑的情况下坐很长时间，他还会在坐着的情况下用手去够附近的玩具。同时，宝宝对事物的理解能力也大大提高，能够将不同的声音和手势与其含义联系在一起。在这个月龄段，宝宝开始发展出物体永存性意识，类似躲猫猫这种人或物品"消失"后被他找到的游戏，会让宝宝觉得非常有趣。堆叠玩具的游戏也非常吸引这个月龄的宝宝，他们还会把玩具放进一个容器里，再全部倒出来。在宝宝理解了物体都有自己的名字和标签后，就可以给他读动物绘本，指着图片说出动物的名字，慢慢地，宝宝会把它们联系起来。需要注意的是，对这个月龄段的宝宝来说，所有玩具最终大概都会被塞到嘴里，所以在给宝宝挑选玩具时，一定要注意选择比较轻、没有明显棱角且不含有小零件的玩具。

到了 8 个月，大多数宝宝的活动能力和独立性都迈上了一个新台阶，他们会开始爬行，最开始可能只会用胳膊，但最终他们会意识到用胳膊和腿一起爬更有效率。不过，也有一些宝宝对爬不感兴趣，这也不用担心，因为宝宝用何种方式移动并不重要，重要的是他对到处探索这件事本身感兴趣。也有不少宝宝在这一阶段开始尝试扶站，或是抓住固定物来让自己站起来。你可以和宝宝玩一些能够帮助他锻炼新运动技能的游戏，比如在桌子上挂一条毯子或床单来造一条隧道，用枕头、卷起来的毛巾做一个障碍跑道等，鼓励宝宝在里面爬行或移动；你也可以把自己作为一个"障碍物"，在身旁放一个玩具，让宝宝爬过你的腿去拿玩具。此外，为了帮助宝宝练习手臂协调能力，还可以教他玩拍手游戏。这一阶段，宝宝的沟通和语言技能也在飞速进步，在日常生活和游戏中，别忘了多跟宝宝互动交流，一起唱儿歌、读故事书都是不错的选择。

到了9个月，宝宝开始朝着直立看世界的视角前进，学习将躺着的身体抬起来，从爬行的姿势坐起来，从扶站的状态蹲下来，以及利用手边的支撑物把自己拉起来等。同时，宝宝抓握物品的技能也在进一步完善，他可以用拇指和食指配合抓取物品了。一些有助于宝宝了解物体运动规律的玩具和游戏会很适合宝宝，比如集按按钮、开抽屉、发出声音、打开盖子等多种功能于一身的组合玩具，或是可以拆开和组装的嵌套玩具、堆叠玩具。模仿游戏也是这个月龄段宝宝最喜欢的游戏种类，可以给宝宝一些和大人用的东西相仿的玩具，如玩具电话、梳子、牙刷等，看看他会拿着这些做什么；或是向宝宝做鬼脸或有趣的动作，鼓励他模仿你。另外，还可以跟宝宝玩一些传递物品的游戏，比如给宝宝一个球，等他拿到球以后再让他把球给你，这样的游戏虽然简单，但宝宝通常都会很喜欢，而且这样的游戏还可以帮助宝宝了解玩游戏的概念，并且学着遵循简单的指示。

3.7～9个月宝宝常见的睡眠困扰

（1）夜醒频繁

究竟怎样才算夜醒？在咨询工作中，这是我经常听到的问题。有些家长觉得孩子动一动、哭几声就是夜醒，而有些则觉得孩子只有睁开眼睛才算夜醒。那么，夜醒应该如何定义呢？

简单来说，夜醒是指睡眠持续困难，夜间觉醒时间长，需要特定条件才能继续入睡，不能自主连续地整夜睡眠。夜醒可以分为两类：快速眼动睡眠结束后醒来和睡眠周期交替时醒来。这两种夜醒本质上是有区别的。宝宝在 60 分钟的睡眠之后，通常会有一个非常短暂的觉醒期，这是睡眠周期交替时的短暂觉醒，在这次觉醒之后，宝宝会重新回到深睡眠中去。而有时候，在快速眼动睡眠结束后，也会有短暂的觉醒，这和睡眠周期交替时的短暂觉醒不同，这次觉醒宝宝会彻底清醒，并希望你可以帮助他重新入睡。

常见的夜醒还可以分为前半夜醒、后半夜醒和习惯性夜醒。其中，前半夜醒是指前半夜醒得多一点儿，尤其是入睡后的 1～2 个睡眠周期易醒，而入睡 3 小时之后到了后半夜，可以有 3 小时以上的长觉。后半夜醒是指前半夜有 4 小时以上的长觉，第一个长觉结束后，开始 1～2 小时一醒。这两种夜醒的原因不同：前半夜醒与情绪、过度疲倦和刺激等有关，后半夜醒则和睡眠联想、饥饿和肠道活跃等有关。习惯性夜醒则是指夜醒没有规律，或是经常在一些固定的时间点醒来，夜醒整夜都多。我们之所以觉得夜醒是个问题，是因为文化形塑后的睡眠模式已经产生了重要变化。"一觉到天亮"的概念影响了我们对夜醒这种人类自然、正常的睡眠模式的正确理解。

既然夜醒是正常的，那么夜醒的原因是什么呢？今天夜醒的原因和昨天夜醒的原因是否一样呢？打个比方，昨天晚上宝宝因为想拉臭臭而醒来，今天晚上因为想吃夜奶而醒来；前半夜因为爸爸回家晚而把宝宝吵醒了，后半夜因为宝宝把被子蹬掉而被冻醒了。可以说，夜醒的原因非常多，我总结了一些常见的宝宝夜醒的原因，主要有 7 个方面。

①作息。如果宝宝入睡时间太晚，就会感到过度疲倦，最终造成频繁夜醒。如果宝宝昼夜颠倒，也会出现夜里睡得短、过一会儿就醒来的现象。另外，如果宝宝每天晚上的入睡时间不一致，今天 8 点睡，明天 10 点睡，没有形成规律的作息，也会导致夜醒频繁。此外，爸爸妈妈下班回家比较晚，或是爸爸妈妈睡得晚，也可能会吵到宝宝，造成夜醒。同时，当宝宝处在并觉期的时候，白天小觉可能会睡得比较混乱，对整体作息产生影响，也会带来比较多的夜醒。

②入睡方式。就是我们之前提到的各种不恰当的睡眠联想。以奶睡为例，如果孩子是吃奶睡着的，半夜醒来发现妈妈的乳头不见了，那么他就会要求妈妈复刻入睡时的场景。还有一种老人帮忙带孩子时容易出现的状况——白天和晚上的入睡方式不一致。比如，白天奶奶或者外婆在家抱睡，晚上妈妈奶睡，这种不一致会让宝宝感到迷惑，也会造成夜醒。如果宝宝睡着之后，睡眠环境在一定程度上发生了改变，一旦被宝宝发现，他的警觉系统就会启动，于是出现夜醒。另外，夜醒之后，有些家长的应对

方式不固定且比较复杂，比如先尝试抱哄，抱哄不行就喂奶，喂完奶还不行就继续抱哄……这也会让宝宝感到困惑。

③喂养状况。最常见的就是宝宝睡前没吃饱，夜里醒来找奶吃，造成夜醒。有些宝宝白天大多在睡前吃奶，吃着吃着就睡着了，这种迷糊奶可能会让宝宝吃不饱，也可能没有吃到后奶，进食效率不高，晚上就很容易醒来找补。有些宝宝还没有形成规律的进食习惯，什么时候饿、什么时候吃都没有相对固定的时间，这些宝宝夜里就可能会没有规律地醒来。

④睡眠环境。主要是指房间的光线在夜间的变化、突如其来的噪声、穿盖不合适、空气太干燥等，都会造成宝宝在夜间醒来。

⑤发展阶段。宝宝开始学习扶站、扶走，或者经历大脑跳跃期、猛长期时，都可能会更容易夜醒。大一点儿的宝宝在白天精力消耗不充分或玩得太累，也会造成夜醒。

⑥社会/情绪性因素。最常见的例子就是亲子依恋关系的质量。很多全职工作的妈妈爸爸没办法在白天陪伴孩子，宝宝就会通过夜醒的方式，希望和妈妈爸爸重新取得连接。还有的妈妈因为产后抑郁或者缺觉而出现情绪波动，这些情绪都可能会传递给宝宝，使宝宝积累一些情绪，进而导致夜醒。除此之外，如果宝宝天生是困难型气质的话，夜醒也会比容易型气质的宝宝多一些。大一点儿的宝宝还会遇到夜惊、噩梦的状况，导致非正常的夜间觉醒；如果白天和睡前积攒了一些担心和压力，也会让宝宝频繁夜醒。

⑦病理性因素。感冒、发烧、咳嗽、过敏、湿疹、胃食管反流、肠绞痛、耳部感染等常见疾病，也会带来夜醒。对于这些特殊时期的夜醒，我

们不能苛责孩子，要尽可能给他提供足够的安抚。

　　这么多种夜醒，应该如何锁定原因，进行更加有效、更具有针对性的回应呢？首先，我来解释一下什么样的夜醒是正常的，以及什么是真正的夜醒。在快速眼动睡眠阶段，宝宝的动作会非常多，如哼唧乱动、来回翻动、揉眼睛、抓脸等，都是正常且常见的快速眼动睡眠的表现，有些宝宝在这个阶段还会睁开眼甚至哭两声。当宝宝有这些表现的时候，并不代表他醒了，如果你在这时进行干预，就会扰乱他的睡眠节奏，反而有可能把他弄醒，引发真正的夜醒。正确的做法是：察觉到宝宝的动静后，如果无法立即判断宝宝是不是真的醒来了，不妨给自己几分钟时间观察判断一下，然后再行动。

　　判断宝宝是不是夜醒之后，我们来看看该如何回应。宝宝夜醒的原因确实比较多，所以我们在回应时就需要仔细判断，有的放矢。回应夜醒的第一要义是满足宝宝的需求，尤其是亟待解决的需求，如饿了、拉臭臭了、尿不湿漏尿了等。当这些实际需求被满足后，再根据情况采取惯用的安抚方式帮助宝宝重新入睡。通常来说，如果是睡眠环境不一致导致夜醒，宝宝又很难重新入睡的情况，我建议采用复刻入睡方式的做法。例如，宝宝是被抱哄到睡着的，那么这时就先尝试抱哄宝宝。每次夜醒的原因可能不同，但是，针对夜醒，我们的回应方式要具有一致性，避免"花式回应"。例如，有些家长在宝宝夜醒之后会不知所措，尝试各种安抚方法，喂奶不行就抱哄，抱哄不行又用安抚奶嘴，安抚奶嘴不行再抱出房间走动，还是不行又继续喂奶，一顿折腾后，宝宝终于睡着了。这种处理夜醒的方式让宝宝和家长都很辛苦，所以我建议不管采取哪种安抚方式，都尽量持续一段时间，不要没有即时效果就立马变换安抚方式，要给宝宝一些适应的时间。

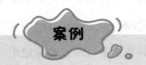

案例

　　朵朵，女宝宝，7个月25天。妈妈告诉我，朵朵每天晚上会醒6次，甚至更多。我很诧异，虽说这个月龄的宝宝有几次夜醒是常见且正常的，但是6次夜醒意味着宝宝和妈妈一整夜都睡不好，于是我请妈妈多描述一些朵朵的情况。妈妈说朵朵的睡眠一直很糟糕，白天和晚上都要奶睡才行，晚上有时候除了奶睡还要横抱着唱歌，哄到睡着才能放床，而且只能妈妈哄，别人都不行。夜醒后，有时稍做安抚就可以入睡，有时却需要喂奶或抱起来哄一哄，因为再次入睡很慢，所以要哄很久。白天的小觉只睡20～30分钟，很难接觉，有时候好不容易接上了，一放下又醒了。妈妈不知道怎样才能让朵朵睡得好一点儿。

　　对朵朵来说，作息和入睡方式可能是她夜醒频繁的主要原因。从朵朵妈妈的描述中可以得知，一方面，朵朵白天小觉很短，这就会使她白天的清醒时间比较长，一天下来朵朵是很累的，夜觉入睡之前可能已经处于过度疲劳的状态，这很容易造成夜醒；另外，她的作息还没有形成规律，由于白天的情况每天都不同，导致每天夜晚的入睡时间也不一致，这种比较混乱的作息是朵朵夜醒频繁的主要原因。另一方面，朵朵入睡时是需要妈妈辅助的，比如奶睡、抱睡，但是睡着后被放到床上时，因为睡眠环境发生了改变，也会导致夜醒。

改善建议

1 优化睡眠联想，改善入睡状态

　　对朵朵这个月龄的宝宝来说，可以尝试迷糊但醒着时放床。妈妈哄到宝宝睡着再放床一般都是出于惯性，可能在朵朵小月龄阶段，妈妈就是这么做的，所以不敢轻易尝试让宝宝自己完成入睡过程，甚至可能不相信宝宝可以自己睡着。但是，哄睡着后放床这个操作本身就比较有难度，即便成功放床，宝宝继续睡了，到睡眠周期交替时，宝宝也会感知到睡眠环境与之前不一致，然后就会醒来，并且无法自己重新入睡。所以，我建议朵朵妈妈尝试让朵朵在床上完成入睡过程，哪怕是嘘拍搂睡都可以。一开始，由哄到完全睡着放床过渡到迷糊放床的确比较难，宝宝会以哭闹的方式来抵抗，这是很自然的。我建议引入睡前仪式，来帮助宝宝更好地达到睡前放松的状态，以使入睡方式的改变过程更加顺畅。

2 调整作息，保证朵朵不过度疲倦

　　朵朵这个月龄可以建立规律作息了，一般来说，7个月的宝宝上午1个小觉，下午1个小觉，黄昏1个小猫觉，白天清醒时间在2小时45分钟到3小时之间。如果不睡黄昏觉的话，清醒时间会更长，在3～3.5小时之间。朵朵的小觉只睡20～30分钟，如果不接觉的话，她白天的小觉总量是不够的，白天睡不够也会造成夜醒。所以，我建议朵朵妈妈选择 1 个小觉来接觉。根据朵朵的状况，我建议的作息是：早上 7 点起床并喂奶，9 点 45 分到 10 点 30 分睡第一个小觉，11 点喂奶，12 点吃辅食；下午 1 点 15 分到 2 点 45 分睡第二个小觉，这个小觉需要妈妈尝试为朵朵接觉，通常下午这一觉是慢波睡眠，睡长的可能性比较大；下午 3 点喂奶，下午 5 点 30 分到 6 点再睡 1 个黄昏小猫觉，起来之后喂奶；晚上 8 点 30 分到 9 点夜觉入睡，睡前喂奶，但不喂到完全睡着，迷糊即可。

❸ 区分夜醒，淡定面对快速眼动睡眠阶段的表现

根据朵朵妈妈的描述，朵朵夜醒时的表现是哼唧乱动，并没有哭闹，但妈妈比较敏感，会立即察看，所以夜醒次数达到了 6 次以上。其实，哼唧乱动并不代表宝宝彻底醒来了，这个月龄的宝宝在夜间会因为有夜奶需求而醒来，也确实会因为尿不湿、环境等因素醒来，或是因自己无法重新入睡而醒来，但哼唧乱动可能是朵朵正处在快速眼动睡眠阶段，这期间动作多是正常的，如果家长进行干预，反而会打乱宝宝的睡眠节奏，所以建议朵朵妈妈判断清楚情况后再做回应。

（2）并觉期

如果你的宝宝在某一段时间的作息和平常不一样——平常按照某种作息安排睡觉都没问题，但那几天却状况频发，那么结合宝宝当前的月龄和表现，可能就是到了并觉期。并觉从本质上来说就是小觉数量的减少，也是宝宝对小觉需求的减少。入睡压力是一种促使我们去睡觉的稳定的需求，它会随着时间的推进而改变。随着宝宝月龄增大，他可以清醒更长时间了，也就是说，他的小觉间隔更长了，这种需求会使宝宝身体里形成足够的入睡压力来促成更长的小觉。这就是并觉的意义，是宝宝睡眠能力逐渐成熟的表现。

并觉需要一个过程，不存在今天还是 4 个小觉，明天就变成 3 个小觉的情况。而且，并觉不会毫无征兆地发生，照顾者一定会有所察觉，只不过孩子展现出来的信号是并觉信号还是其他信号并不容易判断，也不容易被及时捕捉到。其实，并觉信号是有一些共性的。首先，最明显的是，宝宝会比较抗拒睡某一个小觉（通常是最后一个小觉），这种现象通常会出现在 6～9 个月 3 觉并 2 觉的时候，宝宝会抗拒睡黄昏觉。如果宝宝平常作息都比较规律，而某天开始抗拒睡最后一个小觉，那么家长就需要结合月龄来考虑宝宝是不是有了并觉需求。

其次，即使宝宝不睡某个小觉，状态仍然不错，并且可以轻松地撑到下一个小觉，也不会影响夜觉质量，那就代表并觉期到了。家长们要注意的是，并觉是循序渐进的，直接取消 1 个小觉而其他作息不变是不可取的，宝宝并觉后，家长要为他重新排布作息时间。再次，如果宝宝的作息比较规律，我们按照作息时间去安排宝宝睡小觉时，发现小觉时长缩短了，这也是在提示我们，宝宝可能要并觉了。这种信号出现时，只要把清醒时间稍微拉长一些，小觉立马就会变长。还有一点，如果宝宝原本规律的作息变得混乱起来，那么我们也要考虑一下是不是并觉的原因。

但并觉并不是睡眠问题的万能解释，不能把作息方面出现的问题都归咎于并觉。首先，判断宝宝是不是并觉有一个前提，那就是作息规律，这样作息出现了变化就能很容易观察到。其次，要结合月龄判断宝宝是不是并觉，虽然每个孩子的并觉节点都不太一样，清醒时间的间隔也不尽相同，但是会有一个大致的框架范围，比如 7 个月的宝宝如果白天已经变为 2 个小觉了，但又出现了类似并觉信号的表现，那么也不应该考虑他要 2 觉并 1 觉了。并觉本质上是睡眠需求的变化，这个变化的趋势是睡眠需求减少，或者说因为月龄增长，清醒时间变长，在清醒时间积累的睡眠压力越来越大，因此也会带来更长的睡眠时长。如果并觉之后睡眠状况并没有恢复，甚至更糟糕，如小觉更短了，或者入睡更困难了，那么就不是并觉导致的睡眠问题，家长需要从其他方面去排查。

其实并觉是一个非常自然的过程，但因为宝宝无法安排自己的睡眠，因此需要家长多多注意孩子睡眠需求的变化，按需调整作息。我不建议家长们按照并觉期的时间表自行给宝宝并觉，或者认为减少小觉次数就可以减轻哄睡工作而强行推行并觉，这样反而会起相反的效果。我们要根据并觉信号来推进并觉，除非超过并觉期很久宝宝都没有并觉，并且影响了睡眠质量，那么家长可以考虑人为干预。过早并觉会出现"一步并得早，步步并得早"的情况，这不是不可以，但是大部分宝宝在不同月龄清醒时间长度是有一个范围的，过早并觉意味着宝宝的清醒时间可能要超过平均水平。除非这的确是孩子的需求，否则就会带来连环的后续问题。此外，并觉的过程是不可逆的，比如白天固定睡 2 个小觉以后，就很难再让孩子睡回 3 个小觉，所以并觉期的调整需要规划好。

并觉期还可能碰到的一个状况是：并觉之后小觉没有变长，反而变短了。这一点并不需要担心，如果排除了其他因素，那么这种情况就是正常的。并觉不是一蹴而就的，它有一个过渡期，刚开始并觉的时候，宝宝的小觉时长不会明显变长。比如，宝宝白天原本睡 2 个小觉，睡眠总量为 3 小时，变为 1 个小觉之后，宝宝白天只能睡 1 个多小时到 2 个小时了。出现这种情况不用担心，等过了过渡期，并觉比较稳固后，小觉时长通常都会变长。但是，并觉成功之后，小觉可能会呈现出与以往不同的排布规律。比如，宝宝睡 3 个小觉时，原本上午觉和下午觉的时长分别为 1.5 小时，黄昏觉的时长为 45 分钟，而并成 2 觉之后，宝宝可能早上睡 1 小时，下午睡 2.5 小时，这都是正常的。

此外，并觉期还可能会出现并觉以后入睡时间变早的情况。通常情况下，宝宝夜觉的时长为 10 ～ 12 小时，除非遇到特殊情况，否则夜觉时长很难超过 12 小时，这也就意味着，如果宝宝早睡，那么就会早醒。但并觉期会出现入睡时间变早的情况，比如某一个小觉没有了，宝宝无法撑到原来的入睡时间，早早就困了，这时如果不安排夜觉，宝宝就会撑不住。而如果将夜觉入睡时间提前，又会产生躺在床上的时间和睡眠需求不相符的情况，可能会造成半夜起来玩、早醒或者入睡困难等问题。如果并觉期宝宝的夜觉入睡时间总是提前的话，那就意味着宝宝需要那个小觉，还没有做好完全取消小觉的准备，这个时候就需要家长调整并觉计划了。

对 7 ～ 9 个月的宝宝来说，他们通常会进入 3 觉并 2 觉的并觉期，并逐渐形成稳固的 2 小觉作息，清醒时间为 2.75 ～ 3.5 小时。下面我们来分月龄介绍一下作息安排。

①7 ～ 8 个月，3 觉并 2 觉过渡期。这个阶段很容易出现睡眠倒退的情况，一方面是因为宝宝有并 2 觉的趋势，另一方面是因为宝宝正处于大运动密集发展期。此时，宝宝的清醒时间延长到 2.75 ～ 3 小时，直到完

全没有时间睡第 3 个小觉。清醒时间的安排可以是 2.5 小时、2.75 小时、2.75 小时、3 小时，黄昏觉一般安排在 17 点左右；如果只有 2 觉，则清醒时间是 2.75 小时、3 小时、3.5 小时。这个并觉期容易出现早醒。为了保证作息安排的顺利进行，尽量让宝宝在早上 6 点半之后起床（5 点可以喂晨奶续觉）。当 2 觉作息稳固之后，早醒的问题就会得到改善。

　　6:30/7:00　起床；9:00～10:15　第 1 个小觉；

　　13:00～14:15　第 2 个小觉；17:00～17:30　第 3 个小觉；

　　20:00　夜觉（如果黄昏觉没睡，就 19:00 左右入睡）。

　　②8～9 个月，2 个小觉。并为 2 觉之后，清醒时间可以安排为 2 小时、3 小时、4 小时，也可以是 2.5 小时、3 小时、3.5 小时。2 觉比较稳固之后，清醒时间则变为 3 小时、3.25 小时、3.5 小时。

　　6:30/7:00　起床；9:30～10:45　第 1 个小觉（并为 2 小觉后，第 1 个小觉不早于 9:00）；

　　14:00～15:15　第 2 个小觉；19:00　夜觉。

　　3 觉并 2 觉的并觉信号最明显，就是抗拒黄昏觉。原来可以车睡、抱睡、奶睡的宝宝，这些方法都失效了，或者即便睡着了，10～20 分钟后就醒了。当然，并觉期间作息混乱是正常的。比如某一小觉短，宝宝又睡了黄昏觉，夜觉入睡时间就会推后；或者没有睡黄昏觉，晚上入睡比较早，于是早晨醒来也早，导致后面的作息都提前了，就会越睡越早，越起越早。

　　（3）夜奶频繁

　　宝宝月龄越小，夜奶次数越多，随着月龄增长，夜奶次数会逐渐减少。但不少宝宝在 7～9 个月时，仍然会有比较频繁的夜奶。在谈论夜奶次数之前，我们需要了解一个问题：宝宝每天（24 小时）摄入的奶量是基本固定的，夜间吃得多，白天就吃得少；白天吃得多，夜间就吃得少。如果是纯母乳喂养的话，母乳的摄入量在新生儿出生后的几周内会迅速增长，在 1～6 个月基本保持稳定（虽然宝宝会经历几个猛长期，但母乳摄入量变化不大）。宝宝 6 个月引入辅食之后，母乳摄入量就会逐渐减少。但关于宝宝何时可以没有夜奶的问题，学者们有不同的看法。我根据咨询经验，总结了不同月龄宝宝的夜奶次数，大家可以参考一下，见表 4-6。

表 4-6　不同月龄夜奶次数

月龄	夜奶次数
0～2 个月	每 2～3 小时一次，按需哺喂
3～4 个月	2～3 次夜奶，或每 3～4 小时一次，按需哺喂
5～6 个月	1～2 次夜奶
7～9 个月	1 次夜奶
10～12 个月	偶尔有 1 次
12 个月以上	通常可以无夜奶

除了夜奶之外，我们还要了解一个概念——晨奶。其实，理论上是没有晨奶这种说法的，所以学界对晨奶的界定非常模糊，通常我们认为宝宝在入睡 8～9 小时后喝的第一顿奶（如晚上 8 点入睡，凌晨 4 点之后喝的奶），和凌晨 4 点以后（即便是傍晚 6 点半入睡）喝的奶，都叫晨奶。晨奶

和起床后的第一顿奶概念不同，通常不管是否有晨奶，起床后第一顿奶的时间都要固定下来，这样才能保证一整天的喂养规律。

如果你想减少或者断掉宝宝的夜奶，可以参考三个步骤：第一步，要确定自己是否已经考虑好减少或断掉宝宝的夜奶；如果考虑妥当，那么第二步是做好断夜奶之前的睡眠基础工作；当这些基础都打好了，第三步才是减少或断掉夜奶的调整干预。

我们先来看第一步，断掉夜奶的决定。这需要妈妈回归初心，思考是什么原因让你想要为宝宝断夜奶。从生理角度来讲，母乳容易消化，这也使宝宝饿得快，容易因为饥饿而醒来。（Brown，2014）但是研究表明，母乳宝宝和奶粉宝宝的总睡眠时长没有差异，虽然母乳宝宝在小月龄时比奶粉宝宝夜醒次数多，但到了6个月之后，母乳宝宝和奶粉宝宝在睡眠能力上就没有差异了。（AAP，2011）也就是说，母乳喂养对于宝宝睡眠的影响只是暂时的。夜奶是妈妈和宝宝之间的"私事"，不必迫于群体压力而选择断夜奶。如果你觉得喂夜奶的次数可以承受，同时你和宝宝都休息得还不错的话，那么你完全可以继续喂夜奶。但是，如果喂夜奶已经影响到你和宝宝的健康，甚至影响到整个家庭的作息，那么你确实可以考虑断夜奶。同时，很重要的一点是，断夜奶不一定会改善睡眠，宝宝可能依然会夜醒，而且你不能再用奶睡这招儿帮他重新入睡了。从这个角度来说，你可能会更加筋疲力尽。断夜奶是一个循序渐进的过程，需要时间、耐心和坚持。所以，如果你想在短时期内摆脱筋疲力尽的感觉，最好从生活的其他方面入手，比如多增加一些独处的时间。另外，很多妈妈咨询如何断夜奶是因为马上要恢复工作了，担心晚上喂夜奶会影响白天工作。我非常理解职场妈妈的辛苦，但从宝宝的角度来看，每天夜间可能是他一天中唯一与妈妈连接的时间，他会希望通过吃奶来与你重建连接，消解一天没有你陪伴的失落情绪。同时，夜间喂奶也能帮助职场妈妈维持奶量。

如果确定要减少或断掉夜奶了，那么你需要从整体的视角去规划这件事，再次确认宝宝所处发展阶段的需求和妈妈的需求。首先，宝宝生长发育正常且身体健康，月龄至少为 6 个月。有些宝宝可能很早就出现了不吃夜奶的倾向，如果白天喂养情况良好，宝宝的生长发育情况也正常，那么即便在 6 个月之前，也可以断夜奶。但对 3 个月以下的宝宝，不管发育是否良好，都不建议完全取消夜奶。无论白天还是晚上，宝宝仍然需要按照 2～4 小时的喂养间隔来进食，这样也可以保证妈妈的母乳产量。其次，还要考虑妈妈的需求。有些妈妈想要实现纯母乳喂养，所以需要在夜间通过夜奶来保证母乳产量，对于这些妈妈，我们当然不能忽视她们希望达到纯母乳喂养目标的需求，所以在这种情况下，只要妈妈不觉得有困扰，就没有必要减少甚至断掉夜奶。再次，还需要考虑宝宝其他发展阶段的特点。例如猛长期，猛长期在 1 岁以内会多次出现，虽然持续时间不长，但会出现比较明显的奶量增大或者吃得频繁的状况。类似的还有大运动发展期、家庭有变化的时期（比如搬家、照顾者的更换、外出旅行）等，处于这些时期的宝宝本来就容易夜醒，夜奶在这些时期的安抚功能远远超过其满足生理需要的功能，所以尽量不要选择在这些特殊时期为宝宝断奶。

当以上这些因素确定之后，就可以着手进行第二步了：做一些前期准备工作，比如建立规律作息、建立睡前仪式、改善睡眠环境等。这些内容将在第五章里进行详细介绍。

第三步，做好心理准备，了解减少或者断掉夜奶是一个循序渐进的过程。前面说过，宝宝每天摄入的总奶量是基本固定的，晚上吃得少，白天就得多吃。因此，减少或者断掉夜奶的前提就是保证宝宝白天摄入充足。

最常用的减少夜奶的方法就是循序渐进法，这也是睡眠专家理查德·法伯（Ferber）教授推荐的方法。首先，拉长进食间隔。法伯教授建议，通过半小时延长法循序渐进地延长宝宝夜间两次进食之间的间隔。观察记录宝宝夜间进食的间隔，然后以目前的进食间隔为基础（比如，如果是2～3小时喂一次，那么就从最短的间隔2小时入手），每晚增加30分钟，直到达到家长认可的夜奶间隔。如果家长愿意，也可以选择隔1天拉长30分钟。其次，减少奶量。这个方法比较适合瓶喂的宝宝。家长记录每次夜间进食的量，每晚减少30毫升，等宝宝的夜奶控制在1～2次、总奶量为30～60毫升时，就可以考虑彻底取消夜奶了。如果宝宝在夜间醒来，每次只吃30毫升奶就能再次入睡，说明宝宝并不是真的饿，而是很可能对奶瓶产生了依赖。这次夜间进食是弊大于利的。此外，还可以综合运用这两种方法，也就是减次减量法，大家可以参考表4-7中的数据。

表4-7　减次减量法参考值

天数	两次夜奶之间的最小间隔/小时	每次夜奶的奶量/毫升
1	2	210
2	2.5	180
3	3	150

续表

天数	两次夜奶之间的最小间隔/小时	每次夜奶的奶量/毫升
4	3.5	120
5	4	90
6	4.5	60
7	5	30
8	完全断掉夜奶	0

（4）添加辅食以后对作息的影响

在母乳喂养或者配方奶喂养已经形成规律之后，到了6个月左右，很多家庭都会为宝宝添加辅食。添加辅食是宝宝成长中一个非常重要的节点，权威机构建议，在婴儿满6个月后，尽早添加辅食。虽然说在1岁之前，宝宝的主要营养来源还是奶，但是辅食的添加无疑给宝宝"枯燥"的吃奶生活带来了多样性。不过，在添加辅食之后也会出现新问题：怎样把吃辅食的时间和吃奶的时间平衡好，并融合到作息安排里去呢？

在刚开始添加辅食时，家长要掌握好添加时机：如果宝宝很饿，那么他可能无心尝试新食物，只想赶快吃奶；如果宝宝已经吃饱了，那么他对新食物可能会提不起兴趣。另外，进食次数和时间点也会对作息产生影响。以7个月的宝宝为例，白天宝宝通常会吃5次奶，这个月龄添加辅食的次数为1～2顿，如果辅食和奶完全分开，宝宝一天就要吃6～7次，这顿吃完没多久又要安排下一顿了，频繁的进食也会影响睡眠和活动时间的安排。再加上宝宝的饮食最终是要融入家庭饮食的，辅食和奶之间也是此消彼长的关系，所以我建议在一次进食时间里既提供奶也提供辅食。刚开始添加辅食的时候，可以在进食时间先喂奶，让宝宝垫垫肚子，然后再让宝宝尝试辅食。在最初尝试辅食的阶段，宝宝可能吃得非常少，只有一勺或半勺，但随着宝宝逐渐熟悉辅食，尝试过的食物种类越来越多，吃的量也会逐渐变多。当宝宝顺利地接受辅食以后，到了进食的时间，可以让宝宝先吃辅食，吃完辅食之后再吃奶吃到饱。随着辅食的量逐渐增加，慢慢地，辅食就可以代替一顿奶了。

另外，因为在整个婴幼儿阶段，宝宝会经历多次并觉，伴随着小觉变化，可能会出现小觉时间和进食时间撞到一起的情况，所以宝宝进食的时间也需要根据小觉的变化适当调整。比如，在2觉并1觉时，常常会出现午觉入睡时间推迟，但宝宝又撑不到吃完午饭的情况，很多宝宝到午饭时间就会非常困，吃几口就睡着了，又因为肚子还饿着，睡不了多久就会被饿醒。针对这类情况，家长可以把午饭时间提前，或是睡前安排吃奶垫一垫，午睡起来后再吃辅食。

（5）第二个睡眠倒退期

第二个睡眠倒退期通常发生在8～10个月，也有人将宝宝7个月时的睡眠倒退归到8～10个月的睡眠倒退期。这个月龄段发生睡眠倒退可能的原因有3个：①大运动发育。②认知发育和分离焦虑。前两点详见"7～9个月宝宝的发展特点"的部分，这里不再赘述。③并觉。在这个阶段，宝宝正在经历3觉并2觉的并觉期，大多数宝宝这一次并掉的都是黄昏觉。宝宝表现出来的状况常常是到黄昏觉的时候很难被哄睡，然而不睡黄昏觉又撑不到夜觉入睡的时间，最终由于过度疲劳引发夜醒。

那么，我们该怎么应对 8 ～ 10 个月宝宝的睡眠倒退期呢？首先，让宝宝在白天充分练习新技能。即尽量在白天宝宝清醒的时间段，让宝宝练习新的运动技能，不要总把宝宝抱在怀里或者放到推车里。可以尝试用玩具或语言引导宝宝练习，加强他对新技能的掌握。其次，尽量保持规律且适当灵活的作息。在这个阶段，宝宝可能会经历忽而 3 觉、忽而 2 觉的作息，最好建立几个可供选择的小觉时间表，并根据当天的实际情况灵活选择。最好是交替安排 2 次小觉与 3 次小觉（第 3 个小觉最好是小猫觉）。因为 2 个小觉可能会使宝宝太累，隔天的 3 个小觉正好可以帮他补觉。但是，一定要确保每天都有小小的进步：随着时间的推移，宝宝 2 个小觉的时间越来越长。另外，提供尽可能多的陪伴。如果宝宝特别黏人，可以每天增加和他互动的时间，随着宝宝逐渐理解父母的离开并且知道父母大概什么时候回来，他们对分离就不会那么焦虑了。

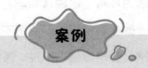
案例

悠悠，8 个月 7 天，女宝宝。妈妈说悠悠最近的睡眠非常糟糕，我请她具体描述悠悠的睡眠情况。她说悠悠在半岁以前让人非常省心，很早就不吃夜奶，并且能睡整觉了，时不时还可以自己入睡，不论是小觉还是夜觉，大部分时候都睡得不错。但是，过了 7 个月，情况就变了，悠悠经常半夜扶着小床站起来，不理她的话她就一直玩，有时候玩 1 ～ 2 小时，累得哇哇哭，放倒后才能接着睡。而且，黄昏觉也很难入睡，经常哄半小时都不睡，就算睡着了，有时睡 10 分钟就醒来。于是，妈妈把悠悠挪到大床上睡，结果悠悠不会自己入睡了，非得妈妈陪躺到睡着才可以，而且只要妈妈一离开，悠悠就哭。晚上夜醒时，悠悠也会先摸摸妈妈，确定妈妈在不在。妈妈很担心这种状况会持续下去。

悠悠可能正在经历 8 ～ 10 个月的睡眠倒退期。进入 8 个月之后，宝宝的大运动能力会飞速发展，这种大运动集中疯狂发展的时间会持续到 10 个月。在这个阶段，很多宝宝都会快速掌握自己扶站、手膝爬、扶走、独坐等多种技能，所以宝宝们在这个阶段都会因为这个原因而影响睡眠。除此之外，这个月龄还有一个常见问题，那就是分离焦虑。当宝宝 8 ～ 9 个月时，他们会真正理解客体永存的概念。也就是说，他们开始明白一个物体离开他们的视线并不代表不复存在，只是暂时离开而已。这是一个巨大的里程碑，正是因为具有了这种认知能力，宝宝才出现了分离焦虑。只要妈妈不在身边，他就烦躁不安、哭闹不止，表现出特别黏妈妈的样子。分离焦虑也经常会影响睡眠。不过，睡眠倒退期并不意味着宝宝的睡眠状况被打回原形了，睡眠倒退期是阶段性的，持续时间并不会很长，很快你的"天使宝宝"就会回来。

改善建议

1 排查作息，顺势调整

悠悠妈妈提到了悠悠的黄昏觉很难哄，这在 8 个月大的宝宝身上是很常见的，大部分宝宝会在这个月龄段经历白天 3 觉并 2 觉的过程。9 个月大的宝宝，一般白天就会稳定地睡 2 个小觉了——上午 1 觉，下午 1 觉。在并觉期间，作息比较难把握，有时候 3 觉，有时候 2 觉，这是很正常的。这时候，比较明显的并觉信号就是抗拒睡黄昏觉，原来可以车睡、抱睡、奶睡的，现在黄昏觉折腾 1 小时也不睡，或者只睡 10 分钟就醒来。

并觉期间作息混乱是比较常见的现象，常见的"乱法"有：①某个小觉特别短，所以家长又安排了黄昏觉，于是白天变为 3 小觉，导致夜觉入睡时间推后；②没有睡黄昏觉，白天只睡了 2 个小觉，夜觉入睡时间安排得比较早，于是导致了早醒。

家长察觉到并觉信号之后，就可以在作息时间上进行一些细微的、循序渐进的调整了。比如，把清醒时间逐渐拉长至 3 小时，直到完全没有空当留给黄昏觉。

此外，半夜起来玩本质上也是作息安排不符合宝宝需求导致的。通过记录作息，可以清楚了解悠悠晚上到底能睡多久，要使悠悠晚上躺在床上的时间等于她需要睡的时间，才能避免夜觉入睡困难、半夜起来玩和早醒的问题。所以，不要因为并觉而过早安排悠悠入睡。

❷ 巧妙运用睡眠提示，不随意升级安抚方式

设置睡眠提示的具体方法在本书 109～110 页有详细介绍，这里不再赘述。针对悠悠这个月龄，我建议设置 2～3 个睡眠提示，每个不超过 20 分钟，这样宝宝就不会把睡眠提示当作一种夜间获取关注和互动的方式了。

此外，睡眠倒退期的第一要义是以不变应万变。如果因为宝宝睡眠倒退就升级安抚方式，比如原本可以自己睡的，却升级为奶睡、摇睡、抱哄睡，就得不偿失了。

（6）分离焦虑

对婴儿来说，分离是他们逐渐意识到自己有别于其他个体的一种发展过程。许多精神分析研究告诉我们，婴儿的生命始于情绪上、生理上依赖母亲，然后逐渐走向分离。这里不得不提到一个人，那就是温尼科特（Winnicott），他是一位儿科医生，也是精神分析大师，在多年来帮助母亲和婴儿的过程中，积累了丰富的经验。他在《妈妈的心灵课——孩子、家庭和大千世界》一书里，对婴儿、母亲及彼此之间情绪的变化进行了深刻细致的描绘。

温尼科特认为，婴儿必须依赖母亲才能存活，而母亲有一段时间也几乎完全和婴儿绑在一起，温尼科特称此为"原始母爱的专注"（primary maternal preoccupation）。婴儿在经历了几个阶段后，会逐渐走向分离及个体化，即所谓的成熟，而母亲也相应地渐渐与婴儿分开。通常6～9个月的宝宝在与母亲分离时会出现一些焦虑反应。不过，宝宝们的分离焦虑程度差别很大，有的宝宝可能只有很轻微的焦虑，有的却相当严重。比如，哪怕母亲只离开一小会儿，宝宝也会抗议；他会抱怨母亲在另一个房间里做事；他不愿意别人来照顾他；他拒绝晚上睡觉，白天也不愿意午睡……因为这些都意味着不得不和母亲分离！

我们经常说的分离焦虑，虽然看起来很严重，但都是正常的，宝宝的主要表现有以下3类。

①哭泣。有些宝宝在 6 个月以前，一看到妈妈离开就会号啕大哭。6 ～ 8 个月时，宝宝可以接受短短时间内找不到妈妈，但时间一长也会大哭，而且第二天妈妈离开时会变得很困难。3 ～ 4 岁上幼儿园时，初入园的未知、妈妈的消失，都会让宝宝非常焦虑，有些宝宝在分离后哭一会儿就会主动去探索周遭的环境了，而有些宝宝会一直哭，或者情绪非常低落，不愿意探索，也不愿意融入新的环境中。

②黏人。不能接受和妈妈分开，比如必须妈妈陪睡，妈妈上厕所也要跟着等。

③发脾气。如果妈妈离开时宝宝非常不情愿，等妈妈回来时，宝宝就会生气不理妈妈，或者需要过一小会儿才会对妈妈张开双手。

分离焦虑也会影响睡眠。在妈妈与孩子的关系中，是先建立亲密关系，而后才会慢慢分离。对母亲而言，让宝宝入睡的基本动作就是把他放到床上，也就是离开宝宝，同时允许宝宝离开她。这对妈妈和宝宝来说是同样困难的。

很多妈妈会把分离等同于不好的体验，她们似乎很难接受自己有想与宝宝分开的念头。在早期发展阶段，宝宝将各种紧张、强烈的情感投射给妈妈，包括爱、恨以及攻击。对妈妈来说，每天不仅要接受这些情感，还要加以了解并转化为想法，再回传给宝宝。如果妈妈受自身经验的影响，被宝宝所表达的内容"惊吓"到，就可能无法安抚孩子。宝宝可能因此被留在不安中，不能入睡。如果妈妈可以协助宝宝处理他的情绪，重复好的经验，有助于他留住这些感觉，并慢慢学习自己处理。

允许宝宝与父母分离，包括允许他生气并表达他的愤怒。不被承认的愤怒会造成极度的分离恐惧，甚至担心一旦分离，自己会有危险。这样的情况反过来也成立，母亲对自己总是和宝宝绑在一起很生气，她不允许自己有这样的感觉，反而会出现反向相位：把宝宝紧紧抱在身边，以免自己渴望逃离的想法伤害到宝宝。我们允许宝宝生气、愤怒，并不是说在宝宝表达这些情绪的时候，我们就让他自己发泄，我们仍然需要安抚他，但安抚的目的是向孩子传递我们会陪在他身边以及我们爱他这样的信息，而不是要求他赶快停止哭泣，把生气、愤怒这些负面情绪收起来。

分离焦虑是孩子成长必然会经历的，很多家长在面对分离焦虑期的孩子时会感到很无力，不知道该怎么办才好。我们虽然不能阻止孩子产生分离焦虑，但有一些游戏可以缓解孩子的分离焦虑。

①"消失—出现"游戏。在宝宝小月龄时，妈妈可以用一个枕头或一块毛巾挡住自己，然后把枕头或毛巾拿开，一边玩一边说"妈妈消失了""妈妈出现了"。

②线轴游戏。精神分析学派创始人弗洛伊德（Freud）曾经描述过这个游戏：让孩子抓住线头，把线轴扔得远远的，同时喊"走了"，然后拉着线头把线轴拽回来，同时说"回来了"，这个游戏可以帮助孩子理解"不见了"和"再次见面"的含义。

③捉迷藏。任何年龄段都可以玩捉迷藏，随着孩子的成长、技能的提升，可以在捉迷藏游戏中增加更多的元素来保证它的趣味性。玩捉迷藏时，大孩子会主动为自己寻找藏身的空间，主动探索周围的世界，但妈妈始终是他的安全基地，孩子仍需要从安全基地获得关注来缓解其焦虑。要注意的是，小宝宝只在某种特定的条件下才喜欢玩捉迷藏，那就是他藏起

来后，你很快就能找到他，即使玩十几次，他都不会厌烦。但是，如果你藏起来后，他很难找到你，他就会哭起来。所以，跟小宝宝玩捉迷藏的重点并不在于让他找不到，而在于让他能轻易找到。

　　除了游戏之外，还可以通过阅读有关分离主题的绘本来缓解宝宝的分离焦虑。

五、10～11 个月的宝宝，睡眠要自己做主

 1. 10～11 个月宝宝的睡眠特点

　　10 个月的宝宝每天的睡眠总量在 14 小时左右，其中夜觉睡眠总量为 10～12 小时。这个月龄的宝宝已经有能力在夜间没有任何进食的情况下睡 10～12 小时。大多数宝宝白天仍然会有 2 个小觉，但也有一些宝宝开始抗拒某个小觉或者某个小觉睡得很短，白天睡眠总量差不多为 2.5～3 小时。宝宝的清醒时间进一步延长，每次为 3.25～3.75 小时，有些宝宝偶尔会只睡 1 个小觉，那么清醒时间就会超过 4 小时。单个小觉的时长能达到 2 小时，在偶尔睡 1 个小觉的情况下，单个小觉甚至可能会达到 3 小时。

　　11 个月的宝宝每天的睡眠总量仍然在 14 小时左右，其中夜觉睡眠总量为 10～12 小时。和上个月一样，多数宝宝在这个月龄白天仍然会有 2 个小觉，但也有一些宝宝开始出现某些天只睡 1 个小觉的情况，白天睡眠

总量为 2.5～3 小时。清醒时间在 3.5 小时左右，一般不会超过 4 小时。有些宝宝会表现出 2 觉并成 1 觉的趋势，清醒时间会达到 4 小时甚至更长。单个小觉的时长较上个月龄没有太大变化，只是睡 1 个小觉的情况会越来越多。

这个阶段，不少宝宝会表现出在原来小觉的时间抗拒入睡、清醒时间拉长或者小觉变短的情况，有些宝宝真的有并觉需求，但在很多情况下，宝宝可能只是因为被外界世界吸引而不想去睡，或是因为分离焦虑而抗拒睡觉。如果错误地判断并觉需求，让宝宝过早并觉，可能会使宝宝出现睡眠不足的情况。

表 4-8　10～11 个月宝宝的睡眠特点

月龄	睡眠总量	小觉次数	小觉时长	清醒时间
10 个月	14 小时	1～2 个	2 小时	3.25～3.75 小时
11 个月	14 小时	1～2 个	2～3 小时	3.5～4 小时

2. 10～11 个月宝宝的发展特点

对 10 个月的宝宝来说，他们中的大多数已经能够扶靠着家具行动了，直立的视角不仅能让宝宝看到更多的东西，也使他们能自己够到更多的玩具和其他物品。与此同时，宝宝的注意力和理解能力都有了很大提升，语言能力也开始发展，有些宝宝开始尝试用有意义的"词汇"来指代人、地方和物品。家长可以尝试跟宝宝玩一些能够助力宝宝增长技能的玩具或游戏。一些可以推着走来走去的玩具，像学步车之类的，可以帮助宝宝练习走路。给宝宝创设一个适合探索的空间，比如在低矮的桌子上放一些有趣的物品来吸引宝宝的注意力，给宝宝提供额外的动力来让他站起来或是扶着桌子走动。此外，这个月龄的宝宝还喜欢整理物品，可以把对他无危险的东西放到一个篮子或者盒子里，让宝宝把它们拿出来再放回去。

在大脑跳跃期方面，第八次跳跃出现在 11 个月 23 天到 12 个月 21 天这段时间，共 28 天。这次跳跃的主题是：充满程序的世界。宝宝开始明白达成一个目标不只有一种方法。成人的世界充斥着各种复杂的程序，孩子的世界还很单纯，因此他们理解程序要难于理解次序，因为次序是固定的，而要达到某个程序的目的却可能有着千百种不同的途径。比如，吃饭时，吃完这口饭要不要再吃点儿别的？接下来要不要喝口水？吃下一口饭是用勺子还是用手？这些事情的顺序可以不同，但不管先做哪一件，都叫作"吃饭"。因此，宝宝在理解程序这个概念时，并没有那么容易。除了自己学习完成某个程序外，宝宝还会通过观察家庭成员的行为来理解某件事。比如，当他看到家人收拾餐桌上的杂物，端来碗筷，便知道要吃饭了，也期待自己能吃到一点儿。

对 11 个月的宝宝来说，他们已经可以自己站立几秒钟甚至更长的时间，大约有 1/4 的宝宝在这个月龄已经开始学走路了，不过如果宝宝此时对走路还没什么兴趣，也不用着急，有些宝宝开始得早，有些宝宝会晚一些，甚至要到 17 个月大时才会尝试，这都是正常的。这个阶段，一些能够运用并拓展新技能的游戏和玩具会比较吸引宝宝，如捡东西、扔东西、推东西之类，你可以在玩具上系一根绳子或者丝带，让宝宝拖着玩具走，这会让他觉得很有趣。此外，拉着宝宝的手和他一起练习走路，让他感受在不同质地的表面走路的感觉，如温暖的沙子、柔软的草地、湿漉漉的水洼，都会给宝宝带来惊喜。另外，给宝宝提供一个足够大的活动空间，比如公园或儿童活动中心这种能让宝宝自由活动的开阔空间，对锻炼爬行和走路技巧很有帮助。这个阶段的宝宝往往还比较喜欢和水有关的游戏，洗澡的时候会坐在浴缸里玩，或是在水边玩。不过，要保证在宝宝靠近水的时候一直有大人在旁边看护，避免任何溺水的可能性，任何时候都不要把宝宝一个人留在浴缸里或水边。

3. 10～11 个月宝宝常见的睡眠困扰

（1）早醒

随着月龄逐渐增大，宝宝的睡眠需求也在不断变化。在 10～11 个月，不少宝宝会出现早醒的问题。其实，究竟多早醒来算是早醒，目前并没有统一的说法，所以早醒在临床上也不能算作行为性睡眠问题。如何定义早醒，取决于父母的生活方式和感受。不过，需要注意的是，宝宝什么时候起床，家长需要有恰当的预期。通常，2 岁以内的宝宝起床时间为 6～8 点（除非睡得特别晚的）。一般来说，如果宝宝持续一段时间都在 6 点之前醒来，醒来之后看起来比较烦躁，似乎没有睡醒，那么就可以算作早醒。

引发早醒的原因有很多，最直接的就是天亮以后，自然光线进入房间或者周围有明显的响动。以晚上 8 点入睡为例，宝宝除了在早上 5 点左右还会进入一次深睡眠，之后都是浅睡眠，因此外部光线、响动等都会使宝宝醒来。此外，有时候早醒是因为夜觉已经睡够，这一点与家长的感受和预期有关系。对 3 岁以前的宝宝来说，夜觉时长基本维持在 9～12 小时。因此，宝宝入睡 10 小时后醒来，是非常正常的。你不能强求一个孩子在床上躺着的时间超过他所需要的睡眠时间，否则他要么会入睡困难，要么会早醒，要么就是在半夜有一大段的清醒时间。而可以睡整觉或者夜晚连续睡眠时间比较长的孩子，其睡眠修复力要强于碎片化睡眠的孩子，因此他们更有可能一觉睡饱，而早早醒来。当然，如果家长睡得太晚，早上 6 点宝宝醒来时家长还没有睡够，那么就会觉得宝宝醒来得太早。

另外，饥饿也是一个原因，宝宝在睡了一定时间之后（尤其是那些可以连续睡 10 小时以上的宝宝），确实容易在天还没亮的时候感到饥饿。但是，在这个时间点喂奶确实比较尴尬，因为宝宝本身处在浅睡眠阶段，喂完奶后有可能无法立即重新入睡，从而导致早醒。还有些宝宝是习惯性早醒，例如，平时在某个时段会被抱到大床合睡，但是宝宝没有时间概念，可能会出现为了睡大床而越醒越早的现象。还有些孩子夜觉入睡时间过晚或白天睡得不够。入睡时间过晚会导致皮质醇分泌增多，造成过度疲倦。过度疲倦会影响夜觉质量，带来夜醒频繁、早醒的问题。同时，宝宝也可能因各种不适而早醒，如尿不湿漏尿了、想要排便等。除此之外，早醒还可能是由于宝宝处于某种发展期、并觉期。比如在大运动发展期，尤其是 8～10 个月会扶站时，特别容易早醒。作息有变化时，比如 2 觉并 1 觉后，夜觉入睡时间提前也会带来早醒。

改善早醒，可以试试以下几个办法：①提前或推后夜觉入睡时间。如果入睡时间安排得不合理，就会导致早醒。可以适当推后或者提前入睡时间来看看有没有改善，一般以 1 小时为一个单位。不用担心推后入睡时间会使宝宝养成晚睡的习惯，当孩子适应了新的入睡时间并且早醒问题得到改善，可以再一点点地提前入睡时间。②设置起床时间。如果未到预定的起床时间，就不安排起床，即使宝宝醒了，也鼓励他自己躺在小床上自娱自乐。到了预定的起床时间，就开启夸张的起床仪式。③使用遮光布。早醒的状况更容易出现在夏季，如果家长不排斥的话，可以考虑使用遮光布。这种方式实际上属于人为调节睡眠节律，并不推荐长期使用，即使效果很好，也要在合理的起床时间唤醒宝宝，以保证生物钟同步。④尝试短暂唤醒的方法。将闹铃设定在宝宝平常早醒的时间点前的 1 小时。比如宝宝的早醒时间点是 4 点 45 分，那么就将闹铃设定在 3 点 45 分，闹铃响了后，你可以轻轻拍一拍宝宝或者制造一些响动，把宝宝微微唤醒，但不能让他彻底醒来。这样宝宝可以重启一个睡眠周期，从而打破固定的早醒点。⑤使用强力安抚手段，例如喂奶。通常我们把这个时段的奶叫作晨奶，有些宝宝睡了整觉之后，还会有一顿晨奶帮忙延续至父母更能接受的起床时间。这种方法是完全可行的，但是要注意，如果晨奶影响了宝宝睡整觉的状态，使宝宝醒来得更早并要求吃奶的话，则可以考虑取消这顿晨奶。⑥补充回笼觉。坚持本来设定的起床时间，比如原本的起床时间是 7 点，结果宝宝 5 点就醒了，并且怎么安抚都不睡，但 6 点 15 分宝宝自己又睡着了，那么也要在 7 点或者 7 点 30 分将宝宝唤醒，不要放任宝宝把这个回笼小觉当作第一个小觉在睡，避免作息混乱。

（2）"假并觉"

10～11 个月时，某些宝宝会出现"假并觉"期。在这个阶段，宝宝会在白天小觉时抗拒睡觉，好像不再需要 2 个小觉。这时候，很多妈妈会觉得宝宝是不是又要并觉了。有些妈妈希望宝宝能够并成 1 觉，这样就可以带着他外出干更多的事情，而不用急着赶回家睡觉；而有些妈妈则希望延缓这个并觉的过程，她们觉得并成 1 觉之后，大人每天要花大量的时间陪玩。但是，并觉本身是一个非常自然的需求和过程，10 个月的"假并觉"只是 2 觉并 1 觉的前奏，并非真正的并觉，很多妈妈不了解，就会乱了阵脚，不知道该怎么安排作息了。有的家长会直接引导宝宝去并觉，这其实是过度干预并拔苗助长。通常来说，这个月龄的宝宝还无法承受白天只睡 1 个小觉，如果家长强行并觉的话，会使宝宝白天的睡眠反反复复，不能顺利地变成稳固的 1 个小觉。这个月龄段，绝大多数的宝宝白天应该还是 2 个小觉的作息，清醒时间为 3.25 ～ 3.75 小时。作息安排可以参考以下范例。

6：30/7：00 起床；9：45 ～ 11：00 第 1 个小觉（不早于 9：15）；

14：45 ～ 16：00 第 2 个小觉；19：30 夜觉。

（3）仍然没有建立规律作息

随着月龄增长，宝宝清醒的时间更长了，入睡困难的情况也变得多了起来。其实，入睡困难本质上来说是安排睡觉的时间和宝宝的实际睡眠需求不匹配，也就是要么安排早了，要么安排晚了。安排早了，宝宝没有那么困，自然睡不着；安排晚了，宝宝过度疲劳，会刺激皮质醇的分泌，它会让宝宝非常兴奋，但其实他已经很累了。所以，要解决这个阶段的入睡困难问题，就要建立规律的作息，使宝宝入睡的时间点恰好是宝宝犯困但又不至于过困的点。一般来说，这个阶段的绝大多数宝宝都有一个有章可循的作息模式，什么时候入睡、什么时候进食都是相对固定的，这样家长比较容易把握。但也有不少宝宝出于种种原因，仍然处在作息混乱的状态下，这就容易引发入睡困难的问题。下面我们来看一个案例。

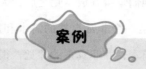

小智，男宝宝，10个月7天，咨询者是爸爸。他说他和小智妈妈经常哄不睡小智，每次都感觉他很困了，但一安排睡觉，他就很兴奋，不愿意睡。如果将他放到小床上，他会不断地爬起来，要一直拍着，即便给安抚巾、安抚奶嘴，他也会和爸爸妈妈笑或者说话，每次哄睡都让爸爸妈妈很头疼。为了降低哄睡难度，原本应该安排小智睡3个小觉，也改成了2个小觉，甚至有时候只安排1个小觉，并且都是等小智困得不行了，喝奶喝到睡着再放床。我仔细询问了小智的作息情况，发现他一直都没有形成规律的作息，爸爸妈妈只是见招拆招，并没有搞清楚到底应该什么时候安排小智入睡。

改善建议

1 调整小智的作息，帮助小智建立规律作息

实际上，对小智这样10个月的宝宝来说，白天应该有2个小觉。当宝宝一个小觉能至少睡2小时，且清醒时间能轻松达到4～5小时而没有任何烦躁哭闹的表现时，才能考虑并觉。就小智目前的情况来

看，他更适合 2 个小觉的作息。单个小觉的时长为 1～1.5 小时，不需要睡得特别久。清醒时间也可以略做调整，结合睡眠信号以及小智目前的小觉特点，我建议的作息是这样的：早晨 7 点 30 分起床，8点 30 分吃早餐，10 点 15 分吃奶，10 点 30 分到 11 点 45 分睡第一个小觉，睡 1 小时左右就可以了；12 点 30 分或者下午 1 点吃午饭，下午 2 点 45 分吃奶，下午 3 点到 4 点 30 分睡第二个小觉，睡 1.5 小时；晚上 6 点吃晚饭，7 点多开始进行睡前仪式，7 点 40 分吃奶，8 点夜觉入睡。

❷ 关注睡前引导，建立睡前仪式，统一入睡方式

小智目前的入睡方式主要是喝奶睡、含安抚奶嘴睡、妈妈陪躺拍睡，入睡方式并不统一，小智并没有建立起"现在要睡觉了"这样的联想。使用一种入睡方式，即使宝宝没有睡着也没关系，比如如果喝完奶没有睡，也不要持续给奶，安抚的目的是帮助宝宝过渡，做好入睡准备，而不是安抚到睡着，要把入睡的权利交还给宝宝。目前，小智大部分时候是在非常困的情况下入睡，这样的睡眠并不健康，小智也很难掌握自主入睡的能力，而这个月龄的宝宝已经完全可以尝试自己入睡了。不哄睡不代表直接把宝宝放到床上就离开，而是要进行充分的睡前仪式，将情绪等各方面安抚到位，然后让宝宝自己去体验闭眼入睡的过程。所以，我建议小智的爸爸妈妈给他建立小觉和夜觉前的睡前仪式。

六、12 个月及以上的宝宝，睡眠问题就消失了吗

 1. 12 个月及以上宝宝的睡眠特点

12 ～ 18 个月的宝宝每天的睡眠总量为 13 ～ 14 小时，其中夜觉睡眠时长为 10 ～ 12 小时。这个阶段的宝宝完全有能力在夜间没有任何进食的情况下睡 10 ～ 12 小时。进入 12 个月之后，不少宝宝正式开启了 2 觉并 1 觉的过程，会经历一段"时而 2 觉、时而 1 觉"的日子，也有一些宝宝已经能比较稳定地只睡 1 个小觉了，白天的单个小觉时长为 2 ～ 3 小时。清醒时间的跨度因为小觉次数的改变也会发生变化。如果是处在 2 觉并 1 觉的并觉期的宝宝，清醒时间会从一开始的 4 小时、6 小时，逐渐发展为 4.25 小时、5.75 小时，最后是 4.5 小时、5.5 小时。那些已经能够稳定地睡 1 个小觉的宝宝，每次清醒时间会达到 5 ～ 5.5 小时。在这次并觉的过程中，比较常出现的状况是午饭时间和睡觉时间发生冲突。很多宝宝因为清醒时间延长，导致上午小觉推迟，但延长的清醒时间又不足以支撑他吃完午饭，宝宝可能会出现到饭点就困或是吃饭时睡着的情况。由此带来的作息混乱也可能进一步导致入睡困难、夜醒增加等问题。

19 ～ 24 个月的宝宝每天的睡眠总量为 12 ～ 13 小时，其中夜觉睡眠时长为 10 ～ 11 小时。绝大多数宝宝白天已经形成了稳固的 1 个小觉，睡眠需求从 18 个月之后开始有所下降，小觉入睡时间也在一点点推后。每

次清醒时间在不断拉长，至少能达到 5.5 小时，不少宝宝撑 6 小时以上也仍然精神奕奕。

2 岁以后，宝宝的睡眠需求会进一步减少，每天的睡眠总量在 12 小时左右，如果睡了小觉的话，夜觉可能只睡 10 小时左右。绝大多数宝宝还是保持着 1 个小觉的作息，只不过这个小觉的入睡时间越来越晚，有些宝宝甚至偶尔不再睡小觉。这个阶段，宝宝清醒时间的跨度非常大：如果白天睡 1 个小觉的话，那么清醒时间至少有 6 小时；如果不再睡小觉的话，那么清醒时间可以达到 10～12 小时。单个小觉不再像原来那样要睡很久，只有大约 2 小时。

表 4-9 12～36 个月宝宝的睡眠特点

月龄	睡眠总量	小觉次数	小觉时长	清醒时间
12～18 个月	13～14 小时	1～2 个	2～3 小时	5～5.5 小时
19～24 个月	12～13 小时	1 个	2 小时	5.5～6 小时
25～36 个月	12 小时	0～1 个	1.5～2 小时	6 小时以上

2. 12 个月及以上宝宝的发展特点

1 岁多的宝宝最为显著的发展特点是和走路相关的技能，大部分宝宝已经能够熟练地拉着栏杆、扶手等站起来，甚至扶着家具灵活地走动，还可以不扶任何东西站立一会儿，也有不少宝宝可以自己独立地走几步了。不过，如果你的宝宝此时对走路还没什么兴趣，也不用着急，确实有些宝宝走路会晚一些，甚至到 1 岁半左右才开始尝试，这都是正常的。但是，如果宝宝在这个阶段仍然不会爬，即使提供支撑也无法站立起来，那么就需要咨询医生了。这个阶段，一些能够运用并拓展新技能的游戏和玩具会比较吸引宝宝，比如找到藏起来的玩具，和宝宝一起跟着儿歌唱跳，给宝宝一些瓶瓶罐罐或者小乐器，鼓励宝宝把它们弄出声响，提供一些积木或形状配对的玩具，或者其他能鼓励宝宝用双手探索的玩具。此外，在学步期，一个安全且能够让宝宝自由地四处探索的空间会更利于他们练习爬行和走路。另外，和上个阶段一样，你也可以拉着宝宝的手和他一起练习走路，并让他感受在不同质地的表面走路的感觉。

分离焦虑往往会在1岁到1岁半左右达到顶峰，虽然这个阶段宝宝具备了一些沟通能力，能够逐渐理解家长所说的"我要离开几分钟""我会回来"之类的话，但他可能还是会有离不开你、在你离开的时候哭闹等表现。有些宝宝可能会因为不想跟妈妈分开而不愿意入睡，即使睡着了也不踏实，很容易醒来。这一阶段，宝宝的自我意识开始萌发，在1岁以前，宝宝的生活高度依赖看护人，与父母尤其是母亲的关系是"不分你我"的。而随着宝宝的成长，他会逐渐意识到母亲是区别于自己的另一个人，在与母亲分离的过程中，他的自我意识逐渐萌发：待行动能力的发展能够支持宝宝自己完成很多事了，他便有能力脱离看护人，按照自己的意愿去探索周围的环境；语言能力的发展则使他能用一些简单的词语来表达自己的想法。所以，在某些情况下，他们会想要自己做主，而在睡觉这件事上，就可能表现为拖延入睡，不愿意接受大人安排的睡觉时间。

随着月龄增长，宝宝认知方面的发展是非常迅猛的，随之而来的是很多不一样的行为表现。想要了解大孩子的发展特点，需要稍微了解一下两个经典的发展心理学上的理论：一个是皮亚杰（Piaget）的认知理论，一个是埃里克森（Erikson）的八阶段理论。皮亚杰的认知理论主要关注儿童如何在了解世界的过程中积极调整自身的认知。皮亚杰提出，儿童是通过一种他称之为"心理图式"的认知结构来呈现自身对这个世界的理解的。

举个例子，宝宝知道怎样单手抓握一个球，这说明他有一个握物图式。但是，随着宝宝经历增多，他的这个握物图式就会遇到挑战。假如宝宝想要握住一个大球，会怎样呢？他可能还会像原来握小球那样单手握大球，这时，单手握球的图式就失效了。想要成功地握住大球，宝宝需要不断地实践试错，才能学会双手握球。皮亚杰想要说明婴儿试图通过同化和顺应，来把大球纳入他的这个握物图式。同化是指将新的事物或者信息纳入现有的心理图式，如果同化失败（比如宝宝没有握住大球），那么他就要调整图式。顺应是指调整或者改变图式来更好地容纳新经历的过程。在这个例子里，婴儿会了解到，握这个动作有的时候需要用双手来完成，这样一来，宝宝的握物图式就会变得更加有效、灵活。于是，他学会了用单手握比较小的物体，用双手握比较大的物体。随着宝宝继续积累经验，他们会通过不断同化和顺应来调整认知结构或图式。皮亚杰认为，儿童的认知结构发展会经历4个主要阶段：感知运动阶段、前运算阶段、具体运算阶段、形式运算阶段。

而埃里克森与皮亚杰不同，他继承并发展了弗洛伊德的精神分析理论，更加关注儿童健康发展，特别是自我统一性的发展。他认为，人类在经历一系列心理社会发展阶段的过程中会逐渐发展出同一性。埃里克森将心理社会发展分为 8 个阶段，分别代表了 8 大冲突。当儿童在与他自身社会环境中重要的人发生互动时，他会通过认同危机积极或消极的一面，来解决当前阶段所面临的冲突。比如在第一阶段，婴儿必须面对信任与不信任的心理冲突。如果宝宝和父母有积极的互动，那么宝宝就会觉得世界是可以信任的，人们是可以依靠的；但如果被父母忽视，宝宝就会产生不信任感，几乎对所有人失去信任。埃里克森还认为，较早阶段的经历会影响后续阶段的选择。比如宝宝在第一阶段如果建立了信任感，到了第二阶段，他就能更好地发展自主或独立意识，在后续阶段也是这样。第二阶段的主题是自主性、羞耻感和怀疑的冲突。其积极的一面是，儿童会通过行走、说话和如厕训练等锻炼独立性，开始在独立中建立"我能做到"的自豪感；消极的一面是，如果独立性受到了压抑或者因为这些尝试而受到惩罚，儿童就会产生羞耻感，进而怀疑自身的能力。

除了这两大经典理论之外，还有很多关于敏感期的说法，比如蒙台梭利（Montessori）的理论里有爬行、走路、细小、执拗、完美、秩序、物权等多个敏感期。可以说，过了 2 岁之后，孩子在心理、社会性和认知上的发展是非常快的，也是很细腻的。

3. 12 个月及以上宝宝常见的睡眠困扰

（1）入睡困难和拖延入睡

1 岁以上的宝宝会表现出明显的入睡困难。美国儿童睡眠临床领域的专家朱迪思·欧文斯和约迪·明德尔在《儿童睡眠临床指南——睡眠问题的诊断与管理（第 3 版）》中对入睡问题的定义是这样的：因父母或照看人对儿童的就寝行为缺乏明确的限制，儿童表现为拒绝就寝或拖延就寝时间。在设定的就寝时间，儿童拒绝上床睡觉、上床后难以入睡或反复提出各种要求以拖延就寝时间。儿童一旦入睡，睡眠质量一般正常，但睡眠时间会减少 30 ～ 60 分钟。

入睡困难的原因有很多。首先，可能是缺乏安静舒适的睡眠环境。比如，室内光线很亮，温度不适宜，空气不流通或者有不好的气味，孩子上床之后家里比较吵闹，等等。其次，可能是孩子将入睡与某种特定方式的刺激联系起来了。比如，孩子依赖父母安抚或者依赖特定的睡眠环境。如果没有办法使这种睡眠情境复现，孩子就无法入睡。（Moore et al.，2006）除此之外，随着自我意识的萌发，孩子会希望掌握更多的自主决定权，因此会用入睡这件事来测试父母的底线。比如，孩子会坚持说自己不困，或者通过提要求、尖叫的方式来表示抗拒。还有一个很重要的原因是，家长安排的入睡时间过早，以致孩子体内并没有形成足够的褪黑素，也就是还没有产生睡意。（Le Bourgeois et al.，2013）被太早放到床上的孩子会感到无聊，他们躺着什么也做不了，就会开始胡思乱想，甚至产生恐惧和焦虑的情绪。（Ferbe，2006）有时候，入睡困难还与睡前活动有关。比如，睡前看电视，玩紧张刺激的游戏，这些也会使孩子因紧张、兴奋而无法入睡。睡前的情绪过渡非常关键，婴幼儿很难从一种活动很好地过渡到另一种活动。

随着月龄增长，尤其是到了 2 岁以后，孩子在睡觉的时候可能会提一些要求，试图拖延入睡时间。这是孩子自主意识的体现，是在尝试表达自己的诉求和感受，同时也是在测试父母的边界。孩子可能是想要父母更多的陪伴，或者内心有某些害怕的事情，抑或情绪还没有转换到睡眠状态。针对大孩子这种拖延入睡的情况，我们有必要设定一定的界限，比如允许孩子在关灯前提出有限数量的要求，关灯之后则不再提要求。还可以和孩子一起制订睡前惯例表，把睡前要做的事情安排好，由孩子主导完成，让孩子在这个过程中体会到自主性，而不是总被家长安排。另外，我们对待孩子的态度要温柔而坚定，不能过分强制孩子入睡，但也不能对他提出的所有要求都妥协答应。睡前陪伴孩子的时候，可以与他进行一些对话，比如回顾当天发生的事情，或者编一些和孩子有关的故事等，重点是让孩子放松下来，这样才能顺利地进入入睡状态。

（2）非正常觉醒

非正常觉醒也叫作觉醒混淆，是婴幼儿阶段常见的一种睡眠异态，常发生在入睡后的2～3小时。宝宝可能会突然发出呻吟或是大声哭泣，看起来很痛苦，但如果这个时候你去安抚他，宝宝非但不会接受，可能还会抗拒。觉醒混淆主要是由于宝宝在睡眠周期交替时没有顺利进入下一个睡眠周期，也没有完全清醒，从而出现一种意识混乱的情况。觉醒混淆看起来很严重，但本质上是无害的，一般也不需要治疗，随着宝宝年龄的增长，通常到5岁以后，发生频率就会大大降低。当觉醒混淆发生时，最重要的是保证宝宝周围环境的安全，移除危险物品，陪伴宝宝，等觉醒混淆结束后，宝宝会重新入睡，并不需要其他干预，也不要尝试唤醒宝宝。看到宝宝痛苦地哭闹、呻吟，你可能很想帮他脱离这种状态，但大人的参与反而会让宝宝的发作时间变长。觉醒混淆不是做梦，也不是孩子为了引起父母注意而故意做出的行为。觉醒混淆的孩子根本就没有醒，无法意识到自己当时的行为。出现觉醒混淆时，觉醒驱动力会努力让身体醒来，而睡眠驱动力却继续维持睡眠状态。两个系统同时作用，使孩子处于半睡半醒状态，因此具有清醒与觉醒两种特征。

　　法伯教授在《法伯睡眠宝典》一书中，按照激烈程度，将不同表现的非正常觉醒进行了排序。第一层级是非快速眼动睡眠的最后一个阶段，在这个阶段，孩子可能会出现小幅度的身体扭动、睁开眼睛、喃喃自语或发出咀嚼的声音；第二层级是说梦话；第三层级是从躺着的状态变成坐着，孩子相对比较安静，会四下张望，但是脸上没有任何表情；第四层级是安静梦游，更激烈一些的会表现为明显的梦游；第五层级是觉醒障碍，这个阶段孩子的表现可能是手脚乱舞、呻吟、尖叫、乱踢，也可能有其他怪异的表现；而最后一个层级是夜惊，孩子会恐慌地大声尖叫，也可能会下床，还可能会伤到自己和他人。

　　在非正常觉醒中，大家很容易将夜惊和噩梦的概念混淆。在第一章的"儿童睡眠障碍"部分对此有详细介绍。

　　夜惊看起来很恐怖，家长如果不了解夜惊的话，处理起来会不知所措。那么，如何正确地应对夜惊呢？总的来说，综合考虑夜惊出现的原因，可尝试通过以下方式来预防。首先，减轻孩子在白天的压力。如果孩子总是处在有压力的家庭环境和亲子关系中，是比较容易出现夜惊的。其次，要建立简单、放松的睡前仪式并坚持下去。睡前仪式可以很好地帮助孩子放松情绪，消解紧张感，使孩子入睡时更加平和。另外，一定要确保孩子睡眠充足、作息规律，避免过度疲劳的情形出现。过度疲劳是最常见的引发夜惊的原因，如果能避免的话，夜惊出现的概率就会很小。当夜惊发作时，不要唤醒孩子，等他发作完，再帮助他重新入睡；也可以把孩子带到另一个房间，一般 15～20 分钟后，孩子就会平静下来，再次进入梦乡。此外，由于夜惊通常会发生在睡着后的头几个小时，可以在孩子经常发生夜惊的时间点的前 15 分钟，轻轻地唤醒孩子，这个方法叫定时提前唤醒，也是临床上的一种干预手段。如果孩子频繁出现夜惊，有可能是在情感或情绪上的需要没有得到满足，或者遇到了创伤性、压力性事件，可以考虑带孩子寻求专业的心理辅导。

噩梦的应对方法与夜惊不同。1 岁左右孩子的梦是非常简单的，通常梦的内容就是重复或重建他最近遇到的事。尽管 1 岁孩子还不能准确地描述梦的内容，但是通过孩子的只言片语，我们还是能明白他的噩梦可能与他最近经历的压力事件有关。这个年龄段的孩子还不明白梦与现实之间的区别，从梦中醒来之后，他并不知道梦结束了，依然会感到害怕，就好像梦里那些可怕的事情也会存在于现实中一样。到了 2 岁，孩子的梦就比较有象征性了。孩子明白梦是什么了，但还不确定梦与现实之间的关系。到了 5 岁之后，孩子从梦里醒来后就能立刻明白刚刚自己做了梦。

在帮助孩子应对噩梦时，首先要与孩子共情，舒缓噩梦带来的紧张和恐惧情绪。我不建议对孩子说"这只是一个梦而已"，这会让孩子觉得你并没有真正理解他。我们可以用平缓而坚定的语气来与孩子共情，接受孩子产生的害怕情绪。除此之外，拥抱等肢体上的安抚也很有必要。要是孩子不愿意独自入睡了，可以多陪他待一会儿，让他明白家长可以确保他的安全。但是，不需要为了安抚孩子而满足孩子的每一个要求，比如把所有的灯打开，检查有没有怪物等，因为这样会加深孩子的推测——怪物就在房间里。如果孩子总是会梦到怪物，或者认为房间里有怪物，可以和孩子一起制作"怪物喷雾"（monster spray），睡前喷一喷，让孩子安心。如果孩子想说一说他梦到了什么，可以选择在白天的时候与他一起回忆。有时候令孩子做噩梦的事情可能和暴力、死亡等有关，在谈论的时候，不要带有价值判断，不要让孩子觉得谈论自己的噩梦是一件羞耻的事。另外，还可以试试和孩子一起进行想象演练，比如，孩子如果梦到有一个怪物袭击他，我们可以和孩子一起把这个故事的结局改成怪物送给他一个巧克力或者和他一起玩球。我们也可以给这个梦引入一个强有力的角色，比如爸爸进入了他的梦里，我们可以和孩子在白天反复演练这个"新的梦"。

有时候心里惦记着某件事，也会导致夜间的非正常觉醒。举个例子，有的宝宝只有看到妈妈在房间陪他的时候才能睡着。在睡觉前，他会反复确认妈妈是否还在房间里，导致不能快速入睡。到了半夜，他总是醒来查岗，但是睡觉的驱动力比较强，使他没有办法完全醒来，于是他就进入一种非正常觉醒的状态。孩子在睡觉时到底惦记着什么事，因人因年纪而不同，也会受近期出现的重要事件与当下关心的事情的影响。比如，孩子处在如厕训练期时，担心自己会尿床，于是他就会在一些时间点强迫自己醒来；而有些孩子担心父母在半夜里吵架，所以会半夜起来察看。

还有一种情况是，母亲和孩子之间是"受阻的依附关系"，如果父亲的角色长期缺失，孩子和母亲都有可能因此产生焦虑，而孩子会下意识地保护妈妈，于是进入这种倒置的依附关系中，孩子觉得自己必须保持清醒，负责检查周遭的环境和母亲的状态，因此无法进入深睡眠。

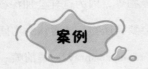

案例

跳跳，男宝宝，2岁5个月。妈妈一直被跳跳吃手的事情所困扰。妈妈说跳跳从熄灯开始，一直到入睡，整个过程中一边在吃手，一边抠肚脐眼儿。如果不让他吃手，他就会哭闹。睡得迷迷糊糊的时候，他也会吃手。因为吃手，跳跳的两个大拇指都长茧了，而且他的两颗上门牙也有些外翻。跳跳睡着之后，妈妈会把跳跳的手拔出来，有时候他吸得很紧，需要用力才能拔出，这样他就很容易被弄醒，然后又重新开始吃手。妈妈和跳跳说过很多次不能吃手，但跳跳不听，而且最近一个月，跳跳晚上总是做噩梦，半夜会突然大哭，有时还会抢拳蹬腿，这让妈妈很担心。

看似和睡眠无关的吃手问题，其实背后和我们倡导的"尊重宝宝的权利和节奏"是不谋而合的。吃手对宝宝具有很强的安抚功效，会使宝宝感到安全、舒适。同时，吃手并不受制于外力，想吃的时候随时可以吃到。从某种程度上来讲，这也是自主意识的体现。当宝宝遇到压力事件、缺乏安全感或者感到害怕时，经常会通过吃手的方式来寻求安慰，这是非常自然的。2岁以前的吃手行为是不用特别干预的，但跳跳已经超过2岁了，如果还整夜吸吮手指睡觉，并且因为吃手造成牙齿发育不良，就需要干预了。研究表明，吸吮动作会给上颚以及口腔软组织带来压力，使上颚变窄，造成牙齿咬合问题，还可能会影响语言发育，所以家长要重视这个问题。

　　根据跳跳妈妈的描述，跳跳不仅是在入睡的时候吃手，白天非睡觉时间也会吃手。通常来说，大宝宝在感到不安全或者有压力的情况下，就会有吃手或啃咬的行为。所以，我请跳跳妈妈仔细回顾一下，是不是最近的家庭氛围使跳跳感到紧张？或者家庭有没有比较重大的变化让宝宝感到不安？另外，我能感觉到跳跳妈妈对吃手这件事特别在意，也一直想要解决这个问题。那么，她对吃手这件事是怎么看待的呢？如果吃手并不影响身体健康，那她还会希望宝宝戒除吃手吗？

　　妈妈还提到，跳跳半夜会突然大哭，有抢拳蹬腿的表现，这实际上是夜惊。宝宝过了 18 个月以后，是会出现夜惊和噩梦的。两者是有区别的：当夜惊发生时，宝宝处在意识模糊的阶段，他不是清醒的，所以怎么安抚都不管用，要等宝宝发作完了才能再次入睡，第二天宝宝会不记得这件事；而做噩梦时是可以被唤醒的，唤醒之后有些宝宝能够描述出自己做了什么梦。虽说夜惊和噩梦是常见的睡眠状况，但如果频繁出现，则代表宝宝最近压力很大，情绪无法得到疏解。

改善建议

1 不要刻意制止，避免形成对抗

　　2 岁多的宝宝已经具备一定的沟通能力了，沟通不单指说给宝宝听，也可以引导宝宝表达。妈妈可以和跳跳共情，承认跳跳有吃手的需要，然后了解跳跳的情绪和感受。对跳跳来说，手可能是他的心爱之物，是他入睡过程的重要组成部分，不让跳跳吃手，相当于剥夺了跳跳的心爱之物，就好像扔掉了他最喜欢的玩具一样，肯定会令他不满和难过。跳跳妈妈可以采用"我"句式："我知道你很喜欢你的手，你吃手的时候会感觉到安全和舒服，也会睡得很快、很香。妈妈不让你吃手，你一定感到特别难过，我猜你希望你可以自己决定吃不吃手。"如果妈妈确实说到了跳跳的心坎上，那么跳跳就会有回应，会想要继续沟通。很多时候，宝宝并不是不愿意改正，而是他认为你并不理解他。纠正行为前，要先建立连接。

妈妈可以和跳跳约定好，仅在白天睡觉和夜晚睡觉的时候吃手；在家里吃手，不在公众场合吃手。这样做既留给跳跳一定的选择权，也给了他一定的规则感，避免直接对跳跳说"不要吃手"，这是一种负面的语言，尝试用不带"不"字的话和跳跳沟通。当妈妈发现跳跳在睡觉的时候没有吃手，可以充分地表扬和鼓励他。妈妈还可以告诉跳跳："当你准备好不再吃手的时候，可以告诉妈妈，妈妈会帮助你。"妈妈要相信，总有一天跳跳会决定不再吃手，因为你给了他主动选择权，也支持他自己做这个决定。

❷ 引入其他入睡方式

妈妈可以和跳跳一起挑选一个安抚物，然后白天多带着安抚物和跳跳一起做游戏，玩角色扮演，让跳跳喜欢上这个安抚物。也可以通过游戏及讲故事的方式让跳跳明白，当他长大了可以学会更多的安抚方式，就不会再吃手了。

❸ 妥善处理跳跳的情绪

妈妈要观察跳跳在什么情形下喜欢吃手。吃手并不一定是无意识的行为，在跳跳吃手时，妈妈可以问问跳跳是否知道自己在吃手。如果他回答不知道，下次他吃手的时候，妈妈可以提醒他。如果跳跳总在紧张时吃手，或是在受伤、摔倒后吃手，那就不要在当下阻止跳跳，而是把重点放在如何疏解跳跳的情绪上。如果跳跳长期感到压力，对健康是很不利的，需要找专业人士做进一步的情绪疏导。

（3）巨大的作息变化带来的影响

宝宝过了 12 个月，就迎来了最难的 2 觉并 1 觉的并觉期。对于 2 觉并 1 觉的时间说法不一，我见过 11 个月就并成 1 觉的，也见过 20 个月才并成 1 觉的。因此，这个并觉期是最复杂且耗时最长的。这时的并觉需求也带来了第三个睡眠倒退期——12 个月睡眠倒退期。这个阶段，宝宝的清醒时间明显延长，一天中最短的清醒时间是早晨起床后到第一个小觉之间，最长的清醒时间是第二个小觉醒来后到夜觉入睡前。大部分宝宝会在 12 ~ 18 个月完成这个并觉，平均完成月龄是 15 ~ 18 个月。家长需要谨慎判断宝宝是否有明显的并觉趋势，而不是宝宝一有入睡困难的表现就往并觉期上联想，以致过早推进宝宝并觉。

这个阶段的小觉次数是 1 ~ 2 次，清醒时间的跨度比较大，为 4 ~ 6 小时。按照月龄，作息安排参考如下。

① 12 ~ 14 个月，2 觉并 1 觉。将第一段清醒时间尽量延长到 4 小时，且不限制宝宝的小觉时长。如果小觉短于 1.5 小时，那么在 15 点半到 16 点之间为宝宝安排一个黄昏觉。

清醒时间的安排从一开始的 4 小时、6 小时，逐渐发展成 4.25 小时、

5.75 小时，最后为 4.5 小时、5.5 小时。

在 2 觉并 1 觉期间，宝宝会经历一段在 1 觉和 2 觉之间切换的日子。如果在这个阶段出现早醒问题，可以将夜觉入睡时间提前，以避免宝宝过度疲倦，因为过度疲倦会使宝宝的并觉进展缓慢。

6:30/7:00　起床；11:00　小觉（小觉不早于 10:00）；

18:30/19:00　夜觉。

如果小觉短于 1.5 小时，即在 12 点 15 分之前醒来，就在 16 点左右为宝宝安排一个小猫觉，时长 30 分钟左右，可以推车睡，或给宝宝提供一段安静的时间。如果睡了这个小猫觉，那夜觉入睡时间则推迟至 20 点。

②14～18 个月，1 觉。随着第一段清醒时间的延长，第一个小觉的入睡时间可以安排在 11 点 15 分，逐渐过渡到 11 点半，直到宝宝可以在 12 点入睡，即清醒时间为 5.5 小时左右，那么 1 觉的作息基本建立。

在并觉初期，宝宝会出现早醒状况，但通常会随着 1 觉作息的稳固而逐渐好转。这个时期，家长要鼓励宝宝自己重新入睡，并且起床时间不早于 6 点半，同时要避免再次用奶睡、抱睡等方式续觉。

6:30/7:00　起床；12:00　小觉（通常为 2 小时）；

19:30　夜觉（如果小觉时长短于 2 小时，则将夜觉入睡时间提前至 19:00）。

这个阶段的宝宝并觉信号有很多，比如，午觉睡得特别长，但拒绝睡下午觉；拒绝睡上午觉，但下午觉睡得比较长；按照原来的作息时间睡上午觉时，入睡比较慢，通常要用 30～60 分钟；仍然会睡 2 个小觉，但某个小觉只睡 30～45 分钟；白天 2 个小觉睡得不错，但早晨会提前 1～2

小时醒来；偶尔有一两天只睡 1 觉，但完全不影响精神状态，只是第二天上午不到 10 点就困了；晚上可以睡整夜，睡眠时长为 10～12 小时。如果宝宝夜里还不能睡 10 小时以上，则不建议 2 觉并 1 觉。

如果宝宝并没有准备好 2 觉并 1 觉，也会有一些信号。比如，当宝宝被要求入睡时，他可能会抵抗、想继续玩，或者有其他不想睡的表现，但是过一会儿就睡着了，并且睡了 1 小时以上；宝宝会在白天坐汽车或手推车时睡着；宝宝只睡 1 觉时，会有烦躁、哭闹、黏人、不好安抚等表现；如果宝宝正在经历一些变化，也会影响他的小觉作息，如妈妈要生二胎、自己生病、更换照顾人等；宝宝在外出的时候可能只睡 1 觉，但在家的时候还是会正常睡 2 觉。

我整理了一个并觉执行计划，供大家参考。第 1～3 天，比平常小觉入睡时间晚 15 分钟安排宝宝入睡，让宝宝在这之前保持清醒。因为你在人为干预宝宝已经形成的生物钟，所以宝宝会表现得比较抗拒或者烦躁。在这几天内，宝宝的小觉时长可能和原来一样，可能比原来短，也可能直接达到 2～3 小时。当宝宝小觉睡醒后，注意观察他的状态。夜觉入睡时间比平常提前 1 小时。如果宝宝小觉睡了 3 小时的话，那么夜觉入睡时间照旧。第 4～6 天，在前几天小觉入睡时间的基础上再推后 15 分钟。如果宝宝小觉短于 3 小时，那么夜觉入睡时间就在原本的基础上提前 1 小时。第 7～28 天，每 3 天将小觉入睡时间推后 15 分钟，直到宝宝可以撑到 12 点左右入睡。

当你有决心和毅力执行上述并觉计划，宝宝也发出了并觉信号时，就可以推进并觉了。不要给宝宝传递迷惑的信息，也不要中途放弃。在并觉期间，宝宝需要保持清醒到计划的时间点，所以要有充分的户外活动来分散他的注意力，否则宝宝会因为清醒时间延长而感到不适应，甚至发脾气。在并觉期间，尽量不让宝宝睡小猫觉，以免延缓并觉的整体进程。鼓励宝宝睡长觉，必要时可以帮助宝宝接觉。并觉期间最后的"大招"就是早睡，不用担心宝宝睡得太早，19点甚至18点半都可以。等白天睡1觉稳固了，随着清醒时间延长，夜觉入睡时间就可以恢复了。

最后一个并觉期是1觉到0觉，宝宝从一天睡五六个小觉到不再睡小觉是一个非常漫长的过程。这次并觉不意味着之后就完全不会再睡小觉了，而是说宝宝即便不睡小觉，也不会影响夜觉质量，也有能力在白天保持10～12小时的清醒状态了。

宝宝的睡眠需求从18个月开始会有所下降，小觉入睡时间会不断推后。18个月之后，2觉并成1觉后，宝宝的清醒时间为5.5小时、6小时，这个阶段的作息安排参考如下。

6:30/7:00　起床；12:00/13:00　小觉（1.5～2小时）；

19:30/20:00　夜觉。

2.5岁左右，宝宝仅有的1次小觉也会越来越难睡。这时，可以通过推后小觉入睡时间来保证这次小觉，但随之而来的是夜觉入睡时间也会推后，继而可能出现宝宝拖延入睡等问题。这个阶段的作息安排参考如下。

6:30/7:00　起床；13:00/14:00　小觉（1.5小时左右）；

20:00/20:30　夜觉（如果没睡小觉，则夜觉入睡时间提前30～60分钟）。

2.5岁以后，很多宝宝开始拒绝睡小觉。大部分时候，我们很难判断宝宝是否还需要 1 个小觉来保证正常的精神状态。通常我们需要通过宝宝的夜间睡眠和白天的行为来综合判断是否取消仅有的小觉：大部分的 3 岁宝宝需要 12.5 小时的睡眠，大部分的 4 岁宝宝需要 11.5 ～ 12 小时的睡眠，大部分的 5 岁宝宝需要 11 小时的睡眠。如果宝宝白天不再睡小觉，也不会出现无故发脾气、入睡困难、外出时在车上睡着等情况，那么就代表宝宝有能力不睡小觉了。

（4）起床气

2 岁以后，可能很多原本睡得好的宝宝也开始时不时地出现睡眠问题了。这个阶段的宝宝，无论是运动能力、语言能力还是认知能力，都有极大的发展。因此，对这个阶段的宝宝来说，睡觉是一件非常无聊的事情。因为睡觉就意味着不能继续玩了，所以他们绝对不会主动去睡觉，即使困得不行，也会强撑着不睡。很多妈妈发现，这个阶段的孩子会变得很自我，什么事情都要自己做决定，但是因为语言能力还不成熟，所以很多想法和情绪不能顺畅表达，这样宝宝就会处在一个很尴尬的境地：既想自己做主，又因能力有限，无法靠自己去完成某些事情，于是就产生了挫败感，进而导致发脾气。为什么孩子 2 岁以后，特别容易在睡觉的问题上不配合呢？虽然这个年龄段的宝宝已经长大了许多，但还有很多事自己不能完全做到，而吃饭和睡觉似乎成了能充分展现他们个人意愿的两件事。我们站在宝宝的角度来看，宝宝可能会想：我虽然不会做饭，但我可以选择不吃饭；我虽然不会自己洗澡、换衣服，但我可以在你安排我睡觉的时候不闭眼。虽然宝宝这种展现自己的方式看起来有点儿无厘头，但这就是这个年龄段孩子的特点。我们作为家长，需要给孩子一定的空间去感受这些自主感，让孩子获得自我价值的满足。

对于已经上幼儿园的宝宝来说，如果作息安排不合适，就容易出现晚上不睡、早上不起的情况，叫起床难度很大。其实，起床气只是表面现象，我们要去分析造成起床气的本质原因，从根源入手，才能真正做到"无痛叫醒"。下面我们来看一个案例。

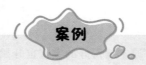

案例

可乐，女宝宝，2岁11个月。妈妈说可乐晚上不睡，早上不起，搞得全家人都得跟着她这个"夜猫子"的作息走。每天晚上，妈妈会在9点安排可乐入睡，但可乐睡不着，妈妈索性就让她看手机，一般看1个多小时视频就能睡着了。可乐早上要去托班，7点多就得起床，但妈妈很难叫醒可乐，而且她醒来后每次都发脾气。我问可乐妈妈，可乐中午是否睡午觉。妈妈说，托班老师要求小朋友们睡午觉，可乐一般都能睡2小时，老师反映每次可乐都不好被叫醒。妈妈担心可乐上幼儿园后，会跟不上大家的作息时间。

改善建议

1 按照需求调整作息，可以放弃午觉

可乐目前正处在一个比较尴尬的并觉期。如果睡午觉，她晚上入睡时就会拖延，一直会拖到晚上10点，甚至11点；如果不睡午觉，可能又撑不了一整天。晚上入睡晚，导致早上 7 点很难醒来，周末早上又睡到九十点才起床，这是明显的作息不规律。我建议可乐妈妈先放弃午觉，将夜觉入睡时间提前，如晚上 8 点左右，这样早上 7 点起床时就不会那么痛苦了，叫醒难度也会降低。而且，不睡午觉之后，夜觉的睡眠压力会增加，就不会再有入睡困难的问题了。

❷ 采用游戏的办法进行唤醒

当可乐赖床不起的时候，妈妈可以说："今天可乐怎么还不醒，是不是瞌睡虫太多了，我得把它们全抓走。"然后捏捏可乐的肩膀说，"这里抓到两只。"再揉揉可乐的后背说，"这里也有，差点儿让它跑掉了。"像这样玩游戏，孩子会特别开心，很自然地就醒来了。此处只是抛砖引玉，也可以尝试其他打闹或亲密的游戏来唤醒孩子。

❸ 采用共情的方式解决睡前看视频的问题

看 1 个多小时视频才入睡，这个时间太长了，而且电子屏幕的蓝光会影响褪黑素的分泌。针对这个问题，妈妈可以和可乐约定，将看视频的时间先从 1 小时缩短到 50 分钟，然后缩短到 30 分钟，依次类推，最理想的状态是上床以后不看视频。一开始可乐肯定不接受，关掉手机之后可能还是睡不着。这个时候，妈妈可以和可乐共情，对她说："你是不是不困，睡不着？"她可能会说："嗯。"妈妈继续说："没关系，你可以在床上再玩一会儿，等你想睡的时候再睡，妈妈现在很困了，先转过去睡觉了。"然后妈妈装睡，可乐可能会反复说："我睡不着。"这时，妈妈可以说："你也知道到睡觉时间了，但你却睡不着，有点儿着急，是不是？"或者说："你是不是觉得应该睡觉了，妈妈都快睡着了，你却睡不着，认为是你自己有问题，是你自己不好，是不是？"可乐可能会承认，但是很委屈。这个时候，妈妈可以说："妈妈有时候也睡不着，有时候你都开始打呼噜了，妈妈躺了半天还是睡不着。当我们不太困时，就有可能睡不着，这很正常，每个人都有睡不着的时候，这不是你的错。"然后可以和可乐进行头脑风暴："爸爸睡不着的时候会看手机，妈妈睡不着的时候会看书，你睡不着的时候想做点儿什么呢？"可乐可能会说："看手机。"这时候，妈妈不要急于否定，可以说："嗯，这确实是我们每天都在用的办法，睡不着时还可以干点儿什么呢？"启发可乐多提几种办法，并告诉她每一种办法都很好，然后说："看，你自己想出来了那么多种办法，那你现在想做点儿什么呢？"这时可乐可能会回答："睡觉。"

（5）分床/分房睡

有不少宝宝从小与大人合睡，但随着宝宝月龄增长，家长就会考虑分床睡或分房睡。那么，什么时候应该分房或分床睡呢？首先，要看宝宝的年龄，最好是在6个月之后，这时候夜奶、夜醒都减少了，孩子的睡眠模式已趋于成人化，夜间睡眠的连续性也变好了，孩子自己睡小床的话，不用家长频繁地下床照顾。有些婴幼儿睡眠指南建议孩子刚出生就与父母分床睡，但根据现状来看，大多数家长为了方便喂奶会在宝宝刚出生时选择和他同床睡。1岁之后，婴儿猝死综合征（sudden infant death syndrome, SIDS）等风险的发生率很低，就可以考虑让孩子独立睡在自己的房间了。不过，是否分房睡还要看孩子有没有准备好。首先要看孩子的入睡方式是怎样的，如果还需要哄睡的话，那么当孩子睡着家长离开房间后，孩子半夜醒来发现睡眠环境不一致，就会启动警觉系统，导致半夜彻底醒来。其次，要看孩子是否还需要吃夜奶，如果还吃夜奶的话，家长就不得不在半夜到另一个房间给宝宝喂奶，这会很辛苦。再次，还要考虑孩子是否正在经历比较特别的时刻，比如家庭有重大变化（搬家、亲人去世等）。在这些情况下，孩子会需要更多的安抚，暂时不适合分房或分床睡。3 岁之后，孩子各方面都比较成熟了，绝大多数都不再需要夜奶，很多孩子也可以自主入睡了，并且已度过分离焦虑期，也具备一定的沟通能力，这时分房睡会比较容易成功。

那么，要怎样来完成分床睡或者分房睡呢？首先，家长要做好心理准备。母婴关系是一个分离的过程，从宝宝吃奶到不吃奶，从陪睡到独立睡，从宝宝不会走路要抱在怀里到迈开步子去探索，这些在某种意义上都是分离。而这些分离有时会让家长产生感伤的情绪。如果家长本身并不想与孩子分开睡，只是迫于一些压力（比如认为孩子到了分开睡的年龄，或因老二的到来不得不与老大分开，或看到跟宝宝同龄的孩子都分房或分床了，等等）而不得不和孩子分开睡，那家长在进行分床或分房睡之前，就需要做好心理准备。大家可以想一下，如果你和孩子分开睡了，在什么样的情况下你的情绪会产生波动甚至崩溃？比如，孩子告诉你，只要你一离开，他就会害怕、睡不着，所以他会不停地软磨硬泡，要求你陪着他；或者你着急等孩子睡着后去做其他事，但是分开睡以后，孩子每次都会拖延入睡，以致你没有时间去做其他事；抑或分开睡之后，每次孩子半夜醒来，都是你去另外一个房间照顾他，而你的伴侣却可以继续睡觉，你觉得不公平；等等。把这些可能出现的状况都想一想，提前做一些心理建设。

　　其次，要帮助孩子做好心理准备。孩子在分房或分床睡时表现出不愿意是很正常的，这背后的原因很多，每个孩子在意的点可能都不一样，他们的情绪也是不同的。比如，有的孩子认为妈妈不再和他一起睡是因为不爱他了，所以他的情绪是难过和失望；有的孩子认为晚上自己睡会碰到怪物、幽灵，所以他的情绪是害怕和担心；有的孩子认为家长让他自己睡是因为家长要去玩，不想带上他，所以他的情绪是生气；等等。如果家长不管三七二十一就直接安排分房或分床睡，孩子出现情绪问题也不去处理，就会让孩子觉得家长不理解他、不关心他在想什么，因此孩子也就不愿意和家长沟通。所以，家长在改变任何一种与孩子相关的行为之前，都要先和孩子建立连接。

　　①我们要让孩子知道，分床或分房睡不是因为孩子做错了什么。很多孩子会自己进行错误归因，他可能会认为是自己不乖，妈妈不爱他了，所以不再和他一起睡。这就好像大人吵架时，很多孩子都会认为是自己造成的。实际上，这是孩子正常的发展阶段——逻辑归因。所以，我们可以告诉孩子："不管是你自己睡，还是和妈妈爸爸一起睡，妈妈爸爸都爱你，一直爱你。"

　　②在准备分房睡之前，要充分了解孩子的情绪。了解孩子的情绪并不容易，我们成人经常会压抑自己的情绪，长期生活在情绪得不到释放的环境里，所以并不一定能准确感知孩子的情绪。了解孩子的情绪有两种途径：一种是和孩子共情，尝试得到孩子的反馈；一种是帮助孩子学会识别自己的情绪，表达自己的情绪。第一种途径的实现方式是去识别孩子行为

背后真实的情绪和原因，试着揣测孩子的愿望。可以尝试使用"我"句式。比如，"我/妈妈看得出（知道/明白……），你现在觉得＿＿＿＿＿＿＿＿＿＿（感觉词汇），是因为＿＿＿＿＿＿＿＿＿＿＿＿＿＿＿＿＿＿（孩子相信的原因）。我猜你希望＿＿＿＿＿＿＿＿＿＿＿＿＿＿＿＿（孩子的愿望）。"下面我举两个例子。

"妈妈看得出，你现在有点儿难过，因为你一天都没见到妈妈了，想要妈妈陪着你，所以你舍不得去睡觉。我猜你希望妈妈能一直陪着你，不离开。"

"妈妈知道，你现在既气愤又郁闷又失望，特别不想去睡觉，只想看电视，但妈妈不让你这样做。我猜你希望你看电视的时候不要被打扰，睡觉的时间能由你自己决定。"

第二种途径的实现方式是"情绪脸谱表"。在日常生活中，我们可以让孩子在有情绪时对照"情绪脸谱表"，指出自己是哪一种情绪。

除了孩子和爸爸妈妈合睡之外，另一种常见的合睡方式是孩子和妈妈合睡，爸爸去别的房间睡。究其原因，有时是因为妈妈希望爸爸能得到很好的休息；有时是因为妈妈担心爸爸打呼噜、加班回家晚等影响孩子休息；有时是爸爸觉得和孩子一起睡觉睡不好，自己要求去另一个房间睡。虽然这种方式很常见，但并不是理想的方式。每个人都是独立的个体，孩子虽然比较小，各方面都没有发育成熟，需要父母的照顾，但这并不意味着家庭的福祉都要转向孩子。我们不必为了让孩子能睡好而牺牲妈妈的睡眠，或者牺牲爸爸和妈妈的亲密关系。如果你尊重孩子，认为他是一个独立的个体，而非依附父母的个体，那么你就会认同"孩子是家庭成员，而不是家庭要员"这个观点。所以，当家庭其他成员对某种安排不满意时，就需要做出改变。在家庭关系中，夫妻之间的关系高于亲子关系，只有夫妻之间关系融洽、和谐，家庭的整体氛围才会好，孩子的软性家庭环境也会比较好。

当做好心理准备后，就可以实施分床或分房睡计划了。我建议的分床步骤是这样的。

①为了使宝宝在他的新睡眠环境中感到愉悦，建议在宝宝不睡觉时，花一些时间陪他在新睡眠环境中玩一会儿。可以把宝宝放在他的小床上，家长在旁边哼唱歌曲（此时哼唱的歌曲要和入睡时的摇篮曲有所区别）。即便宝宝每天只在新睡眠环境中玩 10 分钟，也会对新的睡眠环境有好感，而不会把它看作妈妈爸爸在睡眠训练过程中"扔下"他的地方。在这个过程中要注意，如果宝宝在小床上哭，可以将他抱出来安抚，不要让宝宝将小床和负面情绪联系起来。

②当宝宝对小床不再抗拒，并且可以在小床上待 10～20 分钟后，我们可以让宝宝夜觉入睡时在小床上进行。将小床和大床挨近一些，妈妈可以躺在大床上陪宝宝完成这个过程。

③当宝宝可以在大床和小床挨得很近的情况下睡小床以后，可以尝试将小床搬离至和大床有一定距离的地方（但还是同房间）。妈妈可以坐在小床旁边的椅子上安抚宝宝，渐渐地坐到大床上，最后过渡到没有肢体接触的安抚。在这个阶段，为了避免夜间互相影响，可以考虑尝试如下两种办法：一是播放白噪声，这时的白噪声只是作为一种背景音，而不像小月龄时是用来安抚宝宝的。作为背景音，白噪声可以帮助宝宝屏蔽同房间的

人对他的影响。白噪声的分贝类似洗澡水流动时的分贝就好，这样可以把大人的动静对宝宝的影响降到最小。二是设置屏障，可以在大床和小床中间放一个衣架，上面挂一个床单或者可以起到分隔作用的类似物件。

④当宝宝可以在小床上完成夜觉入睡后，再用同样的办法让宝宝白天在小床上入睡。

说完了分床睡，接下来就是分房睡了。分房睡之前要先完成分床睡，我们可以把分床睡作为分房睡的过渡步骤。宝宝 1 岁之后，如果家长有分房睡的打算，对不同月龄的宝宝，采取的策略也会不同。如果宝宝还不具备沟通能力，我们可以采取以下步骤。

①提前布置好宝宝的房间。最好继续使用原来的小床和床品，新房间的布置力求简洁，不要有过多花哨的东西（如过多的物品、色彩强烈的墙纸等），否则可能会成为影响睡眠的因素。同时，准备好过渡期大人陪伴时的睡眠空间，如地铺、床垫、沙发床等，并将其摆在小床附近。

②提前设定好分房时间，在这之前，每天安排一定的时间让宝宝在新房间里玩。同时，可以向宝宝介绍新房间里的摆设和物品。

③到了设定好的分房睡的那一天，在进行完惯常的睡前仪式之后，安排宝宝躺在小床上，妈妈躺在小床旁边的睡眠空间里，和宝宝一同入睡。

④将妈妈的睡眠空间逐渐搬离小床，到第 5 天时，将它彻底移出宝宝的房间。当然，这个过程进展的速度需要根据宝宝的反应而定，如果宝宝本身是可以自主入睡的，那么分房睡的进展速度就会比较快；如果宝宝还不会自主入睡，那么分房睡之前还要有一个适应自主入睡的过程。

如果宝宝具备沟通能力，也有一定的独立自主能力（3 岁以上）了，则可以融入一些教养方面的技巧。

①在进行分房睡之前，先让孩子对分房有一个简单的概念。可以在睡前阅读一些和孩子单独睡觉有关的绘本。

②与孩子约定一个分房睡的时间点，并举行分房仪式。在此之前，和孩子一起布置他自己的房间，充分发挥他的主观能动性。同时，可以引入安抚物，帮助孩子顺利度过分房期。

③第一天尝试的时候，睡前可以多陪伴孩子，然后在比平时睡觉稍晚的时间带孩子进入新房间，并表现得很兴奋，可以说："哇！这是大孩子专属的房间哟。"当感觉孩子已经很困的时候，家长可以先坐在一旁陪伴孩子，以便让他适应新环境。

如果孩子怕黑或对其他东西感到恐惧，家长可以告诉孩子你在陪着他，或者让他抱紧自己的小玩偶，也可以让他想象自己身上有一个毛茸茸的爱心小毯子，还可以使用小夜灯或者开着门。

④在离开房间之前，你要和孩子约定好离开房间的时间，比如说再数20个数。一开始，孩子可能会反复叫你回去陪他，这时要答应孩子的要求，但是陪的时间不宜过长，可以采用第七章"宝宝真的需要睡眠训练吗"里介绍的借口法。

实战篇：

掌握睡眠调整和
自主入睡的实战
技巧

第五章

培养"天使宝宝"的四大睡眠基本功

通过"心态篇"和"知识篇"的介绍，相信你对孩子的睡眠特点已经有了初步了解，并且可以轻松判断宝宝目前的睡眠状况是否良好，是否符合月龄特点；宝宝有没有什么睡眠问题；宝宝目前的身体发育情况和心智、情绪发育状况是否良好；宝宝的睡眠总量、小觉次数、小觉时长、清醒时间等是否处在合理范围内……同时，在了解了这些评判标准和发展里程碑的基础上，你对宝宝不同于成人的睡眠结构、睡眠模式、睡眠特点一定也有了更深刻的认识，可以分辨许多广为流传的关于宝宝睡眠的流言和误区。

有了这些基础知识傍身，我们是不是可以去优化宝宝的睡眠了？先别着急！按照我们的学习路径，下一步要做的并不是去调整宝宝的睡眠，而是要做好睡眠优化和调整的前期准备工作。

没有任何睡眠调整是一蹴而就的，因为没有任何睡眠问题是一日形成的。既然是为宝宝的睡眠打好基础，那我们先来看看什么是睡眠基础。简单来说，睡眠基础就是一个审视睡眠的模型，它是身心健康的儿童拥有良好睡眠习惯的先决条件和基础因素，是基于我一直强调的系统观而存在的。在进行任何系统性的睡眠调整之前，第一步要做的都是审视睡眠基础。在制订具体的睡眠调整方案之前，或者在实施睡眠引导过程之前，我们也要先打好睡眠基础。对某些宝宝来说，调整睡眠基础就可以达到改善睡眠的目的，这样就不需要采用睡眠训练的方式了。

睡眠基础主要包括信念、关系、生理因素、行为因素、情绪因素和环境因素这六大方面，下面我来给大家一一解释。

（1）信念

这里说的信念主要是指整个家庭对待睡眠的态度，家长的育儿理念、对睡眠问题的认知以及不同文化背景下对睡眠的实践等，这些因素都可能直接或间接地引发睡眠问题。具体来说，家长对睡眠概念、孩子的睡眠状况以及睡眠问题的理解，都可能使他们产生不一样的应对行为。例如，有的家长认为宝宝夜里只要有翻动就是夜醒，持有这种认识的家长很容易在夜间过度干预宝宝的睡眠。又如，如果家里有老人帮忙带孩子，那么可能会出现孩子的父母和老人对睡眠的重视程度不同的情况，这也会影响宝宝日常的睡眠安排。

（2）关系

这里说的关系主要包括两个方面：一是新手妈妈和自己的关系，新手妈妈要关注自身的压力、情绪、精神等，如是否有产后抑郁方面的困扰；二是新手妈妈和伴侣、家庭之间的关系，如妈妈是不是一个人带孩子，有没有家庭支持系统，家庭有没有重大变化，家庭氛围是否紧张等。很多孩子大了还睡不好，从这个层面入手去改善一般都会有惊喜。

（3）生理因素

这个层面主要考虑的是宝宝的营养是否跟得上需求，喂养和饮食的安排是否合理，宝宝是否处在某种特殊的阶段而感到不适等。宝宝在生病不舒服的情况下，睡眠常常会受到影响。但是，我们确实没有办法完全避免宝宝胀气、返流、过敏、湿疹、长牙等情况，所以在开始培养宝宝良好睡眠习惯、解决睡眠问题之前，要先考虑宝宝的身体状况。如果宝宝身体各方面都很正常，就可以着手安排了。但要注意一点，如果在调整睡眠的过程中宝宝生病了，那么我们就要降低自己的预期，把关注点先放在如何让宝宝感觉舒服上。

（4）行为因素

这个层面主要考虑宝宝是否有固定的睡前仪式，作息安排是否符合月龄要求，作息安排是否合理，宝宝的运动量是否足够，以及家庭教养方面的设限问题等。

（5）情绪因素

这个层面不光要考虑宝宝的情绪，还要考虑妈妈的情绪，比如妈妈是否有创伤性的生产经验，妈妈目前的压力和个人精力都处在什么水平，在个人生活发展上是否有特别的需求，宝宝是否处在特殊的发展阶段等。

（6）环境因素

这个层面主要考虑宝宝睡眠环境的要素，比如光线、温度、湿度、声音、空气、房间布置等是促进睡眠的，还是影响睡眠的。

在确保睡眠基础得到改善之后，我们就可以进入改变行为这个环节了。大多数时候，大家理解的睡眠调整就是调整睡眠行为。改变行为包括一系列的睡眠调整与引导的方法和策略。除了针对睡眠行为的改善，还有针对情绪的疏解与改善，以及教养行为的改善。如此说来，睡眠调整真的不能只盯着睡眠这个单一行为来看，这是一个牵一发而动全身的过程。

一、基本功之一——优化睡眠环境，为宝宝创造睡眠的氛围

 1. 为什么需要良好的睡眠环境

在以往的咨询工作中，我发现睡眠环境是容易被家长忽视的一个因素。很多家长告诉我，家里的环境很适合睡觉，不明白宝宝为什么还是睡不好。那可能是因为你的宝宝对睡眠环境非常敏感。那么，什么样的宝宝会对环境敏感呢？这就要说到宝宝的气质类型。气质，是指宝宝天生具备的一些特质和脾性。在判断宝宝的气质时，有 9 个维度，其中一个就是敏感度。也就是说，有些宝宝天生就比别的宝宝敏感，他们可能会被家人突然打喷嚏的声音惊醒，也可能会被妈妈、爸爸翻身的动静惊醒，还可能会因为房间里的光线不够暗而难以入睡，等等。宝宝的气质没有好坏之分，这些现象都很正常，只能说明宝宝对睡眠环境的感知度更加敏锐。如果你的孩子具有这种气质，那么你要更加关注睡眠环境这一因素。

不管是宝宝还是成年人，在睡觉时都会受睡眠环境的影响。我拿光线来举例子。我们的睡眠是由内部因素和外部因素同时调控的，外部因素中有一个调控睡眠的信号，那就是光线。第一次工业革命之后，人们发明了电灯，人工光源使白天和夜晚的边界变得模糊，人们的夜觉入睡时间也因此而逐渐推后，和昼夜节律几乎就没那么同步了。

如果我们给宝宝布置的睡眠环境是符合昼夜节律的，或者符合其他让

人舒适的睡眠条件的，那么他们的睡眠状况就会好许多；如果我们给宝宝安排的睡眠环境并不符合睡觉条件，比如特别热、特别冷或者在太阳底下，那么效果自然不会太好。

我再给大家举个例子。有一位妈妈告诉我，她的宝宝总得竖抱着哄很长时间才能睡着，而且一放到床上就醒。我看了那位妈妈发给我的视频后，找到了原因。原来，因为妈妈产后没有恢复好，哄睡宝宝的工作一直由爷爷奶奶负责。他们是怎么哄睡的呢？一般是爷爷竖抱着宝宝在客厅里来回走，在视频中，我听到了很大的音乐声，爷爷随着节奏边哄边摇宝宝，像跳舞似的，奶奶在旁边拍手，而宝宝在爷爷怀里哭得稀里哗啦；客厅很亮，时不时还有其他家人走来走去。好不容易把宝宝哄睡着了，爷爷回到卧室，把孩子转交给妈妈，妈妈再将孩子放到床上。可以看出，这个案例中的睡眠环境是嘈杂的、不固定的，同时光线也不够暗，孩子在这种环境中最终可能会睡着，因为她还小，没办法长时间抵御困意，但是孩子在睡一会儿后就会感觉到环境变了——从客厅转移到卧室，从爷爷手里转移到妈妈手里或者床上，这时她可能就会惊醒。

所以，睡眠环境是很重要的，能够促进睡眠、适合宝宝入睡、具有固定性和一致性的睡眠环境是可以使宝宝的睡眠变好的。那么，什么样的环境才是适合宝宝入睡的睡眠环境呢？

2. 如何营造良好的睡眠环境

（1）光线

我们先从光线方面进行分析。自然光线是调节睡眠的一个非常重要的外部信号，而人工光线的出现，使我们的夜晚入睡时间推迟了。这是因为，人工光线尤其是电子屏幕的短波蓝光会抑制人体褪黑素的分泌。

因此，我们在营造宝宝的睡眠环境时，要遵循的基本原则是：白天让宝宝多接触自然光线，晚间尽量保持房间昏暗，减少人工光线。宝宝在白天睡小觉的时候，房间内保持自然光线就好，如果觉得阳光刺眼，可以使用窗帘，使房间稍微暗一点儿，不需要使用遮光布，也不必营造昏暗的效果。而到了晚上，尽量避免在睡觉前长时间使用人工光线，比如一直在强烈的灯光下活动，宝宝睡着之后，可以使用窗帘，也可以使用窗帘和遮光布，这一点依具体情况而定。在夜晚使用遮光布有一个好处——可以避免宝宝早醒。

说到遮光布，我们来讨论一下遮光布的使用问题。如果宝宝有持续早醒的情况，那么我建议在夜间睡眠时使用遮光布，这样不仅可以阻隔窗外的人工光线进入房间，还可以有效地阻隔噪声。很多家长担心使用遮光布会扰乱孩子的生物钟，比如使用遮光布后，孩子早上就不能按时起床了，会睡过头；还有些家长担心，一旦开始使用遮光布，孩子在明亮的环境下就没法入睡了，这样一来，孩子在睡眠时对光线的要求会更加苛刻。其实完全不用担心！如果宝宝没有早醒的问题，那么就不必使用遮光布。如果宝宝有持续早醒的问题，并且在使用了遮光布之后问题得到改善，那就说明遮光布是有效果的，可以使用。

同时，为了保持宝宝规律的作息和一致性的生物钟，我们要在设定的起床时间拉开窗帘，以避免长期使用遮光布造成的昼夜节律紊乱。另外，也不用担心宝宝之后在睡觉时会依赖遮光布，孩子只要建立了规律作息，那么只需一段时间，他的入睡时间就会固定下来。也就是说，一到睡觉时间，他自然就会犯困，这就是规律作息的益处，也是生物钟的魅力所在。所以在这种情况下，即便外出住宿时没有遮光布，只要房间相对昏暗，孩子也可以睡着。大部分孩子对环境的适应性都很强，偶尔的环境变化他们是可以自行调整的。

不过，遮光布也不是万能的，有些宝宝的早醒并不能通过使用遮光布而得到改善，可能是作息安排不当造成的。作息安排不当导致的早醒，首先需要排查孩子的入睡时间是不是太晚或太早。另外，孩子的生物钟也会随着季节的变化而改变，比如到了夏天，天亮得很早，孩子的起床时间就会比冬天的时候早一些，这不是通过遮光布能改善的。除此之外，有些家庭是宝宝与父母同房睡的，父母是否习惯使用遮光布，也会影响到宝宝对遮光布的反应。因此，使用遮光布只是给大家提供的一个改善宝宝睡眠的方向，并不是必需的。

此外，很多家长还关心小夜灯的使用问题。我之前提到晚上要尽量避免在人工光线下时间过长，但这并不是说完全不可以使用夜灯。洗手间或是走廊都可以安装夜灯，只要不是离孩子特别近，或是特别亮即可。但是，尽量不要整晚或者长时间使用夜灯，必要时可以打开，如果是喂夜奶的话，也可以拉开窗帘借助月光照明。有些家长担心晚上孩子怕黑，或者本身就有开着夜灯入睡的习惯，所以会给孩子一直开着夜灯，这就要靠观察孩子的反应而定了。如果是大孩子，晚上的确会因为怕黑而醒来，那么留一盏小夜灯会让孩子感到安心，反而睡得比较踏实；而小一些的宝宝，晚上本身就会醒来好几次，那么我们可以在他醒来后，处理他的需求时，再打开夜灯。

（2）声音

说完光线，我们来说另外一个重要因素——声音。声音对睡眠的影响是不言而喻的，我们都知道在嘈杂的环境下入睡会很困难。比如，夫妻中有一方打呼噜，另一方就会睡不好。不过，声音对小宝宝的影响有点儿复杂，也因家庭而异。

噪声对睡眠的影响可以分为两方面：一方面，强度合理的、经过设计的白噪声对睡眠是有帮助作用的，但一般生活场景中的噪声会在不同程度上影响睡眠。这取决于这些噪声的分贝大小，一般来说，小于 30 分贝的声音，宝宝通常不会有明显的反应；30～40 分贝的声音就会对睡眠产生影响了，比如宝宝会出现翻身更多、醒来更频繁等情况；40～55 分贝的声音会对睡眠造成负面影响，长期处在这样的环境之中，对健康也是有害的；如果是超过 55 分贝的高强度噪声，会使很多人根本无法入睡，还会对健康产生明显的伤害。此外，孩子、老人以及患者在较低的噪声水平之下，睡眠也会受到干扰。同时，婴幼儿的妈妈也很容易被孩子的声音吵醒，有些妈妈睡眠很轻，孩子喘气声粗一点儿或者翻身，妈妈都会醒来。所以，在宝宝睡觉时，我们应该尽可能地保持安静。

入睡时的噪声比起床时的噪声更容易影响孩子的睡眠。在入睡时，如果周围有很多人大喊大叫，那么孩子肯定无法入睡。良好的睡眠环境应该是相对安静的，并且这种安静是持久的。有的家庭，父母下班时间比较晚，孩子快要入睡的时候父母才回来，孩子一见到爸爸妈妈就容易兴奋，于是从准备入睡的状态中清醒过来，这也会推迟孩子的入睡时间。如果父母总是回家比较晚，那么孩子就有可能会养成等家长到家再睡的习惯。一般来说，半夜出现的噪声不太会影响孩子的睡眠，但也有一些例外情况。比如，孩子睡着后，会被家长从一个地方挪到另一个地方，这时，有的孩子会保持睡眠状态，有的孩子则会因此而清醒，并且无法再次入睡。当孩子处在非快速眼动睡眠的第二期时，是最容易被噪声吵醒的。不过，如果某种噪声长期存在，那么孩子就会"习惯"这种噪声，这种噪声的影响也会逐渐减弱。

但是，有些家庭会矫枉过正。一旦宝宝睡着了，家里其余的人不敢发出一丁点儿声音，连进出房间都蹑手蹑脚，生怕哪一脚踩重了，木地板会响，宝宝就醒了。这样做确实有点儿夸张，最好的睡眠环境未必是完全寂静无声的。一方面，我们没办法做到绝对安静；另一方面，如果过分安静的话，那么细微的响动都会变得很明显。所以，如果宝宝入睡时，家里有人在看电视，那么并不需要把电视关掉，只要将音量调小一点儿就可以了。如果是因为父母下班晚，或是大人的呼噜声大而影响宝宝睡觉，那么可以试试开白噪声，这样可以屏蔽那些干扰睡眠的声音，让宝宝睡得好一点儿。

一些家长担心孩子总在安静的环境中睡觉未来会无法适应其他的睡眠环境，会故意带着孩子去比较嘈杂的地方睡觉，比如商场、游乐场等场所。有研究表明，长期在合理水平的噪声环境下睡觉的人，适应性会使他在睡眠时对噪声具有更好的耐受性。不过，为了追求对噪声的耐受性而故意在噪声环境中睡觉，就是舍本逐末了。

如果家长担心宝宝在睡觉过程中会受到某些突然出现的声音的影响，

或者家长本身睡眠比较轻，和宝宝同屋睡时容易被宝宝的响动影响，那么可以选择使用白噪声。本质上说，白噪声是用于屏蔽其他噪声的，而白噪声本身并没有安抚效果。但是，对很多小月龄的宝宝来说，当播放子宫里的声音或是类似于吹风机、电风扇、吸尘器的声音时，他们就会停止哭闹，平静下来。通常，在小月龄阶段，白噪声可以起到比较明显的效果。但在宝宝满4个月后，白噪声的效果会逐渐变弱。当然，白噪声只是在某些情境下适用，并非一定要使用。如果家长决定使用白噪声，可以购买专业的白噪声机器，或者使用手机上的白噪声App（应用程序）。白噪声的音量和洗澡时水流的声音差不多大小就可以了，在宝宝睡着后，可以关掉。另外，不同宝宝喜欢的白噪声不同，可以多尝试，看看哪种更有助于宝宝睡眠。

（3）温度及湿度

合适的室内温度对睡眠非常重要，温度过高或是过低都会影响宝宝的睡眠质量。一些睡眠专家推荐的室内温度是18℃～23℃，在我的实际咨询工作中，大多数父母认为20℃～25℃更为合适。我建议，夏天将室内温度控制在20℃～22℃，冬天则维持在24℃～25℃。不过，因为地区、季节、湿度以及个体感受的差异，适宜的睡眠环境对每个人来说都是不同的。而且，因为小宝宝对温度比较敏感，睡眠环境温度过高不仅会造成宝宝夜醒，严重的可能还会引发捂热综合征。所以，我并不推荐给宝宝穿过厚的衣物。

判断宝宝是否感觉热，最简单的方法就是摸摸他的后背、前胸或者小肚子，如果摸起来是温暖干燥的，就说明室内温度比较合适。宝宝手脚的温度本来就比胸腹低一些，并不适合用手脚的温度来判断宝宝是冷还是热，手脚凉一些并不代表宝宝冷。关于宝宝在睡觉时的穿盖，我建议使用符合季节温度的睡袋。宝宝穿睡袋睡觉，一来大人不用担心宝宝踢被子，或被被子蒙住口鼻，或因被子太严实造成宝宝过热；二来睡袋在一定程度上可以限制宝宝的活动，有助于减少他们因翻身等肢体活动带来的夜醒。所以大家根据季节和室内温度，选择不同厚度的睡袋即可。

除此之外，空气中的相对湿度也会影响睡眠时的舒适度。如果空气中的相对湿度较大（大于50%），那么人们的体感温度就会比实际温度高，这时就会产生不舒服的感觉。而且，如果室内长期湿度过大，还会促进尘螨和霉菌的繁殖生长，从而引起过敏、哮喘等问题；而空气中的相对湿度过小，空气太过干燥的话，则会带来鼻塞、嘴唇干裂、打喷嚏、咳嗽等问题，干燥还会增加感冒或其他病毒感染的风险。比较理想的室内相对湿度为30%～50%，在这个范围内，空气的湿润程度既能保证我们呼吸顺畅，又不会让我们觉得憋闷。我建议通过加湿器和除湿机来保持适宜的室内湿度，同时在卧室放置一个温湿度计，持续监测室内的温湿度。

（4）电子产品的使用

我们再来说说睡眠环境中电子产品的使用问题。电子产品屏幕散发出的大多是蓝光，蓝光是一种抑制褪黑素产生的光，而电视、电脑、手机等的屏幕散发出的都是蓝光，所以睡觉前最好避免孩子使用电子产品。还有一点要注意，有的家长会在宝宝的房间里安装摄像头，摄像头的指示灯是非常亮的，甚至会在半夜突然闪烁，如果有这种情况，可以用黑色的胶带粘住指示灯。

（5）气味

我们再来说说气味的问题。这个因素很容易被家长忽略，不过有些宝宝对气味超级敏感，所以要注意一下。首先，在孩子的睡眠环境中绝对不能有烟味，无论是二手烟还是三手烟都是有害的。睡眠环境要保持空气流通，可以在非睡眠时间开窗通风，如果空气质量不好，可以打开空气净化器或新风系统。另外，如果房间刚刚粉刷过或装修过，尽量不要让孩子在里面睡觉，新买回来的家具要保证材质是无毒无害的。

3. 睡眠安排

除了睡眠环境以外，睡眠安排也会对睡眠产生影响。睡眠安排（sleep arrangement）也叫睡床方式，是指宝宝睡在哪里、睡在什么样的表面上。一般来说，睡眠安排分为两大类：独睡和合睡。独睡的时候，宝宝可能睡在自己的婴儿床上，也可能睡在不带栏杆的小床上，或地板床（地垫）上、汽车安全座椅上、手推车里、摇篮里等；而合睡的时候，宝宝可能睡在父母大床旁边的小床上，也可能睡在床中床上，或者直接睡在大床上，抑或和父母一起睡儿童床等。也有不少小月龄宝宝的家庭会选择活动小床，其主要好处是便携，孩子外出时可以使用。但是，这些都不是推荐的常规的睡眠表面，因此在使用时一定要严格遵守制造商的安全指导守则，理论上来说，使用符合安全标准的婴儿床是最好的。

（1）独睡

无论是出于对宝宝睡眠安全的考虑，还是出于对家庭成员睡眠质量的考虑，很多家庭都更倾向于选择让宝宝独睡。独立睡眠有很多优点：首先，父母的卧室仍然是父母的私人空间；其次，如果家里有其他孩子，可以让他们在睡眠安排上感到公平；再次，如果父母工作强度比较大，独立的房间可以保证他们获得更好的休息。但同时，独立房间的缺点也很明显：如果宝宝还未断奶的话，妈妈就需要在夜间起床喂奶，给妈妈带来不便。此外，独立房间可能会使孩子入睡变难，拉长睡眠潜伏期。有些家长觉得分开睡会让父母错失与婴幼儿在夜间近距离亲密的机会，不利于与婴幼儿建立连接；还有一些家长由于太过担心宝宝，经常起床或者通过摄像头察看宝宝房间的情况，反而睡得更差。

最常见的独睡形式就是让宝宝睡在婴儿床上，所以我们首先要了解婴儿床的睡眠安全事项。根据美国儿科学会给出的睡眠安全建议以及我国的婴儿床安全标准，婴儿床上除了睡袋以外，其他什么都不可以有。对于1岁以内的婴幼儿来说，床垫不能太软，孩子需要睡在硬实的表面上，如与合乎安全标准的小床配套的床垫。床垫的材质是什么样的并不重要，重要的是它是否硬实。如果宝宝睡在床上，床垫凹下去很多（如记忆棉床垫），那就过软了。不同材质的床垫都有优劣，比如棉质的床垫更加透气，适合过敏的宝宝使用；羊毛材质的床垫更保暖，但不适合给过敏的宝宝使用；弹簧床垫有比较好的支撑；记忆棉会很热，但它的舒适性更好；等等。

另外，床垫一定要与小床配套。通常的判断方法是，如果宝宝睡在床上时，床垫被压下去的凹陷深度为1厘米左右，软硬度即为合适。大人睡的席梦思床垫，是不适合孩子睡的。另外，一定不能让孩子睡在沙发上，因为沙发有缝隙，容易造成窒息。1岁以上的宝宝使用的床垫仍然需要是硬实的，但是不需要像1岁以下时那么硬实了。如果继续使用婴儿床配套的床垫，也不会有任何不好的影响，只是要确保它是完好无损的。此外，还要保障宝宝下床路线的安全，比如没有尖角、电线等障碍物。孩子如果半夜醒来走出房间，也需要注意门的安全，比如门会不会夹手等。

有些家长问，宝宝是否需要使用枕头。宝宝的颈椎和成人颈椎的弯曲程度是不一样的，刚出生的小宝宝还没有颈曲，颈椎是"直"的，头部和身体处在同一水平线上。所以，在没有出现颈曲之前，无论宝宝是平躺还是侧卧，头和身体都在同一水平线上。这时，宝宝根本不需要枕头，使用枕头反而会让他感觉不舒服。即使是1岁以上的宝宝，也不能使用大人的枕头。如果给宝宝准备了婴儿枕，需要注意宝宝头部陷在枕头里的深度，3厘米左右为最佳，不要超过5厘米；枕头的枕套和枕巾最好是纯棉材质；枕头的填充材料首选纯棉、木棉、记忆棉等材质；不建议给孩子用荞麦皮、决明子等填充物的枕头，虽说这类枕头比较透气，但宝宝容易出汗、流口水，如果渗到枕芯内，可能会导致里面的填充物发霉，影响孩子的健康。

除枕头之外，床围（缓冲垫）也不应该出现在婴儿床上。没有证据表明缓冲垫能保护婴幼儿免受伤害，且有潜在的窒息和困陷危险。

另外，婴儿床应该如何摆放呢？使用婴儿床时有没有哪些需要注意的事项？关于这两个问题可以参考以下原则：①要避免阳光正射、风扇正对、空调直吹。②床上方不能有任何可能掉下来的物件，如镜子、照片等。③远离衣柜、五斗橱等家具。④远离窗户、窗帘绳、灯具、镜子、炉具等危险物品。⑤远离电暖气等取暖设备。⑥远离任何宝宝可能吞进去的物品，如按摩油、药、清洁用品、电池、硬币或其他有窒息或致毒风险的东西。⑦尽量减少周围的刺激物。⑧如果宝宝小于2岁，床和床垫都要远离墙，以避免窒息风险。⑨如果选择儿童床，为了避免宝宝坠床，最好使用床栏，床垫和床栏之间不能有任何空隙。⑩保持床周边干净、整洁，不放任何坚硬、光滑的东西。⑪时刻留意床架和床垫之间的缝隙，如果发现比较明显的缝隙，建议使用地板床（床垫）。

（2）合睡

合睡（co-sleeping），是指儿童和父母（或其他照顾者）夜间睡在一起，并且伴有肢体接触的行为，包含同房睡（room-sharing）以及同床睡（bed-sharing）两种方式。同房睡是指父母和孩子睡在同一个房间，但并不在同一张床上。同床睡，顾名思义，就是父母和孩子睡在同一张床上。合睡还分为习惯性合睡（habitual co-sleeping）以及反应性合睡。习惯性合睡是一种家庭习惯，就是父母选择一直与孩子合睡。反应性合睡是指父母和孩子分开睡，仅在一些特殊情况下（如孩子生病、旅游、出现噩梦夜惊时），临时与孩子合睡。

学界对于合睡的利弊颇有争议。有研究认为，同床睡会增加婴儿猝死综合征的风险，约是非同床睡的3倍，但是另外一些研究结果并不支持这个结论。所以，我们不能单纯地说同床睡和婴儿猝死综合征之间有直接关系，还应该考虑其他因素，比如同床睡时的具体环境以及婴幼儿睡眠姿势等。另外有一些研究表明，合睡的婴幼儿夜醒得更加频繁，不过每次夜醒持续的时间比较短。还有一些研究表明，合睡可能会造成婴幼儿入睡时间晚、夜间睡眠时间更短、抗拒入睡等问题。此外，习惯性合睡可能会使孩子没有机会体验自主入睡，形成某种依赖性的睡眠联想，如抱睡、奶睡等。

虽说是否合睡是每个家庭自己的选择，但对有些父母来说，合睡会给他们的睡眠、家庭关系等带来一些负面影响。父母本身的精神状态也很重要，当父母睡眠不足时，有可能影响他们白天照顾宝宝的状态；而当父母因为睡眠问题而情绪失控时，可能会摇晃孩子，严重时会造成婴儿摇晃综合征，甚至死亡。此外，如果妈妈和宝宝同床睡，而爸爸睡在另外一个房间，也会影响宝宝和爸爸之间的互动关系，更会影响爸爸和妈妈的亲密关系。

如果你选择了合睡，那么就要确保合睡环境是安全的。人类学观点认为，母亲和婴幼儿天生就会对对方的出现有所反应。在安全的合睡环境中，没有证据表明因母乳喂养而选择合睡的母亲会因感受不到婴幼儿的靠近而致其窒息。婴幼儿睡眠实验室根据对多对 2～4 个月大的婴儿及其合睡妈妈的调查显示，在任何睡眠阶段，母乳喂养的母子在夜晚对对方的移动和生理状况的改变都异常敏感。健康的婴幼儿（大多数婴幼儿）都能够察觉到周围的改变，如他们会感受到流通空气被挡住等。同时，婴幼儿能够非常有效地提醒母亲注意潜在的危险，他们的身体素质足以帮助他们离开危险境地，回到正常的环境中。

詹姆士·麦克肯纳（James McKenna）教授对于安全的合睡环境的定义是这样的：婴幼儿应该睡在足够硬的、干净的表面上，睡眠环境需是无烟的、温度适宜的、没有过多床品的。床上不能摆放任何毛绒玩具，也不应该有枕头，床品中不能出现羊毛或其他毛类材质。水床很危险，任何时候床垫都应该和床架严丝合缝地连接在一起，不能留缝隙。婴幼儿不应睡在沙发上，容易有窒息风险。这些听起来是不是很苛刻？照这些建议来看，大部分成人的大床对婴幼儿来说都是不安全的。那么作为家长，我们应该怎么做呢？

　　第一，让宝宝睡在妈妈和墙或栏杆框定的空间里，以免跌落，也就是图 5-1 中①的位置。大床可以安装围栏，或使用一些可靠的防止宝宝跌落的装置。第二，宝宝的穿着要适宜，避免捂热。第三，家长将被子置于腰部以下，只盖下半身，这时可将宝宝放在图中②的位置，这样被子就不会压住宝宝。最理想的情况是宝宝和大人不盖同一床被子，宝宝自己穿睡衣或睡袋。第四，父母在睡觉时穿着长袖，以免上半身因不盖被子而感觉寒冷（夏天除外）。

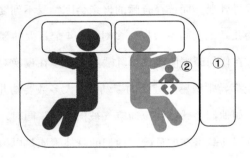

图 5-1　　**安全合睡示意**

 4. 睡眠安全——婴儿猝死综合征

　　在这一部分的最后，我们来聊一下睡眠安全的问题。在谈到这个问题时，我们首先就会想到 SIDS，它是婴儿 1 岁前死亡的一个不可忽视的重要原因，我们要尽可能地避免可能造成 SIDS 的危险因素。不过，目前对 SIDS 的研究还不是特别成熟，学界还没有完全搞懂 SIDS 产生的原因，所以只能根据相关的流行病学研究，给出一些安全建议。

①宝宝应保持仰卧睡姿，而不是俯卧或侧卧。自从美国于 20 世纪 90 年代开始推广仰卧入睡以来，SIDS 的发病率有了明显下降，因此目前主流的权威机构都建议让宝宝采取仰卧姿势入睡。

②不要让宝宝睡在柔软的床垫或者水床上，那样可能会使他陷入床垫或水床之中，影响正常呼吸；不要让宝宝睡在床和床垫之外的地方，如沙发、摇椅等，而是要让他睡在硬实的表面上；不要让宝宝睡在有空隙的地方，成人床的设计并不适合宝宝，如果宝宝睡成人床，要特别注意床垫和床架、床头之间的缝隙，如果床的一侧贴着墙，要经常检查床和墙之间有没有空隙，以免宝宝被卡住。

③尽可能坚持母乳喂养，并且在哺乳期不饮酒（也包括任何含酒精的饮品）、尽量不服药。在合睡时要保证妈妈可以感觉到宝宝的动静，而酒精和药物会使妈妈的敏感度降低。

④不要让敏感度低的家庭成员和宝宝一起睡，这样会增加宝宝的不安全因素。除非床和房间没有安全隐患，否则不要把宝宝单独留在大床上，如果白天需要让宝宝独自睡大床，最好安装摄像头。

⑤床上不要使用过重的成人床品，包括毛毯、床盖、枕头等，以免造成宝宝窒息。最理想的情况是，在婴儿早期，所有成人的床品都不放在床上，成人穿合适的睡衣或睡袋。如果确实需要床品，可以选择一个轻薄的盖被或床单，盖在大人的肚子上，并且让宝宝睡在大人腰部以上的位置。

⑥不吸烟。这会显著增加宝宝罹患 SIDS 和哮喘的风险。建议任何家庭成员都不要在宝宝睡觉的房间吸烟，最好也不要在家里的其他房间吸烟。

⑦宝宝穿戴适当，不要过度穿盖，还要避免宝宝头部附近有覆盖物，以免造成窒息。

二、基本功之二——捕捉睡眠信号，为宝宝的每一次睡眠开好头

经常有妈妈和我说"宝宝就是不想睡""怎么也哄不睡"之类的话，我建议大家不要给宝宝贴上"难哄"的标签。你想想看，宝宝还不具备语言沟通能力和行动能力，他在想睡的时候不会自己拉窗帘、换睡衣、关灯，甚至无法顺利地自己躺下，所以孩子是否能在不哭闹的情况下顺利入睡，实际上取决于父母是否在恰当的时间来为他安排入睡。

⭐ 1. 清醒时间

在这里，我们先了解一个概念——睡眠窗口期。睡眠窗口期是指符合昼夜节律、生物钟的最佳入睡时间。在睡眠窗口期入睡，可使睡眠的效用最大化。在这个窗口期，我们的身体会大量分泌褪黑素，最适合入睡。如果错过睡眠窗口期，则有可能导致皮质醇的分泌，使宝宝过度疲劳，造成小觉短、频繁夜醒、入睡难等问题。这个睡眠窗口期通常比较短，有时候你发现宝宝特别难哄，一直哭闹，也就是闹觉，这说明宝宝已经困过头了；但有时也可能是因为你在宝宝不困时哄睡，所以他才用哭闹的方式来抗拒睡觉。错过了睡眠窗口期，宝宝可能又会精神一段时间，才会再次产生睡意。太提前哄睡或者太滞后哄睡，都会使宝宝入睡困难。

那么，我们如何来找准睡眠窗口期呢？主要有两个依据：清醒时间和睡眠信号。要想知道什么时候安排宝宝睡觉，就要了解清醒时间间隔。清醒时间是指从醒来到下一次睡着的时间（要把哄睡时间也计算在内）。宝宝在各个月龄段的清醒时间间隔，在第四章有详细介绍。

清醒时间间隔不是一成不变的，随着月龄增长，宝宝的清醒时间会逐渐变长，但是会有一个渐进的过程，不是突然一下子就拉长很多。对于小月龄阶段的宝宝，家长一定要把握好清醒时间间隔，相差 10 分钟安排入睡带来的结果可能都会非常不同。而月龄大的宝宝，除非清醒时间间隔变化太大，一般不会出现晚 10 分钟安排就会过度疲劳的问题。实际上，清醒时间还受其他因素的影响。

（1）所处的时刻

通常来说，早晨醒来到第一个小觉之间的清醒时间最短，而下午的小觉（或者黄昏觉）到夜觉之间的清醒时间最长。

（2）宝宝的天生气质和身体状况

当宝宝肠绞痛时，我们应该帮助宝宝遵循比建议时间更短的清醒时间。而一旦肠绞痛症状消失，大概在宝宝 3 个月大的时候，一部分宝宝会变得对周遭环境很敏感，所以他们的清醒时间也是比较短的，尤其是早晨。即使没有肠绞痛，但宝宝本身是敏感型或者容易受到刺激，那么也要遵循更短的清醒时间。

（3）夜觉和小觉的长度和质量

如果宝宝频繁夜醒，或者小觉短，那么就要相应缩短清醒时间。

2. 睡眠信号

除了把握宝宝的清醒时间间隔之外，通过睡眠信号来判断宝宝的合理入睡时间也是常用的方法。不过，有的宝宝发出的睡眠信号并不明显，所以不好判断；有的宝宝有自己独特的睡眠信号，家长一开始容易判断错误；有的则是发出睡眠信号，要么是已经处于过困状态了，要么就是离快速入睡还有很长一段时间。所以，掌握并分辨睡眠信号，对于合理安排宝宝的入睡时间至关重要。我按照精神状态、认知力/注意力、运动/行为这三个类别整理了一些比较常见的睡眠信号，见表5-1。

表5-1　常见的睡眠信号

类别	精神状态	认知力/注意力	运动/行为
常见睡眠信号	哭闹 烦躁 哼唧 尖叫 无端地发脾气	对周遭事物失去兴趣 眼神呆滞、空洞 不愿意和大人玩	打哈欠 揉眼睛 抓耳朵，挠脸 容易摔倒，拿不稳手里的东西 把头埋在妈妈怀里 向后仰，打挺 用力啃咬东西，啃手

从表5-1可以看出，在精神状态方面，如果宝宝哭闹、烦躁、哼唧、尖叫或无端地发脾气，那么他就是在向你发出睡眠信号，其中，哭闹是一种已经过累的信号，更加需要注意！在认知力/注意力方面，如果宝宝对周遭事物失去兴趣，眼神呆滞、空洞，对大人的逗玩不理睬，那么就意味着宝宝困了，这些信号不容易引起家长的注意，要多观察。而在运动/行

为方面，打哈欠、揉眼睛等是比较常见的睡眠信号，但也有宝宝会抓耳朵、挠脸、用力啃咬东西、啃手，或者把头不停地往妈妈怀里埋，甚至向后仰、打挺，还有的会出现受迫性失误，如拿不稳手里的东西等。

睡眠信号也有等级之分，像打哈欠、揉眼睛、眼神呆滞这类往往是比较初级的信号，宝宝还没有特别困，而哭闹就意味着宝宝已经非常困，甚至过累了。每个宝宝都不太一样，所以需要家长认真观察、总结，才能找到属于你的宝宝的睡眠信号。

3. 综合运用清醒时间和睡眠信号

要想找准宝宝的睡眠窗口期，最好是综合运用清醒时间和睡眠信号来安排宝宝的入睡时间。我为大家做了一张图，见图 5-2。

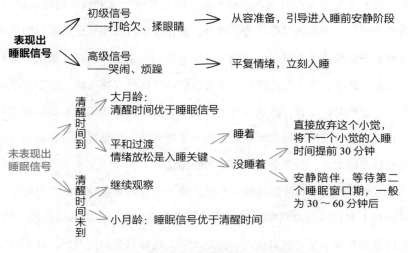

图 5-2 **综合运用清醒时间和睡眠信号**

在宝宝发出睡眠信号后，家长首先要判断睡眠信号的等级。当出现打哈欠、揉眼睛等初级信号时，家长还有时间做睡前准备，慢慢引导宝宝入睡。具体来说，当宝宝第一次发出打哈欠的信号时，立即哄睡未必能奏效，因为这时离他真正能入睡还有 10 ～ 20 分钟的时间，但可以开始引导宝宝进入睡前安静阶段，然后根据后续信号启动睡前仪式。如果宝宝已经哭闹、烦躁了，家长不要立即安排入睡，在这样的情绪状态下，宝宝多半是睡不着的，要先想办法平复宝宝的情绪，然后再启动睡前仪式，尽快安排入睡。

宝宝在清醒时间内就发出了睡眠信号怎么办？举个例子，6 个月宝宝的清醒时间大约是 2 小时，但是宝宝在 1 个多小时后就发出了打哈欠、揉眼睛的信号，这时家长不能完全按照建议的清醒时间间隔来处理，不要机械地等到规定的入睡时间再安排入睡，而是要结合宝宝独特的睡眠信号，防患于未然，避免他过度疲劳。此外，要让宝宝自然地从正在进行的活动过渡到睡前仪式，不可强行让宝宝入睡，否则宝宝会产生抵抗情绪，不利于入睡。此外，在小月龄阶段，主要依据睡眠信号安排入睡；宝宝月龄稍大后，清醒时间变长，作息弹性也变大了，这时，在我们观察到睡眠信号后，也要参考清醒时间来判断是否需要安排入睡。注意避免与日常小觉时间安排差别太大，否则会影响一整天的作息。

综合睡眠信号和清醒时间来安排入睡，一开始是有难度的，有些家长可能找不准最佳的睡眠窗口期。错过了睡眠窗口期，宝宝的确很难入睡，但也没必要和宝宝正面对抗，不停地硬哄，这样只会两败俱伤。我们可以等待第二个睡眠窗口期的到来，重启入睡的过程。具体来说，针对这种情况有两种解决办法。

第一，在卧室陪宝宝玩一会儿，做一些安静的游戏，比如读绘本，其间观察宝宝的睡眠信号，等待第二个睡眠窗口期的出现。这个时间一般为30～60分钟后。

第二，如果错过了某一个小觉，可以直接放弃这个小觉，不再尝试哄睡，而是把本来计划的下一个小觉的入睡时间提前30分钟。

三、基本功之三——建立睡前仪式，让你的宝宝到点就犯困

我从事婴幼儿睡眠咨询的这些年，有一个非常重要的发现：很多家长把宝宝睡觉这件事当成自己的事，觉得孩子必须要哄才能睡，并认为自己的每一个安抚方式和安抚动作，都是为了把孩子哄睡着。举个例子，奶睡是很多妈妈常用的安抚和哄睡方式，有些妈妈认为，喂完奶孩子就必须睡着，她们不能接受吃完奶孩子却不睡这件事，于是就和孩子死磕，反复喂奶，直到把孩子喂到睡着为止。如此一来，孩子就吃了很多不必要的奶，睡觉时可能会不舒服。而妈妈在这个过程中也很紧张，总想快点儿把孩子哄睡，或者总担心哄不睡怎么办，这并不是宝宝入睡的良好状态。我建议把睡觉的权利交还给孩子。孩子确实依赖父母，但归根结底，他和你是两个独立的个体。作为家长，我们可以给孩子提供一个安全、良好、促睡的睡眠环境，有预期的、规律的作息时间，一些帮助孩子放松情绪的活动，但是最终他能不能睡着，不能由我们决定，而是孩子自己的事。

1. 让宝宝顺利入睡的 4 个基本要素

很多家长苦于每天的哄睡工作，但却并不清楚哪些因素会影响宝宝入睡，想要调整也无从下手，我总结了影响宝宝顺利入睡的 4 个基本要素。

①安排入睡的时机是否恰当。这一条是最基础且关键的，一般来说，宝宝既有足够的困意又没有困过头的时候，是比较合适的安排入睡的时机。

②身体是否存在明显的不适。像饥饿、生病、长牙、过冷或过热等状态都会让宝宝感觉不适，而这类不舒服的感觉会影响宝宝安稳入睡。

③睡前的情绪是否平和。宝宝在平静、放松且觉得安全的状态下，往往会比较容易入睡。宝宝睡前的状态也会受到哄睡人情绪状态的影响。有研究表明，睡前得到家长有效情感回馈较多的孩子，在入睡、睡眠维持等方面会表现得更好，这一点我们之后会详细介绍。

④周围的环境是否促睡。一般来说，促睡的环境要昏暗，温湿度要适宜，没有过多的噪声或刺激物。

在我们把以上这些都准备好之后，再去调整宝宝的入睡习惯，才能达到事半功倍的效果。

 2. 为什么要建立睡前仪式

在帮助孩子入睡这件事上，家长最容易上手的就是为孩子建立睡前仪式。那么，什么是睡前仪式呢？美国儿童睡眠领域的专家约迪·明德尔做了非常多的关于睡前仪式的研究，她给睡前仪式下的定义是：一种家庭日常程序活动，由父母在熄灯前的同一时段和孩子共同参与的一系列以相同顺序串联而成的固定活动组成。

那睡前是指哪一段时间呢？是从给宝宝洗澡的时候算？还是从一切工作准备妥当，开始给宝宝喂奶、拍哄的时候算？在睡眠研究中，我们经常会提到睡眠潜伏期（sleep-onset latency）的概念，它是指入睡所需要的时间。这里所说的入睡所需要的时间，指的是关灯之后到最终睡着的时间。

结合睡眠潜伏期的概念，我们再来看约迪·明德尔对睡前仪式的定义，就会发现，睡前仪式本质上就是发生在睡眠潜伏期之前，为入睡做准备的一系列活动，睡前仪式结束后才进入睡眠潜伏期。也就是说，睡前仪式结束之后，孩子理论上应该仍然处于清醒状态。参考约迪·明德尔对睡前仪式的阐述，以及平常我做睡眠咨询的实践，我认为，睡前仪式是指在入睡准备期所做的一系列固定有序的、帮助孩子舒缓情绪的、为入睡做准备的活动。睡前仪式包括睡前安静时间和睡前程序两部分，其中睡前安静时间先发生，持续时间较短，随后才进入睡前程序。

几乎所有关于睡眠的文章、书籍，不管是针对大人还是针对宝宝的，都会建议大家建立睡前仪式。那么，为什么大家都推崇睡前仪式呢？这主要是因为，睡前仪式能给我们带来 3 个方面的好处。

（1）有助于舒缓睡前情绪

美国一位研究睡眠和儿童心理的学者玛丽·希迪·柯尔辛卡（Mary Sheedy Kurcinka）在她的书《失眠的美国孩子》（*Sleepless in America*）中把孩子的状态分成两个区域：绿色区域（green zone）和红色区域（red zone）。她认为人们白天的行为方式和所面临的情境会使他们进入不同的区域。比如，上幼儿园的孩子如果早上起得比较晚，父母一着急就会不停地催孩子动作快一点儿，可能还会因为孩子磨蹭而发脾气，于是孩子从早上开始便进入一种紧张的状态中，也就是进入了红色区域。柯尔辛卡发现，一旦孩子进入红色区域，身体就会变得警觉，会更倾向于竭力保持清醒，等到要睡觉的时候，就很难进入睡眠状态，往往是折腾许久之后崩溃式入睡。但是，如果孩子进入绿色区域，比如说宝宝起床以后，自己完成洗漱、整理的工作，那么他们的身体就会变得平静且放松，到睡觉时间就能轻松地进入睡眠状态。所以，让孩子轻松入睡的关键在于从白天开始，就要避免使他进入红色区域，尽量使孩子保持在绿色区域。

那么，什么样的事情会让孩子进入红色区域？什么样的事情又会让孩子进入绿色区域呢？柯尔辛卡书里提到，紧张的气氛、过度或时间不正确的体育锻炼、突发事件、家庭压力等都可能会让孩子进入红色区域。而进入绿色区域有一个关键又很好上手的操作方法，就是建立并实施睡前仪式。可以说，睡前仪式在一定程度上能够帮助孩子在睡前更靠近绿色区域，哪怕白天时孩子一直处在红色区域。睡前仪式能让孩子的情绪变得放松、平和的原因有两个：一是睡前仪式中的活动大多都具有安抚、放松的作用，有助于帮助孩子舒缓情绪、进入睡前状态；二是固定的活动增强了孩子的可预期性，他知道这个活动结束后会进行哪项活动，这种可预期的活动组合能增强孩子的安全感，避免孩子因为不知道接下来会发生什么而在睡前处于慌乱状态。

（2）有助于建立规律作息

睡前仪式还有一个好处——帮助孩子建立规律作息。睡前仪式的要素之一就是固定的时间，实质上，就是一个固定做某事的时间点，每天都在这个时间点进行睡前仪式，能够使宝宝的作息变得有规律。

（3）能直接改善睡眠状况

睡前仪式之所以被学界和临床推荐，是因为研究者发现，它可以非常直接地改善睡眠状况。2014 年，柯尔辛卡通过一项针对全球范围内 0～5 岁儿童睡眠状况的调查研究发现，固定的睡前仪式能够促进儿童的睡眠。主要表现在，实行睡前仪式的宝宝们入睡时间更早，入睡也更快，夜醒次数更少，夜醒持续时间更短，夜间总睡眠量更长，一天的睡眠总量也更长……同时这项研究还发现，这同改善和执行睡前仪式的频率呈正相关：每周执行睡前仪式的频率越高，宝宝睡眠状况就越好。也就是说，如果能坚持每天为孩子进行睡前仪式，并且每次的睡前仪式都保持一致，那么宝宝的睡眠状况就会越来越好。2017 年，柯尔辛卡又发表了一篇文章，其中提到，建立睡前仪式不仅能够改善宝宝的睡眠状况，还可以快速改善睡眠问题。这个研究结果振奋人心。之前很多家长对睡前仪式持怀疑态度，觉得建立睡前仪式和调整规律作息一样，是慢功夫，不能立马见效，而且要每天去做，很麻烦，很难坚持。但是，这项研究对随机的 134 名 8～18 个月的宝宝进行了为期两周的干预研究，结果显示，婴幼儿的睡眠问题可以在建立睡前仪式后的几个晚上迅速得到改善。参与研究的妈妈们仅仅坚持睡前仪式 3 个晚上，就能观察到宝宝的睡眠状况有了明显的改善，这些改善包括入睡时间更短，夜醒次数减少，单次夜醒时间缩短，夜间最长持续睡眠时间增加等。所以，这项研究打消了大家的疑虑，建立睡前仪式并非吃力不讨好的活儿，只要坚持做，只需几天就会看到明显的效果。

3. 睡前仪式怎么设计

睡前仪式的活动非常多样，常见的有洗澡、刷牙、换睡衣、讲故事、做游戏、唱歌、道晚安、亲吻、开白噪声等。很多家长在最初接触睡前仪式时，不知道该把哪些活动纳入睡前仪式中，其实睡前仪式的活动是有规律可循的。

我们通常把睡前仪式的活动分为三大类，即过渡活动（transition activity）、连接和舒缓活动（connecting and calming activities）、信号活动（cue activity），其中过渡活动发生在睡前安静时间，连接和舒缓活动以及信号活动一起组成睡前程序，见图 5-3。

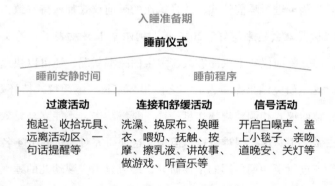

入睡准备期

睡前仪式

睡前安静时间　　　　　睡前程序

过渡活动	**连接和舒缓活动**	**信号活动**
抱起、收拾玩具、远离活动区、一句话提醒等	洗澡、换尿布、换睡衣、喂奶、抚触、按摩、擦乳液、讲故事、做游戏、听音乐等	开启白噪声、盖上小毯子、亲吻、道晚安、关灯等

图 5-3　睡前仪式活动分类

过渡活动是睡前仪式开始的信号，其主要目的是让孩子停下当前正在进行的活动，平复一下情绪，准备进入睡前程序。过渡活动并不一定每天都一样，而要根据孩子的月龄以及睡前仪式开始前孩子正在进行的活动而定。比如，如果是小月龄的宝宝，刚刚他正在练习俯趴，那么大人可以轻轻地把他抱起，让他在大人的怀里平静一会儿，这就是他的过渡活动；如果是大月龄的宝宝，刚刚他正在玩玩具，那么大人可以引导他收好玩具，然后离开游戏区域，这就是他的过渡活动；如果是已经具备沟通能力的大孩子，那么他的过渡活动可以是一句提醒，比如"该刷牙洗脸准备睡觉喽"。总之，通过过渡活动要向孩子清晰地传递"活动的时间已经结束，到准备睡觉的时间了，要开启睡前仪式了"这个信号。另外需要注意的是，过渡活动要简短，几分钟就够了，在这段时间里不要和孩子发生拉锯战。

连接和舒缓活动以及信号活动一起组成睡前程序。其中，连接和舒缓活动主要是一些帮助孩子放松、增进连接、舒缓情绪的活动，通常是家长和孩子都乐在其中的活动，比如洗澡、按摩、喂奶、讲故事、做游戏等。这些活动中有些是起到连接作用的，有些是起到舒缓作用的，还有一些是两种作用兼具的。通常来说，连接活动有喂奶、肢体接触（抚触、按摩等）、讲故事、做游戏等；舒缓活动有洗澡、肢体接触、听音乐等。对于那些白天上班、晚上才能陪宝宝的父母，睡前的连接活动更加重要。信号活动则是入睡准备活动结束的标志，是提示宝宝接下来要进入睡觉时间的信号。常见的信号活动有开启白噪声、盖上小毯子、亲吻、道晚安、关灯等。在理想状况下（自主入睡），信号活动应该是家长和孩子在睡前做的最后一件事。跟所有的物品说晚安是一项非常好的信号活动，这个活动可以参考经典绘本《晚安，月亮》。你可以和孩子一起跟房间里的物品说晚安，比如"晚安，灯光；晚安，小熊；晚安，钟表……"。说完这些后，可以亲吻宝宝的额头，跟宝宝说"晚安，我的宝贝"。

在设计睡前程序时，其包含的活动元素和顺序要相对固定，但是对不同的孩子和家庭来说，睡前仪式可以是非常多样的，并不存在绝对"正确"的睡前仪式，只要是适合你的宝宝和你的家庭的活动就可以。比如，对有些宝宝来说，洗澡可能会让他兴奋，那么洗澡这个活动就不适宜放在他的睡前程序中。

　　在设计睡前程序时，最重要的原则是：要选择那些家长和孩子都喜欢且家长能够在每天睡前都坚持的活动。

　　那么，我们应该怎样去设计适合自己家庭的睡前仪式呢？我建议，夜觉和小觉前都建立睡前仪式。比较典型的夜觉前的睡前仪式有洗澡、刷牙、拉窗帘、调暗灯光，告诉宝宝"现在要关灯了，到睡觉的时间了"；然后擦乳液、换睡衣、换尿布、按摩、喂奶，和宝宝轻柔地聊聊白天发生的事情；最后唱睡觉歌，和所有物品说晚安，关灯，再来一个晚安吻。这个过程大约会持续 30 ～ 45 分钟，所以安排睡前仪式时要计算好时间，不要等宝宝已经很困了，才开始做睡前仪式，这样反而会使宝宝困过头。

　　小觉的睡前仪式可以短一点儿，因为没有洗澡、换睡衣这些环节，可以包括拉窗帘、唱摇篮曲、喂奶等，一般会持续 10 ～ 15 分钟。虽然我们之前一直说睡前仪式包含的活动需要固定，但这个"固定"指的是在一个时间段内相对固定，随着宝宝月龄的增长，睡前仪式中的一些元素是需要发生相应变化的。

　　比如，在宝宝出牙后，睡前仪式中就可以加入刷牙的环节，在宝宝能自己刷牙之后，这一环节就可以由孩子自己完成。对小月龄的宝宝来说，讲故事的环节往往是大人挑故事讲，随着宝宝自主意识的萌发，他可能会表现出对某种故事的偏好，会自己选择想听哪种故事，在宝宝的语言沟通能力增强后，讲故事的环节又可以变成孩子一同参与讲故事、编故事。另外，对于小月龄的宝宝，为了让孩子明白睡前仪式和睡觉这件事的关系，我建议除了洗澡、刷牙这类活动，其他活动都在睡觉的房间进行；而对于大孩子，他们已经明白睡前仪式与睡觉之间的关系了，那么睡前仪式中的游戏、讲故事等活动是可以在家中的其他场所进行的，比如客厅。

4. 睡前仪式的操作误区

既然睡前仪式有这么多好处，也不难实施，为什么不同的家庭实施的效果却千差万别呢？有的家长反馈说睡前仪式一点儿用都没有，有的家长却觉得很有帮助。我来给大家分析一下原因。在建立、实施睡前仪式的时候，可能会碰到这样 6 个问题。

（1）睡前仪式过多

对婴幼儿期的宝宝来说，如果睡前仪式包含的元素过多，唱歌、跳舞、讲故事、抚触、喂奶一应俱全，那么宝宝可能会觉得很累，反而错过了合适的入睡时机。不过，睡前仪式过多这种情况更常出现在大孩子身上，比如孩子在睡前和家长讨价还价，讲完一个故事，还要求家长讲第二个、第三个……最后光讲故事就用了 1 小时，然后还要喝水、上厕所等，用各种办法拖延入睡时间。要解决这个问题，并不是一句简单的"缩短睡前仪式的时间"就完了，还涉及如何进行规则的设定。可以试试和孩子一起头脑风暴，把睡前要做的事情固定下来，约定好，引导宝宝自己设计他的睡前惯例表。如果孩子忘记了某些你认为重要的部分，可以补充进去，但是你需要明确地告知孩子，并和他达成共识。

睡前惯例表的呈现形式是多种多样的，可以让孩子画出来，也可以把睡前活动拍成照片打印出来，并按照合理的顺序粘贴好，每完成一项就在上面贴一个小星星或者做别的标记。当孩子有了一些进步时，比如平常要讲 5 个故事才肯睡，而今天只讲了 3 个故事就去睡了，家长一定要正面鼓励孩子的进步，不能总是使用"不"语言。如果你不想让孩子做某件事，你可以说："你可以做……，可以做……，你来决定。"举个例子，你希望孩子现在去刷牙，如果你说："我们现在去刷牙吧，好不好？"孩子多半会告诉你："不好！"因此，你需要换一种思路，可以说："你想像小兔子一样蹦蹦跳跳地去刷牙，还是像小熊那样摇摇摆摆地去刷牙呢？你来决定。"

（2）睡前仪式过少

如果睡前仪式只有简单的喂奶，或者只是拉窗帘，那就不能称为仪式了。

（3）不恰当的睡前仪式顺序

从理论上说，不存在"错误"的睡前仪式，每个宝宝都是不同的，对于睡前仪式的反应也不一样。不过有时候，如果睡前仪式的顺序乱了，不但不能使孩子平静放松下来，反而会使他们变得更加兴奋。我之前接过一个睡眠咨询，这个宝宝的睡前仪式包括洗澡、换睡衣、吃米粉、玩、吃奶、玩、吃奶。这个睡前仪式包含了 2 次玩耍，似乎妈妈和宝宝进入"吃了东西怎么还不睡—再玩一会儿吧，玩累了就睡了—宝宝犯迷糊了，赶紧再吃点儿—怎么吃完又清醒了"这种拉锯战中，所以她家的睡前仪式持续的时间非常长，有时能达 2 小时，这些活动并没有起到睡前仪式的作用。

（4）小觉和夜觉采取相同的仪式

这类情况常出现在作息比较规律而家长是"科学育儿"派的家庭里。这种家庭早早就为宝宝建立了睡前仪式，而且小觉和夜觉前都有睡前仪式，执行得也很好，一致性保持得很不错。但是这种宝宝会出现一个问题：夜觉入睡之后，睡一个小觉的时长就醒来了，然后又开始3小时、4小时的循环，孩子似乎变成了机械执行E.A.S.Y.程序（详见本书222～227页）的"机器人"。这种情况的解决方法其实很简单，将夜觉和小觉之前的睡前仪式差异化，很快孩子就知道夜觉和小觉是不一样的了。

（5）睡前仪式缺乏一致性

今天想起来就做，没想起来就不做，孩子很难将睡前仪式和入睡这件事建立联系。所以，睡眠习惯的养成有一个核心要素，那就是保持一致性。只要家长和宝宝坚持做，就一定能看到效果。但是，家长也不用过分担心，不是说哪天没有做，前面达到的效果就没有了，就前功尽弃了，只要不是"三天打鱼，两天晒网"就没问题。

（6）睡前仪式中包含可能影响睡眠的因素

通常我们认为睡前的打闹（roughhousing），如打被子仗、躲猫猫等让人兴奋的游戏，或者使用电子产品看动画片等，都很难使孩子的情绪平复下来，进而会影响睡眠质量。不过，每个孩子都不一样，每个家庭的情况也不同，有些孩子很享受这些看似"激烈"的睡前活动，并且不影响睡眠质量。如果你的孩子恰好是这种类型的，就没有必要改变睡前仪式。如果你发现这些活动的确会影响孩子的睡眠质量，那么就要考虑在睡前仪式中将它们去掉。

四、基本功之四——规律安排作息，多种方法供你选择

在睡眠咨询工作中，我通常会先问明宝宝的作息情况。虽然跟怎么睡、睡在哪儿、睡多久这些问题比起来，作息情况似乎跟睡眠的关系并不是很大，大部分来咨询的家长都急切地想知道自己怎么做才能让宝宝自主入睡，如何延长宝宝的小觉，甚至有些家长还因为我让他们记录宝宝作息、调整作息而提出质疑。其实，大部分睡眠咨询师最先关注的都是宝宝的作息情况，在进行睡眠调整时也首先会调整宝宝的作息。通过这部分内容，希望大家可以了解为什么作息对于睡眠来说很重要，要怎么做才能帮助宝宝养成规律的作息。

⭐ 1. 为什么要建立规律作息

作息，就是一天当中各项活动的安排模式，而规律作息则强调了活动安排需要遵循一定的原则，有规律可循，且能够坚持下去。2018 年世界睡眠日的主题就是"规律作息，健康睡眠"，倡导遵循自然规律和生物节律，建立良好的作息规律。在宝宝的作息安排上，规律作息意味着根据宝宝当前所处发展阶段的特点，形成可重复的一日作息安排。无论是哪种作息安排方式，都应该有一个相对固定的作息表，但这并不意味着我们在安排宝宝一天的生活时要分秒不差地按照作息表来，生活中总会有一些意外情况发生，比如带宝宝外出吃饭、游玩、看病等，所以不必对作息表上的

时间锱铢必较，只要总体趋势是规律的，每项活动的误差都控制在合理的范围内就可以。

那么，规律作息为什么这么重要呢？因为无论是作息还是程序都具有重复性，可以帮助孩子建立恰当的预期。通过规律作息，孩子可以逐渐理解接下来会发生什么，对孩子来说，这种可预期性极大地提高了安全感，处在这样情绪下的孩子，更容易投入到一天的生活中，而不需要花大量的精力和情绪去适应环境和变化。如此一来，他们的行为问题也会减少，比如可以改善睡眠。让我们以宝宝的角度来看一看，如果孩子起床了，却不知道接下来能不能喝到奶，也不知道吃完饭是出去玩还是在家待着，每天被爸爸妈妈带着在不同时间去不同的地方，睡觉的时间也不固定，那么孩子就会没有安全感。通常，宝宝到了一个陌生的环境都会感到不安，比如我们带宝宝出门旅游时，宝宝的睡眠往往会受到影响，这是为什么呢？因为宝宝对接下来要发生的事情没有预期，进而会对生活失去掌控感。因此，缺乏规律作息会极大地影响宝宝安全感的获得。

此外，良好的作息对宝宝而言是有远期收益的，大部分宝宝长大了都要上幼儿园、上小学，而幼儿园和小学都有固定的作息安排，老师不可能照顾到每一个小朋友的需求。因此，从小养成规律的作息，孩子就能比较好地适应未来的这种规律生活。而由作息引发的睡眠问题也是一种很常见的问题，很多家长抱怨的入睡难、早醒、夜醒等问题都可能是不合理的作息引起的。所以，很多时候只要调整作息，让作息规律起来，睡眠问题自然会改善。

规律作息对照顾者也有很大的益处。一旦宝宝的作息变得规律了，家长也会轻松起来。宝宝什么时候睡觉、什么时候吃饭都是可预期的，家长就可以根据这个时间来安排自己的活动了。比如，等宝宝晚上入睡之后去看个电影，或者趁宝宝白天睡觉的时候看看书，抑或在宝宝白天小睡醒来前外出。这种规律的作息，在一定程度上可以减轻新手父母的焦虑，不必使宝宝变成家庭的核心，也不会使大人的时间变得碎片化，没法安排任何事。

同时，基于生理成熟程度安排的科学规律的作息，还会使宝宝形成自己的生物钟，即便爸爸妈妈白天要上班，自己没办法带娃，交给祖辈或保姆也不用操心宝宝的日常。

⭐ 2. 作息安排的原则

了解了为什么要建立规律作息之后，我们就要来看看如何建立规律作息了。首先，安排宝宝作息时需要考虑4个重要的时间节点：夜觉入睡时间、白天小觉入睡时间、喂养时间、活动/运动时间。这四大模块构成了绝大多数宝宝一天的作息安排。

安排作息是一个技术活，一方面，作息受几个时间节点的约束，比如早上、中午、晚上。宝宝吃午饭的时间不能是早上10点半，也不能是下午两三点，这都不符合昼夜节律，不能算作规律作息。另一方面，宝宝所处的月龄不同，家庭的作息习惯不同，宝宝作息安排的差异也十分显著。而且每天都有可能会出现一些扰乱作息的状况，这时就需要家长们灵活处理。在咨询中，很多家长都表示安排和设计作息是最难的部分。

但是，作息安排也不是无章可循的，它有几大原则。

（1）遵循家庭作息

宝宝的作息不能和家庭的作息差别太大，否则安排起来就会困难重重，也很难坚持下去。比如，专门为宝宝安排了不同的三餐时间，或者为宝宝安排了极早的夜觉入睡时间，这种作息会让家庭成员感到很疲惫。

（2）遵循宝宝特有的作息模式

每个宝宝的作息偏好都不同，有云雀型宝宝，有猫头鹰型宝宝，有的宝宝会在上午睡长觉，有的宝宝则会在下午睡长觉，这些特点都要纳入作息安排的考虑范畴。

（3）避开睡眠禁区

经常在睡眠禁区安排小觉很容易使宝宝与家长进行睡前对抗，也会打乱夜觉入睡的节奏。

（4）准备备用计划

作息不可能每天都一样，遇到突发情况或者宝宝状态不好时，不能教条地执行原来的作息安排。

（5）选择作息模式

你是想采取吃—玩—睡的模式，还是吃—睡—玩的模式，还是两者混合？选择后就要固定下来。

⭐ 3. 睡眠需求

在为宝宝设计作息安排的时候，家长经常犯的一个错误就是脱离实际，其结果是：设计出来的作息安排很完美，但宝宝和家长都没法按照它去执行。每个宝宝的睡眠需求和睡眠模式都不太一样，根据宝宝的睡眠需求来安排作息，可以最大限度地减少睡眠问题的发生。理想的作息安排是宝宝躺在床上的时间就是宝宝实际的睡眠需求。

假设一个宝宝的实际夜间睡眠需求是 10 小时，家长安排他在晚上 7 点半入睡，但是家长预期的宝宝夜间睡眠时间是 12 小时，也就是 7 点半睡，7 点半起床，这就不符合宝宝实际的睡眠需求。这样的话，就会导致以下 3 种情况：①宝宝按照预期在 7 点半入睡，并睡了他实际需要的 10 小时，但宝宝在 5 点半就醒来了，并且很难再睡着，这就出现了早醒的问题。②宝宝 7 点半时睡不着，折腾到 9 点半才睡着，不过早上的确睡到 7 点半才醒来。③宝宝 7 点半顺利入睡，但是睡到半夜 1 点半的时候起来玩了 2 小时，然后又接着睡了 4 小时，直到 7 点半起床。见图 5-4。

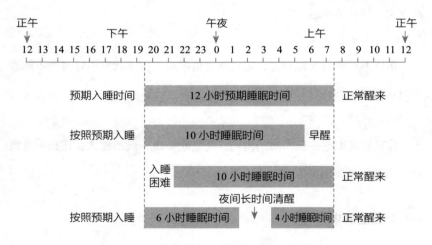

图 5-4 **睡眠需求 = 宝宝躺在床上的时间**

在入睡时间上，也有可能出现 2 个问题：入睡时间太晚或入睡时间太早。而很多宝宝都是晚睡型的。作为咨询师，遇到晚睡的案例，我首先会了解宝宝晚睡的原因，是家庭作息导致的，还是家长的认知导致的，抑或是哄睡的方法有问题？一般来说，晚睡一方面可能受整个家庭作息的影响，比如爸爸妈妈下班晚；而另一个重要的原因则是有些家长主观认为宝宝睡得晚就会醒得晚，晚睡可以避免早醒。然而，宝宝并不像大人那样可以晚睡晚起，他们并不遵循睡眠补偿机制。一般 1 岁以内的宝宝，更容易受昼夜节律的影响，所以无论几点睡，大部分宝宝起床的时间为 6～8 点，甚至天一亮就醒了。

如果错过了宝宝的最佳睡眠窗口，清醒时间太长，他们体内就会分泌皮质醇，皮质醇会使他们处于一种假兴奋的状态。这时的宝宝看起来非常兴奋，毫无睡意，而实际上身体已经非常疲惫了。皮质醇水平急剧升高，首先带来的是入睡困难，宝宝在很困的时候反而很难平复下来，也就难以进入平静的入睡状态。继而，晚睡又会导致皮质醇过量分泌，会使宝宝的睡眠质量变差、夜醒频繁，夜间没有长觉会降低宝宝的修复力，看似睡了一个晚上，起床之后还是很疲乏。而且对宝宝来说，晚睡反而会带来早醒，导致宝宝睡眠总量减少。

入睡太晚会带来很多问题，那么是不是入睡越早越好呢？当然不是，我们要根据孩子具体的睡眠需求以及所处月龄、发展阶段来安排宝宝的入睡时间。绝大多数宝宝夜间的睡眠需求是 10～12 小时（法伯教授认为宝宝夜间睡眠不会超过 11 小时，如果白天睡小觉的话，那么夜间睡眠为 9～10 小时）。如果让孩子待在床上的时间超过了孩子本身所需要的睡眠量的话，就会产生睡眠问题。

那么，在什么情况下要为宝宝选择较早的入睡时间呢？

（1）当宝宝睡眠缺乏时

如果宝宝平时都能睡够，只是某天有个小觉没睡或某一段清醒时间过长，那么可以通过将入睡时间提前来弥补。例如，宝宝平常睡 3 个小觉，7 点半入睡，但今天宝宝的黄昏觉没睡，这时就可以安排宝宝 7 点入睡。

（2）当宝宝长期睡眠缺乏时

如果宝宝有持续性的睡眠剥夺情况，那么首要任务就是帮助宝宝睡够来打破不良的睡眠模式，比较简单的做法就是几天内每天都为宝宝安排比较早的入睡时间。如果宝宝平常容易夜醒，那么可以提早 1 小时入睡。虽然在夜间入睡前宝宝有很强的驱动力保持清醒，也就是我们说的睡眠禁区，但是极度睡眠缺乏的宝宝是可以在这个时候睡着的，并且能够持续睡到第二天早晨。如果你的宝宝长期睡眠缺乏，那么你需要为宝宝安排提前到 6 点半入睡，并且持续一些天，以便让宝宝补充睡眠，慢慢再回到 7 点半或 8 点入睡。需要注意的是，不要永久性地将入睡时间提前，因为这会改变宝宝的生物钟，使他们开始早醒。同时，如果只是某一天错过了黄昏觉，那么夜觉入睡时间并不需要提前 1.5～2 小时那么多。

（3）当宝宝醒得很早，但看起来仍然很困时

在某些情况下，适度将入睡时间提前可以帮助宝宝调整这种情况，并且不会早醒。不过，这种早睡的方法并不适用于所有早醒的孩子。

那么，在什么情况下要为宝宝选择较晚的入睡时间呢？

（1）当宝宝白天或夜间的睡眠失去了平衡，同时躺在床上很久却睡不着时

有些家庭会因宝宝白天睡得少而给夜觉安排过多的时间，这个时间可

能长于宝宝的实际需要。其实这样并不能解决问题，正确的做法是：帮助宝宝在白天获得足够的睡眠，并推后夜觉入睡时间，这样可以使宝宝在床上躺着的时间等于睡觉的时间，否则可能会出现宝宝半夜起来玩的情况。

（2）当宝宝醒得早，并且是彻底清醒时

如果宝宝每天 5 点醒来，并且看起来休息得不错，状态很好，那么可能是觉醒的驱动力来得太早，并且他没有能力推后觉醒。这就需要转变他的生物钟，就好像调整时差一样，但是生物钟的调整不是立刻就会有效的，至少需要 3 个晚上都为宝宝安排较晚的入睡时间，才能带来较晚的起床时间，同时需要避免清晨光线的刺激。

（3）当宝宝的睡眠需求变化时

当宝宝的夜间睡眠需求减少时，就应该适当推后他的入睡时间。睡眠驱动力会逐渐推后宝宝的入睡时间，这是非常自然的事。但是，如果你还按照原来的入睡时间让孩子去睡，就会使他入睡困难。解决方法是：用一周的时间，观察孩子每天都是什么时候睡着的，这个时间就是他的自然入睡时间，然后让他在自然入睡时间入睡。之后可以慢慢将入睡时间推后，每次推后 15～20 分钟，直到入睡时间符合实际。

4. 睡眠日志

在调整作息的过程中，持续的作息记录是非常重要且必要的。虽然我们常说妈妈是最了解自己宝宝的，但真实情况并不乐观。有了孩子之后，家长的睡眠通常会受到很多干扰，也会经历更多的碎片化睡眠。在缺觉的影响下，很多家长甚至连前一天宝宝的睡眠状况都很难准确完整地回忆起来。想要真实客观地了解宝宝的作息情况，最好的方法就是记录，而睡眠日志是一个非常好的帮助我们全面了解宝宝睡眠状况的工具，见图5-5。

睡眠日志通常是以24小时（一天）为周期来记录宝宝睡眠状况的，在不少关于睡眠的书籍中都有睡眠日志的示例，你也可以根据宝宝的实际情况和需求，自行设计睡眠日志。下面我以图5-5中这个示例为例，来介绍一下如何记录睡眠日志。根据图示，安排睡觉的时间以"↓"表示，实际处于睡眠状态的时间段用灰色阴影表示，如果夜间有夜醒，那么清醒的时间段需要留白，早晨起床和小觉醒来的时间以"↑"表示。除了记录睡眠情况之外，还可以在睡眠日志上记录喂养情况，以及入睡难易程度、观察到的睡眠信号等信息。图5-5这个睡眠日志表格就提供了记录喂奶时间和辅食时间的图示，喂奶时间涂浅蓝色，辅食时间涂深蓝色。

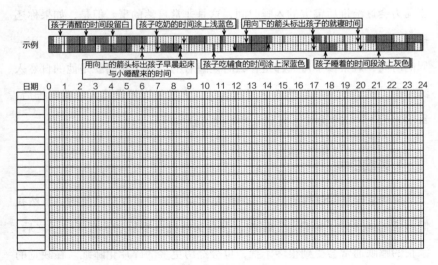

图5-5　睡眠日志示例

　　记录睡眠日志不仅能够客观真实地反映宝宝的睡眠状况，避免家长只把注意力放在糟糕的事情上，连续记录还有助于找到宝宝自身的一些特点和规律。虽然宝宝的睡眠发展规律基本相似，但不同婴幼儿之间仍存在着个体差异，比如有些属于早睡早起型，而有些属于晚睡晚起型，这些特点和规律都需要家长通过长期的观察和记录才能总结出来。除了用纸、笔记录外，现在也有一些记录宝宝作息的 App、小程序，比如宝宝生活记录、育学园、宝宝护理能手、育儿清单等，大家可以下载试用。不过，相对来说，我还是比较推荐用纸、笔的方式来记录睡眠日志。

　　除了观察宝宝作息的特点之外，在睡眠调整期间，坚持记录睡眠日志也有助于我们进行前后对比。在睡眠调整中，尤其是作息调整，并不是每一个措施都会带来显著的效果，要知道，不良的睡眠习惯不是一日形成的，睡眠状况的改善自然也无法一蹴而就，只能一点一点地慢慢改善，逐渐从量变达到质变。持续记录睡眠日志可以让我们看到在调整过程中每一个微小但值得被看见的进步，而这些小进步也能够带给家长信心，鼓励家长坚持下去。

　　对小月龄宝宝，睡眠日志需要记录的内容要更多一些。通常，我会请小月龄宝宝的家长记录宝宝每一次入睡前的详细状况，比如状态怎么样，哭闹、很平静，还是非常兴奋；都做了些什么（睡前仪式）；入睡方式是怎样的，是自己睡的、抱哄到睡着再放床的，还是奶睡的；什么时候放床的，又是什么时候真正睡着的（如果是哄到睡着才放床的话，可以记录下开始哄的那个时间点和真正睡着后放床的时间点，这样可以计算出宝宝花了多久才睡着）；每一觉睡了多久，如果是接觉的话花了多长时间、怎么接的；

每一次夜醒的详细情况。

　　一开始记录得详细些，我们就会对宝宝的睡眠特点有更多的了解。举个例子，我女儿2个月的时候，有一阵子突然不能自主入睡了，只要把她放到小床上，她就会号叫哭闹。我赶紧翻出来我记录的睡眠日志，发现出现这种情况的那些天，女儿的清醒时间都达到了1小时30分钟，于是我开始尝试调整这个清醒时间。当我把她的清醒时间缩短到1小时10分钟到1小时15分钟左右时，女儿睡前基本就不哭闹了，也愿意自己躺着睡了，非常神奇。翻看我记录的睡眠日志，我还能总结出我女儿那个时候的很多睡眠特点，比如最后一个小觉如果醒来太晚的话，即便保持惯常的清醒时间间隔，夜觉入睡也会非常困难；如果因为最后一个小觉醒来太早而将夜觉入睡时间大幅提前的话，会导致入睡后的1～2个睡眠周期内频繁醒来；小觉自己接觉至少需要10～15分钟，但是如果这时候去干预，她就无法重新入睡，所以要耐心等一等。如果没有坚持记录睡眠日志，我想我很难自如地对她做出作息上的调整。

　　通过记录睡眠日志来摸索适合宝宝的清醒时间很关键。小月龄宝宝对于清醒时间间隔非常敏感，有时候相差10分钟都能带来不一样的结果，所以通过观察某一段清醒时间间隔对应的宝宝的状态，来调整既定的清醒时间间隔，在大部分时候能解决很多小月龄宝宝的作息问题。通过记录可以计算出宝宝的睡眠潜伏期有多长，也就是大约花多久才能睡着，继而推导出什么时候安排宝宝入睡比较合适，这对观察睡眠信号、安排宝宝入睡是一个有力的补充。

5. 作息调整的顺序

当我们掌握了作息安排的原则和小工具，想要着手安排宝宝的规律作息时，应该如何下手呢？

（1）先固定夜觉入睡的时间

夜觉入睡时间是宝宝的作息中最好固定的一个节点，也是开启规律作息的基础。不同月龄合理的夜觉入睡时间可以参考第三章"婴幼儿的睡眠世界"中"正确的时间——合理的夜觉入睡时间"那部分的内容。

（2）固定早晨起床的时间

起床的时间需要根据夜觉入睡时间和夜间整体的睡眠需求来固定。想要知道宝宝的夜间睡眠需求，需要长期记录睡眠日志来找规律，绝大多数宝宝夜觉的需求为 9～12 小时。举个例子，假如宝宝晚上 9 点入睡，而宝宝夜觉需要 10 小时的话，那么起床时间就可以定在早晨 7 点。

（3）固定喂养间隔

宝宝所处月龄不同，喂养的时间间隔也不同。通常来说，0～3 个月宝宝的喂养间隔为 1.5～3 小时，而用配方奶喂养的宝宝可以达到 3～4 小时。宝宝 4 个月之后，就可以 3～4 小时喂一次奶了。

（4）固定每一餐的时间

根据起床时间、喂养间隔，就可以固定每一次进食的时间了。

（5）固定每一次小觉入睡的时间

这是最难的一步，但前面 4 步都有规律之后，每一次小觉入睡的时间也就自然固定下来了。

6. E.A.S.Y. 程序及实施中常见的误区

（1）E.A.S.Y. 程序

很多书上都有现成的作息安排模式供大家参考，其中被广泛使用的是 E.A.S.Y. 程序。E.A.S.Y. 程序也是我们在作息这个部分会重点解析的一个方法，真的很好用。但是，E.A.S.Y. 程序在操作时会出现一些问题，我来详细说一说。

E.A.S.Y. 程序出自特蕾西·霍格（Tracy Hogg）和梅琳达·布劳（Melinda Blau）合著的《实用程序育儿法》，其中 E 代表吃，A 代表玩（活动），S 代表睡，Y 代表你自己的时间。之所以采用"吃玩睡"的模式，就是为了打破宝宝对于奶和睡之间的联想，可以有效预防宝宝对奶睡的依赖。另外，这种"吃玩睡"的循环也可以帮宝宝建立起规律的进食习惯。

E.A.S.Y. 程序认为，在宝宝 4 个月大以前可以采取 3 小时一个"吃玩睡"循环的模式。如果是未满月的新生儿，原则上是 2～3 小时喂一次奶，喂奶间隔最少 2 小时，低于 2 小时的喂奶频率不但不能让宝宝安睡，也无法让妈妈得到充分的休息，从而可能会影响母乳量。而 1～3 个月大的宝宝，喂奶间隔最好控制在 3 小时。实施几天后，宝宝的消化系统就会适应"吃奶—消化—休息—饥饿"的规律。慢慢地，你会发现宝宝下一餐哭着要吃奶的时间，离上一餐刚好是 3 小时。而对于 4 个月以上的宝宝，你会发现喂奶时间到了，宝宝似乎还不太饿，这时便可以着手改成 4 小时一个循环了。表 5-2、5-3 是《实用程序育儿法》书中介绍的"3 小时一循环"和"4 小时一循环"的作息示例，供大家参考。

表 5-2 E.A.S.Y. 程序 3 小时一循环示例

	时间	项目	时间	项目	时间	项目	时间	项目	时间	项目
E	7:00	起床喂奶	10:00	小觉醒来，吃奶	13:00	小觉醒来，吃奶	16:00	小觉醒来，吃奶	18:00	吃奶（距离上次吃奶2小时，属于睡前密集喂食）
A	7:45	换尿布，玩，和宝宝互动	10:45	换尿布，玩，和宝宝互动，晒太阳	13:45	带宝宝活动	16:45	带宝宝活动	19:15	夜觉睡前程序
S	8:15	注意睡眠信号，开始睡前安静时间，准备睡前程序	11:30	准备第2个小觉	14:30	开始准备第3个小觉	17:15	开始睡黄昏小觉（0～45分钟）	19:30	开始尝试夜觉入睡
Y	8:45	宝宝睡着，你可以做自己的事	11:45	宝宝睡第2个小觉，你也跟着睡小觉	15:00	宝宝睡第3个小觉，你可以做自己的事	17:30	你吃晚饭	20:00	宝宝睡着

表 5-3　E.A.S.Y. 程序 4 小时一循环示例

	时间	项目	时间	项目	时间	项目	时间	项目
E	7:00	起床喂奶	11:00	小觉醒来，吃奶	15:00	小觉醒来，吃奶	18:00	小觉醒来，吃奶
A	7:30	换尿布，玩，和宝宝互动	11:30	换尿布，玩，和宝宝互动，晒太阳	15:30	带宝宝活动	18:30	带宝宝活动
S	8:30	注意睡眠信号，开始睡前安静时间，准备睡前程序	12:30	准备第 2 个小觉	16:30	开始准备第 3 个小觉	19:00	开始睡黄昏小觉（30～45分钟）
Y	9:00	宝宝睡着，你可以做自己的事	13:00	宝宝睡第 2 个小觉，你也跟着睡小觉	17:00	宝宝睡第 3 个小觉，你可以做自己的事	19:30	你吃晚饭

　　E.A.S.Y. 程序在实施中可能会遇到几个难点：①宝宝无法做到睡醒后吃奶，总在睡前吃奶，陷入"吃—睡—玩"的循环。②宝宝的小觉短，无法实现 3、4 小时一循环，陷入"吃—玩—睡—玩"循环。

　　针对第一种情况，有两种解决办法：第一种，从根源入手，如果宝宝是对奶睡产生了依赖，那么就需要改变这种入睡方式，引入其他入睡方式，如陪躺拍哄或使用安抚奶嘴等，当然，最好是教会宝宝自己入睡。第二种，逐渐拉大吃和睡之间的间隔，如从原来的奶睡直到完全睡着，变为睡前 20 分钟吃奶，然后逐渐过渡到睡醒之后再吃奶。

　　而针对第二种情况，也有两种解决办法：第一种是接觉，接觉的关键是复刻入睡方式，这样成功率会比较大，接觉的方法有很多，家长需要多多练习。第二种，如果宝宝醒来之后，可以明显看出他没有睡够，就需要观察睡眠信号，等待第二个睡眠窗口期再次安排宝宝入睡。

经常有妈妈问我，在 E.A.S.Y. 程序中，是几小时一个间隔的循环重要，还是每一次的吃睡时间相对固定更重要？其实，不需要这样非此即彼，规律作息确实是指同样的时间做同样的事，但我们都知道，宝宝不可能天天按照作息安排来活动，基于家庭需求和宝宝当天的实际情况，E.A.S.Y. 程序是可以灵活变动和调整的。但是，这里所说的灵活变动是指每一次安排小觉或者安排喂奶并不是机械化的计算结果。多数妈妈会有一个误解，认为定时喂奶、定时安排入睡就是 E.A.S.Y. 程序的重点，也代表着规律作息，这是对 E.A.S.Y. 程序的常见错误认识。

（2）实施 E.A.S.Y. 程序的常见误区

①根据宝宝的小觉长短和上一次吃奶的时间，来安排下一个小觉的入睡时间和吃奶时间。如果按照这种思路，即使是很严格地遵循 3 小时或 4 小时喂奶一次，也有可能会因为小觉的长度不可控，而导致每天实际的喂奶和小觉入睡时间不同，这样还是形同于混乱作息。

此外，还可能出现小觉睡了一会儿就和喂奶时间冲突了，或者喂奶时间和入睡时间恰好重合了，导致一喂奶就睡着这种尴尬状况。这也是很多妈妈反馈 E.A.S.Y. 程序进行不下去的原因。为了满足 3 小时或 4 小时一循环，喂奶的间隔大家都会卡得比较严格，但是小觉长度是不可控的，所以每一个循环都没法按照 E.A.S.Y. 程序给出的那种完美模式进行，一步乱就会步步乱，这样一来，家长就很容易丧失信心，徒增焦虑。

②根据最后一次夜奶的时间，来安排起床后第一次喂奶的时间，并依据第一次喂奶的时间来安排接下来每一次喂奶的时间。这样安排的结果很明显：宝宝每天的作息都不同。举个例子，假设第一天的喂奶时间是：6点、10点、14点、18点、22点、2点；第二天早上宝宝醒来得比较晚，于是喂奶时间变成了7点、11点、15点、19点、23点、3点；第三天凌晨4点宝宝又哭着要吃奶，于是妈妈根据4小时一喂的原则，第三天的喂奶时间就变成了4点、8点、12点、16点、20点、24点。虽然这三天都保持了4小时的喂奶间隔，但是每天的时间都不同。正确的做法是：不管几点喂最后一次夜奶，起床奶的时间都不能变，也就是说，要固定早晨起床的时间，这样每天第一次喂奶的时间就会固定。这样的话，即便作息不小心跑偏，因为起床奶的时间是固定的，所以整个作息都可以调整回来。

E.A.S.Y.程序的关键在于吃—玩—睡的顺序，而不是3小时或4小时的循环。所以，过分关注循环就会产生新的错误。

③为了保证循环的顺利进行，固定喂养间隔，即使宝宝饿了但没到时间也不喂奶；为了保证每一个小觉都是1.5小时而死磕接觉。这两种做法都太教条了。

使用E.A.S.Y.程序的目的不是完成循环的任务，而是打破宝宝对于吃和睡之间的联想，其逻辑是十分朴素的，无论是3小时一循环，还是4小时一循环，仅仅是给大家提供一个范例，并不是说宝宝必须要睡够1.5小时才算小觉，也并不是说宝宝一定要在睡醒之后吃奶，吃奶间隔必须为3小时或4小时。家长完全可以根据宝宝的情况来设计喂养和睡觉时间，但前提是了解宝宝的需求，否则E.A.S.Y.程序就没有意义了。

虽然 E.A.S.Y. 程序的目的是打破宝宝对吃和睡的联想，但这并不代表要开始对宝宝进行自主入睡训练了，在建立 E.A.S.Y. 程序时，你仍然可以帮助宝宝入睡（比如陪躺、嘘拍、抱起放下等）。所以 E.A.S.Y. 程序只是规律作息的一种方式，而不是针对入睡方式的训练，这一点不要搞混了。

7. 作息的变化

宝宝的作息不是固定下来之后就一直不变了，随着宝宝月龄的增长，或者经历一些特殊阶段的时候，比如并觉或添加辅食时，作息往往会发生明显的变化，有时甚至会打乱原本规律的作息。我们都知道，宝宝刚出生的时候需要很多睡眠，一天中的大部分时间都在睡觉，睡眠时长可以达到16 小时甚至更多。但随着月龄增长，宝宝一天当中清醒的时间会逐渐变长，对睡眠的需求就会相应减少，这时，宝宝就出现了并觉的需求。在宝宝出生后的头三四年，一般会经历 4 个并觉期，分别是：3～6 个月的 4 觉并 3 觉，7～9 个月的 3 觉并 2 觉，12～18 个月的 2 觉并 1 觉，以及 2 岁半～4 岁的 1 觉并 0 觉。

除了并觉期带来的作息变化，在给宝宝添加辅食时，尤其是随着添加辅食次数的增多，宝宝的作息也会发生变化。这时，很多家长就会不知所措，觉得宝宝吃奶、吃辅食、睡觉、活动的时间安排不过来。大家要知道，宝宝 6～12 个月时，饮食模式将从以奶为主慢慢转变为以固体食物为主。添加辅食后，宝宝的奶和辅食是此消彼长的关系，辅食的频率会从一天 1 次逐渐增加到一天 3 次，辅食的量也会从一开始的一两勺逐渐增加到替代一顿奶。

在刚开始添加辅食的时候，为了方便确认宝宝对新食物的反应以及是否存在过敏等情况，最好将辅食安排在上午，一般是上午觉睡醒之后。一开始添加辅食时，辅食的性状应该是比较稀的泥糊状，这时宝宝还吃得不多，所以辅食可以和奶一起吃，也可以跟奶完全分开。我比较推荐把辅食跟奶安排在同一时段，这样可以避免宝宝在同一个清醒时段中进食 2 次，以免造成宝宝因进食间隔过短而出现不好好吃奶/辅食的情况。

宝宝在 7～8 个月时，家长可以在上午为其安排 1 顿辅食，再在下午加 1 顿辅食，一般是下午 3 点左右宝宝午觉睡醒之后。在这个阶段，宝宝辅食的营养密度和进食量要比之前有所增加，在这两次辅食时间都可以先喂辅食，再根据宝宝的实际情况让他吃奶吃到饱。在 9～11 个月的时候，给宝宝的辅食可以变为 3 次，早起先吃奶，之后吃辅食的时间跟大人的三餐基本同步，中午辅食的量要逐渐增加，慢慢地可以完全代替 1 顿奶。除了这 3 顿辅食之外，在上午、下午的活动时间还可以给宝宝提供一些酸奶、水果等作为点心。

第六章

睡眠调整，你准备好了吗

在第五章，我为大家介绍了如何做好睡眠优化和调整的前期准备工作，我称之为"培养'天使宝宝'的四大睡眠基本功"。这四大基本功包括优化睡眠环境、捕捉睡眠信号、建立睡前仪式和规律安排作息。当掌握了这四大基本功之后，再结合知识篇学到的睡眠基础知识，你就可以进入睡眠习惯养成的实战部分了，我会教大家如何引导宝宝学会自主入睡。

在进行任何形式的睡眠调整之前，也就是在"实战"之前，我们都要武装好自己，做好准备。除了知识、理论的储备之外，我们还需要在心态、家庭系统等方面做好充足的准备。

一、睡眠调整的准备工作

在之前的章节里，我不断强调睡眠问题不是孩子的问题，而是家庭的问题。所以在解决宝宝的睡眠问题时，要以家庭为本，不孤立地看待孩子，而是关注家庭中的每一个成员，把孩子放在家庭关系的情景中去看待。其实，睡眠调整是一个很微妙的过程，虽然其目标是调整孩子的睡眠，但是孩子并不具备直接沟通的能力，也没有主观改变的意愿，所以想要改变孩子睡眠的是家长，也就是说，这是一个间接改善和调整的过程。所以，我们不能单独去找孩子的问题，不管是找寻睡眠问题产生的原因，还是去解决睡眠问题，都应该以家庭为切入点。那么，哪些家庭系统的因素会影响孩子的睡眠呢？一般来说，可能影响孩子睡眠的家庭因素有以下几个方面。

（1）家庭成员情况

家庭成员的构成、家庭成员之间的关系。

（2）家庭变化

家庭结构的变化，比如新增/减少成员；家庭中有重大事件发生，比如亲人离世、父母离婚等；亲子关系中断的经历；更换照顾者；抚养环境变换，比如搬家等。

（3）家庭功能

家长的生活方式、家长的教养类型、家长的作息方式等。

（4）家庭支持网络

核心家庭的扩展家庭情况、其他外部资源等。

为什么看似不相关的因素，却会对孩子的睡眠构成影响呢？传统理论认为，如果事件A造成了问题B，那么我们可以通过寻找事件A发生的原因，来解决问题B。但系统理论则强调，A和B是同时存在的，它们之间相互影响。如果想要了解问题所在，必须去探寻它们之间互动的模式。此外，系统理论关注当下正在发生的事件多于溯源和寻找原因。

举个例子，传统理论认为，夫妻吵架会导致孩子睡不好，所以只要夫妻不吵架，就能解决孩子的睡眠问题，因此需要集中精力去解决夫妻吵架的问题。而系统理论则会这样看待这件事：夫妻吵架会使孩子睡不好，而孩子睡不好会使夫妻继续吵架，它们互相影响，形成循环。

下面，我来举一个咨询案例，帮助大家更好地了解家庭系统给孩子睡眠带来的影响，以及怎样从家庭切入来改善孩子的睡眠问题。

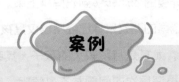

案例

珊珊，女宝宝，将近26个月。与外婆同睡一个房间，由外婆抱着哄睡。爸爸妈妈白天上班，只有每天下班之后和周末可以陪伴珊珊。珊珊每天的夜醒次数不等，夜醒时间不固定，夜醒之后要由外婆抱着溜达才能睡着，有时候放下就醒，需要反复多次，耗时1小时以上。白天的小觉由外婆陪躺着即可入睡，但仍需外婆抱哄接觉。爸爸和外婆对于珊珊的睡眠问题看法不一致，调整理念也不同。珊珊11个月离乳后一直在吃配方奶，并不喜欢使用安抚奶嘴。4个月前睡小床，和妈妈一个房间。离乳之后外婆将珊珊带回老家2个月，这期间妈妈几乎每周末都会回去看她。

这是在咨询工作中，我印象比较深刻的一个案例。首先，孩子的月龄比较大，属于有自主意识的月龄，也具备比较好的互动沟通能力；其次，妈妈爸爸对于珊珊只能由外婆哄睡、陪睡意见很大，并感到自己不再被需要，而外婆非常享受这种被依恋的感觉，但却饱受每天抱睡之苦。所以，妈妈爸爸和外婆在安排珊珊睡觉这件事上产生了很多矛盾。

在经过睡眠状况问卷摸底以及初次详谈之后，我和珊珊妈妈确定了3个调整目标。

第一，珊珊可以不靠任何人哄睡，而是依赖睡前仪式自主入睡。

第二，在帮助珊珊调整睡眠的问题上，家人要达成共识。

第三，将珊珊对外婆的依恋转移到妈妈身上来。

可以看到，这个个案的调整目标已经不仅仅是孩子的睡眠了，还包括家庭关系。很多时候，尤其是月龄较大的孩子，其睡眠问题仅仅是一个导火索、一个征兆，更深层次的问题并不是睡眠，所以要想改善孩子的睡眠，只将目光聚焦于睡眠本身是不行的。我为珊珊制订的睡眠调整方案分为两部分：一是教养方面的，二是睡眠习惯方面的。

改善建议

教养方面。我们主要从共情、日常惯例表、特殊时光和致谢这几部分着手。

1 共情

可以看得出来，珊珊虽小，却明白家里人的分工：爸爸妈妈是有时间的时候陪她一起玩的人，而外婆是照顾她睡觉的人。外婆一直帮忙照顾珊珊，珊珊哭了就要外婆抱，外婆心疼珊珊，就会去抱她。但是外婆长期照顾珊珊也很辛苦，也会有脾气，所以有时候外婆会对珊珊说："你不哭我才抱。"珊珊感到委屈，觉得明明要睡觉了却还挨说，但是她会压抑自己的情绪。同时，因为珊珊的睡眠状况不好，爸爸妈妈的情绪也不好，育儿观念分歧很大，但又无法弥合，这些也让珊珊无所适从。

　　大人的情绪会极大影响孩子的情绪。我们对待孩子的方式千差万别，这些方式没有对错，是我们自己仅会的方式，从这一点来看，大人也是无助的。所以，我们首先要做的是理解和接纳家人的情绪和做法。外婆和爸爸之间没有血缘关系，因此妈妈作为唯一的"跨文化执行者"，需要分别与他们沟通，这时候就需要共情。共情的要点是把感受说出来，可以充分使用"我感到……是因为……我希望……"这样的句式来表达自己的需求和感受，也可以用"你感觉……是因为……你希望……"的方式让对方感觉到你理解他。

　　安抚珊珊入睡前的情绪时也可以用共情的方式。比如，当珊珊睡前哭闹要求外婆抱睡时，外婆可以对珊珊说："你有点儿伤心对不对？你觉得和外婆一起睡觉时是被外婆爱着的，很安心，很放松，你希望一直被外婆爱着，对吗？"

❷ 日常惯例表

　　这个案例的调整目标是珊珊不依赖任何人入睡，而是依赖睡前的流程/仪式入睡，所以我们先要帮助珊珊建立一套符合她气质的、适合她家庭情况的、家人比较好操作好坚持的日常惯例表。2～3岁的孩子非常重视程序和惯例，如果程序乱了，孩子会不习惯，所以如果在睡前强制把外婆和珊珊分开，就打破了珊珊潜意识中的惯例，她一定会产生情绪。这时候，妈妈可以对珊珊说："外婆生病不能抱你了，每天睡前要做的事情和原来不一样了，你有点儿不习惯，对不对？平时都是外婆在睡前陪着你，妈妈知道你希望能和原来一样。我们可不可以一起想想办法，把睡前要做的事情固定下来？"

　　妈妈可以和珊珊一起头脑风暴，约定日常的睡前惯例。在引导珊珊自己设计睡前惯例时，妈妈可以补充被珊珊忽略的部分。然后将睡前惯例画下来，或者拍成照片，贴在墙上，使之可视化，每完成一项之后，可以在上面画一个钩。之前，珊珊是有睡前惯例的，不过这个惯例似乎没有边界，因此每天睡前妈妈讲故事就要讲一个半小时，大大推后了夜觉入睡时间，这种情况下日常惯例表就可以发挥作用了。

　　建立了日常惯例表并不代表一劳永逸，孩子可能会中途反悔，或是突然改了主意。这时，不要用命令的口气让她执行，可以问一问："你的睡前惯例表上，下一项是什么？"有时候孩子不断提要求不去睡觉，是想和妈妈爸爸多待一会儿，舍不得去睡，但他们不会表达情绪，只能用行动来缠着家长。这时可以继续尝试共情。

　　对于睡前不断提要求的孩子，要采取温柔而坚定的态度。可以给孩子提供选择，比如你可以说："妈妈很爱你，妈妈很想陪着你，但现在该睡觉了。我们是拉着手睡，还是妈妈陪你躺下一起睡？"（提供选择）也可以说："我们讲完故事之后，应该要做什么呢？"

❸ 特殊时光

　　因为父母平时工作很忙，而珊珊在1岁以前还有一段和父母连接中断的时光，因此父母需要付出更多的时间和精力重新建立和珊珊之间的连接。如何重新建立起连接呢？我建议设置特殊时光。特殊时光，就是爸爸或妈妈和珊珊约定一个固定的时间一起做事，在这段时间里只有爸爸/妈妈和珊珊两个人，你们要给这段时间起一个名字。

比如把每晚8—9点定为妈妈和珊珊的特殊时光，可以取名为"小兔时间"。这段时间用来做什么呢？我推荐两种方式。

第一种，安排一些打闹游戏来增加母女之间的肢体接触，同时消耗孩子过剩的精力。比如进行枕头大战，可以放在睡前程序之前，一周做一两次。妈妈要假装自己很厉害，也可以进行角色扮演，比如妈妈说："我现在是一头大熊，我来抓珊珊了，我一定不会被珊珊打倒的。"（但妈妈要一被打就倒）通过这个游戏，珊珊可以体会到自主感，让她觉得睡觉不是一件无助的事情，也不是什么障碍。

第二种，玩抢小宝宝的游戏，让珊珊感觉到自己是被珍惜的。妈妈可以说："我抢到一只胳膊，是我最爱的珊珊的胳膊，粉粉嫩嫩的，特别可爱。"如果孩子一开始对身体接触抗拒的话，可以很夸张地表现出自己特别需要孩子，同时要给孩子时间，等他们准备好了，再继续这样的游戏。珊珊之所以需要抱睡，可能是为了弥补和父母身体接触上的缺失，所以运用游戏的方式在日常互动中增加肢体接触，会减少珊珊对于抱睡的需求。

❹ 致谢

致谢，就是要怀着感恩之心，对家里每一个成员表示感谢。在珊珊这个案例中，外婆是家庭中非常重要的成员。外婆和珊珊妈妈、爸爸甚至外公之间的关系，都会影响外婆的身体反应、情绪反应，这些反应又会影响珊珊，从而影响珊珊和父母之间的关系。外婆也需要被认可，被理解，所以妈妈首先要感谢外婆，认可外婆对家庭的付出，外婆会很受用。此外，当珊珊有进步的时候，比如今天睡前比昨天睡前少讲了 2 个故事，也要感谢珊珊，这是对她的鼓励。

致谢可以做得有仪式感一些，比如在家庭会议上，每个家庭成员都说一说外婆对自己的帮助，并向外婆表达谢意。

睡眠习惯方面。当教养方式的调整初见成效之后，再进行睡眠习惯的养成就会容易得多。睡眠习惯的养成和调整可以分为两个阶段。

1 第一阶段：调整作息，改善沟通

🐢 实施和珊珊一起制订的作息时间表，主要目标是使夜觉入睡时间提前以及固定早晨起床时间

每 1～3 天，把夜觉入睡时间提前 15 分钟，直至将入睡时间固定在晚上 9 点半左右，最晚不超过 10 点。在这个过程中，执行日常惯例表里的内容。

将早晨起床时间固定在 7—8 点，如果珊珊早于 7 点醒来，不要直接安排起床，可以告诉她现在仍然是睡觉时间。如果她睡不着也没关系，可以给她安排一些可以做的事情，比如在床上玩、看书、说话等。到了起床时间，进行起床仪式，用夸张的口吻和她说早安，并且整理床铺、拉开窗帘等。

🐢 改善睡眠环境

与珊珊一起挑选一个她喜欢的安抚物，并让安抚物参与她白天的活动以及睡前仪式。

重新布置睡眠环境。让珊珊来决定"大孩子专属床"用什么样的床单、需要怎么摆设、要放哪些东西等。

调整睡前仪式

调整睡前仪式的顺序和时间。将原先珊珊和外婆、外公的睡前互动时间放在饭后的全家互动时间里。将和爸爸妈妈的亲子互动时间放在洗澡、喝奶等睡前程序之前，以避免睡前过于兴奋。

日常惯例表。与珊珊一起设计完成睡前活动的日常惯例表。采用可视化的方式把睡前程序按顺序固定下来并贴在明显位置，每完成一项可以在上面打钩或者贴一个她喜欢的贴纸。日常惯例表要避免出现时间的规定，且使用正面的语言。

特殊时光。每天在全家人的互动时间之后，增加亲子特殊时光。爸爸或妈妈可以跟珊珊玩打闹游戏、抢宝宝游戏，也可以是珊珊喜欢的其他游戏。要为这段时间起一个名字，甚至可以开辟一个专用小角落。特殊时光的频率可以慢慢降低，改为每周2次左右。

沟通的改善

举行家庭会议，向家庭成员致谢，感谢他们的付出。致谢时要具体，要让他们获得应有的尊重和价值感。家庭会议要选在珊珊心情好的时候进行，如周六早餐之后，全家人坐在一起，用适合珊珊的方式和她讨论睡眠问题。可以告诉珊珊，妈妈读了一本书（或者向一位老师请教），学习了如何让小朋友睡得更好。妈妈可以表明现在这样的情况是妈妈的原因造成的，而不是珊珊的问题，以增强她的自信心。妈妈还可以坦诚地告诉珊珊，妈妈和爸爸应该早点儿帮她学会自己睡觉，并为自己没有做到向她致歉。妈妈要鼓励珊珊自己思考她应该如何参与进来，比如可以让她决定带什么东西上床睡觉，或者让她决定如果她晚上睡得好的话，第二天可以玩哪种游戏。在家庭会议上，要向珊珊解释家庭中即将发生的改变，比如珊珊将由妈妈陪伴入睡、更早的入睡时间、全新的睡前程序等，让珊珊对接下来的事情有所预期。

共情。这个阶段的重点是疏解珊珊的情绪，以及爸爸和外婆对于珊珊睡眠问题产生分歧的情绪。可以采用"你感觉……是因为……你希望……"以及"我感觉……是因为……我希望……"等句式来进行共情。

② 第二阶段：尝试新的入睡方式

这个阶段的重点是：在妈妈的陪伴下，珊珊尝试新的入睡方式。第一个晚上，当睡前仪式完成之后，妈妈要坐在靠近珊珊床边的椅子上陪伴珊珊入睡。如果珊珊哭闹，妈妈可以通过偶尔抚摸和轻拍来安抚她。这个阶段，身体上的安抚可以多一些，因为对珊珊来说，这是一种全新的入睡方式。她可能会努力靠近妈妈，吸引妈妈的注意力，妈妈尽量闭上双眼，向珊珊表示现在是睡觉时间。如果珊珊开始说话，妈妈可以用"嗯"这种简短的回答，也就是说，只能用比较低调的方式互动。

妈妈要对珊珊进行鼓励，告诉她能自己睡觉是一件很了不起的事，她是一个睡得很香的孩子，妈妈为她感到骄傲。

妈妈坐在椅子上陪睡时，要尽量保持安静，只能偶尔发出"嗯"等轻微的声音进行提醒和安抚。如果珊珊感到不安，需要妈妈的帮助才能平复下来的话，妈妈可以走到珊珊身边安抚她，给她一个拥抱，然后告诉她妈妈会一直看着她睡着。这个阶段不能再让珊珊在妈妈的怀抱里睡了，也不能再以陪躺的方式陪睡，要不断地告诉珊珊，她的表现非常好，家里人都为她感到骄傲。如果珊珊总是跳下床，妈妈可以抱抱她，但是最终还是要温和而坚定地把她放回到床上。妈妈不要反复讲道理，不要解释，只需安静地把她放回床上即可。一般情况下，孩子累了之后就会待在床上，尤其是他们开始相信你真的会待在房间里面，直到他睡着。

妈妈要不断赞扬、鼓励珊珊，清楚地告诉她可以预料到的时间以及妈妈对她的期望，并展望她未来会是一个睡觉很好的孩子。然后，妈妈要告诉珊珊自己下一步会移动椅子的位置，在新的位置，妈妈可以看到珊珊，珊珊也可以看到妈妈，并向珊珊保证自己会待在房间里直到她睡着，但是关灯之后，双方就都不能再说话了。几天之后，妈妈的椅子可以放在门口了，房门要打开，妈妈可以在门口发出"嗯、嗯"的安抚声。如果珊珊夜醒了，妈妈不要立即行动，先等待5～10分钟，观察判断情况，如果需要可以回到当天椅子所在的位置进行安抚。

之后几天，妈妈可以将椅子搬出房间了。这个阶段，妈妈可以离开珊珊的视线，但房门仍然半开着或者留一条缝，如果珊珊要求，还可以开一盏光线微弱的夜灯。并告诉珊珊，妈妈就在她附近，时不时用声音证明妈妈的存在，以此来安抚她。

在经过一段时间的练习后，妈妈可以尝试留珊珊独处了，但要告诉她，妈妈每 5 分钟会去看她一次，直到她完全睡着。当去看珊珊时，妈妈站在房间门口就可以，不要走进房间，否则她可能会重新兴奋起来或者试图让你留下。珊珊可能不知道 5 分钟有多久，妈妈可以向她解释，并告诉她自己离开之后会去做什么，也可以用"我做完……就来看你"来告诉她 5 分钟大概有多长，但一定要如承诺的那样回去看她。

如果妈妈每 5 分钟回去一次又离开会给珊珊带来更多焦虑的话，也可以稍做调整，试试看每 10 分钟或者 15 分钟去看她一次，是不是会减少对她的干扰。当妈妈回去看她时，如果她已经睡着了，那么一定要在第二天告诉她："妈妈昨天晚上来看你时，你已经睡着了，所以我就没有打扰你。你睡着时的样子是……"这样可以让珊珊觉得你遵守了诺言。

从这个案例可以看出，睡眠调整并非单纯地调整孩子的睡眠行为，所以单一的行为干预方式是无法达到睡眠调整目标的，需要综合审视孩子及其所处家庭生活的方方面面。

二、找到适合自己宝宝的安抚方式

无论是在日常育儿的实践中，还是在睡眠调整的过程中，对很多家长来说，最大的挑战就是宝宝哭。宝宝的哭有很多含义，比较常见的是因为生理需求而哭，比如饿了、困了、尿布脏了、不舒适、疼痛等。而随着宝宝月龄增长，他们的哭不再局限于生理需求，而是有了更多的社会性意味，比如宝宝可能会因为恐惧、挫败、孤单、情绪释放、测试底线、要求自主等而哭泣。在不同情境下，宝宝会发出不同的哭声，甚至会假哭。

1. 不同哭声的含义

温尼科特在他的《妈妈的心灵课——孩子、家庭和大千世界》一书中提到，宝宝的哭来源于 4 个方面。

（1）因满足而哭泣

温尼科特认为，哭泣是为了满足呼吸的需求，从婴儿的角度来看，凡是身体的合理运动都是有益的。呼吸本来就是新生儿的一种技能，在熟练掌握之前，这项技能对宝宝来说就是有趣的，此外还有尖叫、大喊等都能让宝宝感到兴奋。这说明，宝宝运用身体功能是可以感受到快乐的，如果宝宝能哭够，就会得到满足。反之，没有哭够的宝宝可能就得不到这种满足。那些很少哭泣的宝宝，不一定比那些拼命哭泣的宝宝感受更好，毕竟懂得哭的宝宝会充分运用哭闹的本领来应对自己遇到的问题。当然，前提是养育者不能无视宝宝的哭闹，使他陷入绝望的境地。

（2）因疼痛而哭泣

当宝宝感到痛苦时，就会发出尖锐的声音，同时还会配合其他肢体方式提示你他哪里出了问题。比如肚子疼，他会蜷起双腿；耳朵疼，他会去挠或者抓；要是强光让他不舒服，他会把头扭向旁边。温尼科特认为饥饿也是一种痛苦的体验，所以他把肚子饿引起的哭也归到了这一类里。

（3）因愤怒而哭泣

无论妈妈多么努力，仍然时常会让宝宝感到失望，这时他就会愤怒地哭闹，但是这说明他对你还有信心，希望你能改变做法。一个对妈妈失去信心的宝宝是不会愤怒的，也就不会愤怒地哭泣了。他会不再有要求，或者用一种悲惨、幻灭的方式哭泣，抑或用头撞枕头、墙或地板；或者用尽一切办法来伤害自己的身体。

（4）因悲伤而哭泣

宝宝的感受是非常直接而强烈的，我们成年人长久以来已经习得了如何防御自己，以免被这些感受影响和支配。很多成年人为了免受悲痛所带来的痛苦，会过度防御，以至于他们无法体会到自己想要的深层次感受。所以当我们面对宝宝哭时，不能仅凭自己直接的同情性感受，就认定这些感受也是宝宝的感受，因为你的真实情感可能正处于防御状态。

对小月龄的宝宝来说，不同哭声代表的含义是不同的。澳大利亚的音乐家邓斯坦（Dunstan）通过长期观察，总结出了宝宝在0～3个月时的5种不同的哭声，不同的声音代表了不同的需求。如果感兴趣，可以自行搜索邓斯坦婴儿语言的视频，了解这些哭声到底是怎样的。

在睡眠调整的过程中，入睡前的哭泣是最常见的。宝宝会通过哭泣的方式来释放一天积累的压力，从而放松下来，进入入睡状态。宝宝在睡前哭的原因也有很多。有些宝宝一到晚上就显得非常亢奋，这时候安排宝宝睡觉就会引起他的哭泣，因此尽量避免宝宝睡前做太刺激的活动，从而让宝宝逐渐平静下来，有利于进入入睡状态；有时候也可能是睡眠环境不利于宝宝进入入睡状态，可以适当调整睡眠环境，使房间安静、黑暗一些；

有些宝宝在睡前哭是因为被单独留在房间里或放在小床上，这种情况，只要父母出现在房间里，宝宝就会止住哭泣。针对这种陪伴入睡就不哭的孩子，我们完全可以在他们入睡的时候陪伴他们，直到他们足够大，不再需要这种陪伴为止。至于孩子到几岁入睡时不再需要大人陪伴的问题，学界并没有定论，这取决于孩子的气质类型和生活状态。例如，和兄弟姐妹共享一个房间的孩子，在大人不在的时候能够睡着的可能性比较大。又如，一个拥有丰富想象力的孩子可能比想象力不那么丰富的孩子更需要父母陪伴。生病的时候或者是压力大的时候，孩子往往更爱哭，可能会出现独立入睡的暂时倒退。不管什么年龄，人在有压力的时候都会去寻找依恋和亲近的对象，这很正常。因此，我们不用担心陪伴孩子入睡是不好的、不可取的、不能做的，偶尔陪伴孩子到完全睡着是没有问题的。

在睡眠调整过程中的睡前哭泣，可以分为 3 个阶段。

（1）高峰哭（the peak cry）

宝宝在烦躁一会儿后，通常会进入一个哭的高峰期，这种哭是歇斯底里的，也是大人最难忍受的，可能还会伴随尖叫，不过这种哭比较消耗体力，所以通常不会持续得太久，一般 5～10 分钟，最多 20 分钟就会停止。一般情况下，宝宝每次入睡前只会出现一次高峰哭，在刚开始调整睡眠时，可能会出现 2～3 次。不同的宝宝拥有不同的性格，有的宝宝在这个时候得到安抚反而会哭得更凶。

（2）安抚哭（the mantra cry）

通常在高峰哭之后，就会出现这种自我安抚哭。一旦你听到这种哭声，就证明最惨烈的部分已经过去了。每个宝宝自我安抚的哭声都是不同的，不过大多都是哭哭停停，反反复复，比较有节奏。比如"哇哇哇"（停）——"哇哇哇"（停）——"哇哇"（停）——"哇"（停）。也就是说，随着时间推移，宝宝的哭声会越变越小，或者中间停顿的时间越来越久。不过，这种哭声通常会持续得比较久，值得高兴的是，一旦出现这种哭声，就说明宝宝快睡着了。

（3）睡着前哭（falling asleep cry）

在安抚哭后到宝宝真正入睡前，他要么会发出吐泡泡的声音，要么会发出"啊啊啊"或"咿咿呀呀"之类的声音。一般这种哭声之后，可能还会有一两声尖叫或者啼哭，然后宝宝就彻底睡着了。

2. 如何回应宝宝的哭声

家长之所以很难面对宝宝的哭声，是觉得宝宝哭是因为情绪不好，因而希望他能够尽快摆脱负面情绪。在某些情境下，孩子的哭可能引发了父母内心的痛苦，父母不想面对负面情绪，因此也不愿意孩子哭。其实情绪本身没有正面、负面，它仅仅是一个信号，代表了我们的情感大脑对于当下事情的反应。但是，我们在压力很大的情况下，常常会不得已地克制自己的情绪表达。如果我们总是压制自己内心的诉求，那么我们的情绪要么会在某个时刻爆发，要么就会形成深层的积累。长期压抑情绪、无视情绪会使我们对情绪的感知力变弱。所以有时候，你不知道孩子哭是因为难过、生气、焦虑、烦躁还是其他什么原因。有很多家长都说自己不会和孩子共情，这恰恰是因为家长自己和自己的情绪失联很久了。

那么，为什么孩子会不停地哭，或者好像是在通过哭来达到某种目的呢？我们先来看看孩子想要的是什么，以及我们对此的反应。例如，孩子想要玩一会儿再睡觉，而家长却要求孩子马上睡觉，孩子不愿意就哭了。有时候孩子一哭，家长就妥协，就会允许他再玩一会儿，但同时又怕孩子养成用哭来解决问题的习惯。又如，有的家长认为不能奶睡，因为一旦奶睡，孩子就会形成奶睡联想，所以不管怎么样，都不能让他吃着奶睡着，结果孩子半夜醒来，非奶不睡，妈妈为了快速安抚也就喂奶了。实际上，这种做法可以概括为：在孩子不哭不闹的时候对孩子提出一些原则和要求，孩子的需求可能没有得到满足，不得已才通过激烈的方式——哭来表达自己的需求，而一旦孩子闹情绪了，家长又开始毫无底线地让步。这样的话，我们其实并没有告诉孩子自己拒绝他们的原因，孩子自然也就不会理解你为什么不满足他的需求了。

还有一些家长担心孩子哭会让自己在外人面前失面子，尤其是在公共场合。因此，孩子一哭，家长就很紧张，就会没有原则地快速止哭，这实际上并没有从本质上去解决孩子哭的问题。

宝宝哭泣时，如何恰当地回应他们的哭声是很关键的。如何回应哭声取决于孩子哭的原因、年龄和性情等。首先，我们要判断孩子哭闹的原因，如果这个原因是急需去解决的，比如因为生理需求而哭，那么就立即去处理。如果一时半会儿找不到原因，我们要允许孩子哭出来，不要阻止他表达自己的情绪。

那么，是否需要立即止哭呢？我并不推荐这样做，而且我们也并不能每次都立即止住孩子的哭闹。如果你是这种立即止哭派，那么请你仔细回想一下，你对于哭声的感受和认知是怎样的。比如，你是否认为让孩子哭的父母就是坏父母？你自己有什么童年经历和回忆让你觉得哭是不被允许的？我们对待孩子哭的态度，很多时候都和我们自身的经验有很大关系。

那么，我们该如何恰当地回应孩子的哭声呢？索特（Solter）博士提出了在怀中哭泣（cry in arms）的方法。怀中哭泣法，就是在孩子哭的时候抱着他、支持他。这种方法允许孩子通过哭来释放压力，适用于那些没有明显原因的哭。其目的不是让孩子哭，而是让孩子在被支持的情境下释放情绪。因为有肢体的接触和支持，所以这种方法不同于放任哭。

除了怀中哭泣法，凯丽·康提（Carrie Contey）博士和黛比·塔基卡瓦（Debbie Takikawa）还提出了CALMS法。她们认为宝宝也是独立的个体，时刻想要和别人交流，尤其是希望自己爱的人可以听到、看到自己，宝宝在没有照顾者帮忙的情况下，无法很好地处理自己的情绪。宝宝是通过自己的感受以及照料者带给他们的感受来学习如何处理自己情绪的，也就是说，宝宝是通过他人投射到他身上的情绪来了解自己的。因此，当我们可以平静地倾听和回应宝宝的哭声时，宝宝很快就会平静下来。

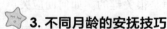 3. 不同月龄的安抚技巧

（1）安抚的基本方向

在调整宝宝睡眠的时候，对宝宝进行安抚是很重要的，安抚宝宝有几个基本方向。

①尽量不要等宝宝情绪升级之后，再来补救安抚。尽量避免可能引发宝宝情绪爆发的情景，把握尺度。当然，这有赖于父母平常对宝宝的观察，看看哪些引燃点会使宝宝的情绪爆发，每个宝宝的情绪引燃点都不

同，充分了解宝宝的特点，才能提前有所准备。

②要制订合理的、有预期的作息时间表。这一点也是我特别要强调的，当宝宝拥有比较规律的作息时，就不太可能因为变化或突发状况而引发情绪爆发。

③要避免间歇性的强化，保持一致性并坚持。在睡眠引导的过程中，对待宝宝态度不一致的情况经常出现，比如家长对宝宝每一次觉醒的回应不同：有时候奶睡，有时候摇晃。又如，有的家长会在宝宝夜醒后，让宝宝哭 15 分钟，然后又抱起宝宝，或者是一天训练，一天不训练，这样只会让宝宝的哭持续更长时间，来等待训练结束。再如，父母为了让宝宝多睡一会儿，会在早上 5 点把宝宝抱回自己的床上，宝宝为了早点儿和爸爸妈妈睡在一起，可能会醒得越来越早，而家长有时候又装睡不回应，宝宝会感到非常困惑。

④安抚手段需要结合宝宝的气质类型做选择。例如，如果宝宝本身敏感度比较高，或者反应强度比较高，就不要用分散注意力或者提供刺激玩具的方式来安抚孩子。总的来说，安抚不等于止哭，安抚是让孩子的情绪得以充分释放，不要觉得安抚后宝宝还哭就是安抚不到位，我们要允许孩子哭泣。

（2）安抚的等级

根据家长介入程度不同，对宝宝的安抚程度也可以分为不同的等级。图 6-1 展示了安抚等级：最下面的是安抚等级最强的安抚方式，需要家长耗费更多的精力；最上面的是安抚等级最弱的安抚方式，这个等级的宝宝已经学会了自我安抚，不需要家长过多帮助了。

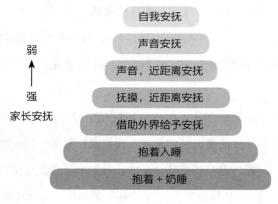

图 6-1 **安抚等级**

可以说，安抚等级的从强到弱，就是宝宝逐渐学会自我安抚的过程。我们最初用的安抚方式就是抱着宝宝，或者给宝宝喂奶，这一步主要是教会宝宝怎样可以感到舒适，并使他感觉安全。第二步则是让宝宝在妈妈怀里睡着，但是不再奶睡。第三步是不抱着宝宝入睡，而是采用一些辅助工具，如摇篮、手推车、汽车座椅等，这时还是要让宝宝觉得舒适，就好像在妈妈的怀抱里一样。慢慢地，我们仅仅通过抚摸和声音的安抚就可以帮助宝宝入睡。最后，这些安抚都不需要了，宝宝学会自我安抚入睡。

哭除了可以用来表达需求之外，还可以帮助宝宝舒缓压力。当宝宝受到一些刺激时，比如强烈的视觉冲击、突如其来的声音等，宝宝可以通过哭来表达害怕、缓解压力。有时候，你非常确定宝宝肚子不饿，也没有任何不舒服，但宝宝仍然哭闹，不管你做什么他都无法平静下来，但哭闹过后，宝宝看起来精神了，并且之后很快就睡着了。这种现象在入睡前是很常见的，宝宝通过哭的方式消耗过剩的精力，释放一天积累的压力，然后放松下来，反而更容易进入睡眠状态。

作为家长，我们要及时给予宝宝回应，让宝宝知道我们接收到他发出的信号了。在及时回应了宝宝的信号之后，我们还需要仔细倾听宝宝的哭声，观察他的情况，来判断他为什么哭，然后去满足孩子的需要，比如给宝宝喂奶、安排宝宝睡觉、陪宝宝玩等。如果不确定宝宝哭的原因也没关系，可以尝试找出原因，比如检查他是不是拉臭臭了，是不是想吃奶了等。一般来说，宝宝获得满足之后，情绪也会逐渐平复下来。但是，如果宝宝哭得很厉害，即便我们提供了他所需要的，他也很难接受，这时，我们需要先让宝宝平复下来。比如，当宝宝因为困倦而哭闹时，要想让宝宝入睡，需要先帮助他平静下来。我建议不要总是"升级"你的安抚方式，一看某种安抚方式不奏效，就立马提高安抚等级。在合适的情况下，试着多给宝宝一些时间，将安抚多持续一会儿，让宝宝去熟悉这种安抚方式，直到逐渐平静、放松下来。

（3）不同的安抚方法

①5S安抚法。对0～3个月的宝宝，我们可以用美国著名儿科医生卡普（Karp）博士发明的5S安抚法。其原理是模拟子宫环境，激活宝宝的镇静反射，以此来安抚宝宝。其中，5S是指以下几点。

a.襁褓法（swaddling）：简单来说，就是裹襁褓。在包裹的过程中，宝宝可能会表现出哭闹、烦躁甚至是挣脱襁褓的行为。但是，这并不表示他们不喜欢襁褓，而是他们的肢体协调能力发育还不成熟，难以控制自己的行为。

b.侧卧法/俯卧法（slide/stomach）：虽然我们推荐让宝宝采用仰卧的

姿势睡觉，但是这个姿势确实容易使宝宝惊跳反射，我们可以让宝宝侧躺，以减轻这种反射的发生。

c. 嘘声法（shushing）：在宝宝哭的时候，可以持续发出"嘘"的声音帮助宝宝平静下来。

d. 摇晃法（swing）：有节奏地摇晃宝宝，模仿宝宝在子宫里随着妈妈走动、转身、翻身体验到的摇晃感，让宝宝觉得舒服、放松。

e. 吸吮法（sucking）：宝宝天生有吸吮的需求，无论是妈妈的乳房，还是手指、安抚奶嘴、奶瓶，都可以满足宝宝的吸吮需求，帮助宝宝平静下来。

②嘘拍法。还有一种安抚方法在 0～3 个月的宝宝身上很常用，那就是《实用程序育儿法》里提到的嘘拍法。我们之前讲过抱起放下法，作者在书里提到在实施抱起放下法之前，要建立良好的作息，形成 3/4 小时一个 E.A.S.Y. 程序的循环，以及实施 4S 程序。

4S 程序包括：布置环境（setting the stage）、裹襁褓（swaddling）、安静坐着（sitting）和嘘拍（shush-pat）。其中，布置环境和裹襁褓我们都讲过，安静坐着是指把宝宝包裹好之后，抱着他静坐约 5 分钟，让他保持身体垂直的姿势，把脸埋进你的颈部或肩部，没有任何视觉上的刺激。这时，不要摇晃，也不要走动。

嘘拍法就是家长边在宝宝耳边发出"嘘——嘘——"的声音，边轻拍他的背部。不到 3 个月的宝宝是无法进行"多线程任务"的，所以当你嘘拍的时候，他的注意力会集中在嘘拍上，从而停止哭闹。如果嘘拍法不能使宝宝平静下来，你就抱起他，把他的头放在你的肩膀上，用稳定、有节奏的动作轻拍他的后背中部。当你感觉他的呼吸变得均匀，身体开始放松了，就轻轻地将他放下，让他的身体侧躺，继续轻拍他的背部。如果宝宝的房间不够暗，需要遮挡住他的眼睛（但是不接触）。一旦把宝宝放入小床后，要用嘘拍法让他待在床上，除非他开始哭。

③唱歌。唱歌是一种非常有效的安抚方法。你可以选择宝宝喜欢的一首歌，在宝宝的睡前仪式中反复地唱。当然，你也可以在宝宝烦躁、哭闹的时候给他唱歌。在唱歌时，如果妈妈抱着宝宝，那么就会使宝宝把唱歌和美好的感觉联系在一起，这是一种正面强化。不过有的时候，唱歌并不能让宝宝立即平静下来，这时家长就会认为唱歌不奏效，其实，这可能是宝宝还没有把唱歌和安抚联系起来。如果保持唱歌的一致性，比如每次都唱同一首歌，把睡前的摇篮曲和平常活动时的歌曲区分开来，并且坚持用唱歌这种安抚方法，那么只需要一段时间，宝宝就能把唱歌和安抚联系起来，唱歌就能起到比较好的安抚作用了。

④满足感官需求。宝宝天生对肌肤接触尤其是和妈妈肌肤接触有无限的渴望。满足宝宝的感官需求可以帮助宝宝感受到被爱和被关注，感觉到放松和愉悦，可以起到很好的安抚效果。不过，每个宝宝都有不同的感官需要，可以尝试和宝宝脸贴脸、握住他的小手、紧紧地搂住他、深深地拥抱他、甜蜜地亲吻他等。

⑤抚触、按摩。抚触、按摩可以促使宝宝脑部释放化学物质，促进宝宝发育。抚触、按摩的方法很多，比如可以帮助宝宝双腿伸直微微抬起，坚持几秒再放松。也可以对宝宝身体的某些部位（比如虎口、掌心、脚跟）进行有规律的施力按压、按摩。而对那些因为肠道不适而哭闹的宝宝，可

以尝试在他的肚脐附近做"I LOVE U"式的按摩，具体做法可以自行搜索相关操作视频。

（4）可以使用的安抚"神器"

上面提到的都是需要家长亲力亲为对宝宝进行安抚的方法。那么，有没有工具可以辅助我们安抚宝宝呢？

①安抚奶嘴。对一些孩子来说，安抚奶嘴简直就是万能的，只要一吸上安抚奶嘴，他们立马就能平静下来，停止哭闹。安抚奶嘴之所以这么有效果，是因为在吸吮过程中，宝宝可以得到身体和情绪上的双重放松。而安抚奶嘴就是通过满足宝宝非饥饿类的需求来达到安抚目的的，它也是吸吮乳头、奶嘴和吃手的一个替代品。

那么，一定要给宝宝引入安抚奶嘴吗？有些妈妈反映，孩子怎么都不接受安抚奶嘴，塞进去就吐出来，用了好多方法都没能让孩子接受安抚奶嘴。其实，安抚奶嘴不是必须要用的。如果宝宝拒绝，我们完全不需要强迫宝宝接受，可以择机再试，或者干脆尊重他的选择。如果是想要通过引入安抚奶嘴来替代其他的吸吮，比如想让宝宝通过用安抚奶嘴来戒掉吃手，那么完全可以试试其他方法。

使用安抚奶嘴要注意安全，不能将奶嘴绑在宝宝的脖子上或婴儿床上，这样宝宝有可能会被线绳缠绕住。可以把奶嘴夹在宝宝的衣服上，方便他自己拿取。安抚奶嘴的类型很多，有扁头的、圆头的，有没弧度的、有弧度的，有长奶头的、短奶头的……品牌也非常多，该怎么选呢？每个宝宝的喜好不一样，不同月龄的宝宝喜好也有差别，所以我很难做具体的推荐，只要选择安全的、宝宝能接受的奶嘴，一般来说都没有问题。

不过，要注意保持奶嘴的卫生，如果奶嘴有任何磨损的迹象，就需要更换了。

那么什么时候可以给宝宝引入安抚奶嘴呢？理论上来说，当宝宝的喂养规律已经建立起来，比如满月之后，就可以使用安抚奶嘴了。但是，如果给宝宝使用安抚奶嘴后，他的体重增长不佳，就需要排查一下他是不是有乳头混淆的问题，如果有，就要停止使用安抚奶嘴。另外，不要使用奶瓶的奶嘴代替安抚奶嘴，安抚奶嘴也不适合给宝宝当牙胶使用。安抚奶嘴一般被用在宝宝入睡的阶段，我建议大家最好只在宝宝入睡有困难的时候使用安抚奶嘴。如果可以的话，在孩子比较迷糊但还没有完全睡着的情况下，就拿掉安抚奶嘴，这样可以避免宝宝吸吮安抚奶嘴睡着，形成不恰当的睡眠联想。

②白噪声。除了安抚奶嘴，还有一种安抚"神器"，那就是白噪声。简单来说，白噪声是用来屏蔽背景噪声的一种特殊形式的声音。用声学术语来说，白噪声是一种功率频谱密度为常数的随机信号或随机过程。它可以保持同样的频率，虽然叫噪声，但并不是刺耳的、不和谐的声音。

白噪声有助于睡眠是因为我们在睡觉的时候，听力系统仍然处于警觉状态，我们会逐渐习惯背景声音，只有突然出现的声音才会引起我们的注意。所以，把我们从睡梦中惊醒的是声音，而不是音量。当很困的时候，我们在嘈杂的 KTV 中也可以睡着；但在安静的房间中睡觉时，我们很可能会被突然的狗叫声吵醒。这就好像在一个全黑的房间里打开手电筒，我们立马就能注意到手电筒的光束，但是如果在全亮的房间里打开手电筒，我们就不太能注意到光束了。

白噪声可以是大自然的声音，比如海浪声、雨声；也可以是机器发出的持续的声音，比如吹风机声、吸尘器声；还可以是环境声，比如嘈杂的人群发出的声音。在助眠时，很多人也会选择听一些舒缓的音乐。音乐确实可以促进睡眠，但是和白噪声比起来，音乐不能起到屏蔽声音的作用，主要用于睡前放松。

目前还没有任何研究表明，白噪声对婴幼儿绝对有害。但有一些研究表明，白噪声可能会有负面影响。如果婴儿长期处于白噪声之中，可能会影响他们语言能力的发展。原因在于，婴儿听力和语言的正常发育离不开适当的听觉输入，但白噪声不同于语言，语言的频率和强度会不断变化，但白噪声的强度却在一定频率内几乎恒定。白噪声在掩盖环境噪声的同时，还可能掩盖了语言等的正常听觉输入，从而阻碍宝宝语言的发展。所以即便是小音量、远距离使用白噪声，也不建议频繁、长时间地播放给小宝宝听。

在宝宝哭的时候，家长可以用白噪声来止哭，使用时白噪声的音量应盖过宝宝的哭声，但如果宝宝整夜处在高音量的白噪声环境中，对其健康是有害的。使用白噪声时，音量不要高于50分贝，也不能使用过长时间（不超过30分钟），这样相对来说是比较安全的。

③襁褓。接下来要说的是小月龄宝宝的必备品——襁褓。裹襁褓适用于新生儿，可以使他们的身体受控，进而减少惊跳反射带来的睡眠扰动。裹襁褓和按住手、搂紧、抱着侧躺、背巾哄睡的原理相似。裹襁褓时要注意上紧下松，如果方法不当，可能会导致宝宝的髋关节发育不良。

为宝宝裹襁褓时，要选择一处平整的地方进行操作。先把襁褓铺平，使其呈菱形，把最上面的角向下翻折，然后把宝宝平放在襁褓上，使襁褓的上端与宝宝的肩部齐平；让宝宝的左臂向下伸直，靠近身体，抓住襁褓右边的角，盖过左肩，向左侧覆盖宝宝的身体，将长出来的部分压在宝宝身体下面，裹完后记得调节前几步的松紧度；然后抓住襁褓下面的角，斜着交叉过宝宝的身体，将长出的部分压在宝宝右肩下面；最后将襁褓左边的角向右拉，裹紧，将长出的部分压在宝宝身下。步骤见图6-2。裹好襁褓后，如果要将宝宝抱起，一定要用手托着宝宝的臀部。

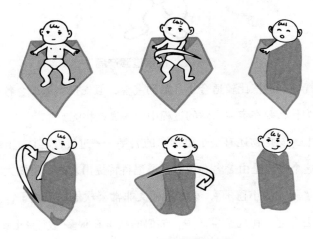

图 6-2　裹襁褓步骤

生活中，不是所有家庭都能接受裹襁褓这种安抚方式，有的家长担心宝宝裹襁褓会热；也有家长包得不熟练，宝宝总是从中挣脱；还有一些家长担心裹襁褓会影响宝宝的发育。一般来说，小月龄的宝宝适合用襁褓，在宝宝学会翻身之后，裹襁褓就不合适了。到了这个阶段的宝宝会通过吃手的方式来自我安抚，我们可以换用襁褓过渡期产品，如图6-3中这种专包手臂不包腿的襁褓，可以帮助宝宝逐渐过渡到不用襁褓。操作时，我们可以先把宝宝的一只手放出来，然后再慢慢地放出另一只手，直到完全不用襁褓。

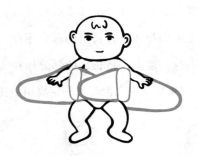

图 6-3　**襁褓过渡产品**

④安抚物。襁褓比较适合小月龄的宝宝，但安抚物却适合各个月龄段的宝宝。为什么要在宝宝入睡的过程中引入安抚物呢？

实际上，安抚物还有一个更学术的名字——过渡性客体（transitional object），这个概念是由著名心理学家温尼科特提出来的。不知大家有没有看过绘本《阿文的小毯子》，小老鼠阿文非常喜欢他的小毯子，无论怎样都不愿意丢弃它。在现实生活中，类似的故事在很多宝宝身上都发生过。从温尼科特早期情感发展理论来理解，我们把阿文对小毯子的依赖称为过渡现象，这条小毯子就是阿文的过渡性客体。孩子在出生几个月后，会逐渐表现出对某个身外物的情有独钟，这个身外物可能是泰迪熊、小被子、安抚巾等，这种行为可能会延续到上学之后。我们可以把孩子对安抚物的依赖看作一个过渡状态，实际上，孩子对养育者的情感存在一个发展路径：对养育者情感的绝对依赖→对养育者情感的相对依赖→自身情感趋向独立。宝宝几个月大时，会开始拥有自己独特的过渡性客体，这个过渡性客体会逐渐成为宝宝对父母情感依赖的替代物，起到情感补给站的作用，它们能帮助孩子逐渐向情感独立的方向发展。如果过渡顺利，父母可以看到孩子会随着年龄增长而逐渐减少对过渡性客体的依赖。

亲子关系是从亲密逐渐走向分离的，不管你或宝宝是否愿意，你们终将会分离，在这个分离的过程中，宝宝会产生焦虑，这时借助过渡性客体，宝宝就可以缓解焦虑，产生与妈妈的心理连接，建立自我保护机制。安抚物就像妈妈和孩子之间的一根连接线，基于这个层面的作用和意义，在宝宝学习自主入睡、独立入睡的过程中，安抚物的引入显得非常重要。

那么，我们应该何时引入安抚物？怎样引入安抚物呢？

关于引入安抚物的时间，目前并没有统一、权威的说法。一些儿科医生认为，在宝宝4个月时就可以考虑引入安抚物了；也有儿科医生认为，考虑到宝宝的睡眠安全问题，最好在宝宝9个月甚至1岁以后再引入安抚物。我们认为，在宝宝0～3个月阶段，是没必要引入安抚物的。一方面，这个月龄的宝宝还处在早期建立依恋的阶段，通常在6周到8个月时，他们才能和主要的照顾者尤其是妈妈建立起依恋关系，因此在这个阶段，我们建议妈妈不要用其他替代物品来替代自己的陪伴；另一方面，这个阶段的宝宝对因果关系还没有明确的认识，即便你提供了安抚物，他们也不知道你这样做的目的或者是这个安抚物和他的关系。

这样看来，宝宝6～9个月大时引入安抚物是比较合适的。一方面，宝宝在这个阶段，很多妈妈的产假休完了，该上班了，如果孩子有一个临时代替妈妈的过渡性的伙伴，可以帮助他继续保持原本的睡眠习惯；另一方面，6～9个月是宝宝分离焦虑开始出现的阶段，引入安抚物可以很好地帮助宝宝过渡。

当然，每个家庭的情况不同，每个宝宝的气质类型也不同，因此安抚物到底何时引入还是要根据实际情况而定。安抚物的种类有很多，比如睡袋、安抚巾、毛绒玩具、被子、妈妈的衣服；还有一些辅助方式，比如声音、摇篮摇、推车推等。这些都可以算作技能型安抚，其作用就是辅助宝宝睡眠，所以包巾、安抚奶嘴等在某种程度上也可以算作安抚物。

在实际引入过程中，要注意安抚物的安全问题。在宝宝1岁以前，不要引入可能导致窒息风险的安抚物，比如太厚、太长的被子；如果选择玩偶类的安抚物，要选择体积比宝宝头部大的，且没有容易脱落的部分（比如毛绒玩具的眼睛），以免宝宝误食；也不要选择太蓬松的，或者带有不安全的可吸入材质的安抚物。

在保证睡眠安全的前提下，引入安抚物时还要注意以下几点。

第一，安抚物出现的频次要高，宝宝才能和它建立关系。在白天与宝宝的互动中，你可以先引入安抚物，比如在他玩耍时，将安抚物放在他旁边，也可以在睡前仪式中引入安抚物。安抚物要么是宝宝熟悉的物品，要么就在引入时举行一个介绍安抚物的小仪式，之后要经常把安抚物放在宝宝身边，让它参与宝宝的日常活动。当然，一开始宝宝可能对这个东西不加理会，但这未必代表宝宝不喜欢，所以不要看到宝宝对安抚物不感兴趣就立马换掉，可以坚持一段时间试试看。

第二，宝宝对安抚物的喜好是不同的。虽然市面上有很多安抚物产品，但宝宝不一定会对它们感兴趣。比如我家老大，他小时候喜欢一个毛绒玩具的标签，睡觉时会一直抱着那个毛绒玩具，但主要是把玩上面的标签。所以，你花大价钱买的高级安抚巾、安抚小兔子等，宝宝不一定会买账，安抚物是要合宝宝眼缘的。

第三，安抚物的类型要符合宝宝的发展阶段。对大月龄的宝宝来说，有些安抚物就不适宜了，比如安抚奶嘴。宝宝如果在小月龄时没有使用过安抚奶嘴，那么长大了也不需要再引入安抚奶嘴了。

总之，家长要对安抚物保持开放的态度，认识到安抚物对孩子的意义，而不是仅仅把安抚物当作安抚孩子、让孩子安静下来的工具。同时也要注意，安抚物不能替代父母对孩子的陪伴，它只是孩子成长过程中的一个阶段性的好朋友、一个很好的情感投射和寄托物。希望大家都可以善用安抚物，让安抚物和父母的爱一起陪伴宝宝度过美好的婴幼儿时代。

⑤其他安抚工具。除了上面提到的这些常见的助眠小工具以外，还有很多小物品也能起到安抚效果，比如安抚玩偶。小朋友大多都喜欢毛绒玩具，只要它是安全的，是宝宝喜欢的，就可以成为安抚物。另外，大家不用专门去买网红款的安抚玩偶，安抚玩偶的选择还是要合宝宝的眼缘。

绘本、催眠曲等也是常见的助眠工具，它们的作用都是让孩子变得平和、放松。在睡前仪式中，读绘本或者放催眠曲都可以帮助孩子平静下来，顺利过渡到入睡状态。市面上比较经典的睡前绘本有《晚安，月亮》《晚安，大猩猩》《小兔子睡不着》等，当然，绘本不一定都是睡眠主题的，只要孩子喜欢，读完不会让孩子兴奋就可以。关于催眠曲，理论上舒缓音乐的助眠效果更好，比如无人声的纯音乐、经典童谣等，但也有一些宝宝对高昂的音乐感兴趣，如果不影响宝宝的入睡状态，不会使他越听越兴奋的话，也可以尝试。

安抚巾也是时下比较流行的安抚物。我推荐大家在宝宝学习自主入睡的过程中使用安抚巾。安抚巾的种类很多，有纱布质地的，有毛绒质地的，还有安抚玩偶和安抚巾相结合的。我个人比较推荐"标签线绳款"，很多宝宝都喜欢标签、线绳，会吸吮着入睡，所以在选择安抚巾的时候不妨尝试这种类型的。选择安抚巾时要注意材质、印染和着色，确保是宝宝可以入口的。

另外，带有妈妈味道的物品也能起到很好的安抚效果，比如妈妈常穿的 T 恤、睡衣等。市面上还有一种安抚娃娃，是用特殊材质做成的，使用之前只要放在妈妈怀里一会儿，就能沾上妈妈的味道。宝宝在抱着它时，它还能模拟妈妈的心跳。闻着妈妈的味道，听着妈妈的心跳，好像妈妈就在身边一样。

对于经常要抱睡的小月龄宝宝，家长还可以考虑使用背带或者背巾。对于新生儿来说，背巾更适合，非常适合亲密育儿的家庭。背带或者腰凳在哄睡时也有一定帮助，能减轻家长负担，外出时也可以使用。还有的宝宝喜欢有摇晃功能的助眠物，如摇椅、摇篮、秋千等，但这些产品对小月龄宝宝来说是有安全隐患的，所以不建议将它们作为常态化的助眠工具。

宝宝在睡前会有各种情绪，或是担心，或是害怕，还可能有心事，这些都会导致宝宝入睡困难。针对这些情况，我们可以采用睡前对话和怪物喷雾帮助宝宝入睡。睡前对话就是在入睡前和孩子一起回顾这一天所发生的事情，可以是开心的、有意思的，也可以是不开心的。当然，还可以计划一下第二天要做的事，这样的对话和梳理能帮助孩子放松下来。

第七章

宝宝真的需要睡眠训练吗

一、可以科学地聊一聊睡眠训练吗

　　提到睡眠训练，有些家长可能会联想到一些不好的画面。比如把宝宝独自留在房间里，任由他哭泣却不回应；夜间宝宝醒来哭，也不给他喂奶等。的确，很多父母对睡眠训练有一些负面的认识，所以在要不要进行睡眠训练这个问题上，他们会不知所措、踌躇不前。但是，也有一些父母把睡眠训练视为最后的"救命稻草"，希望通过快速、有效的睡眠训练来扭转孩子的睡眠状况，解决他们的睡眠困扰，让全家人都可以睡个好觉。

　　那么，到底什么是睡眠训练呢？必须要进行睡眠训练吗？

 ### 1. 睡眠训练的定义及开展情境

　　睡眠训练（sleep training）是人们对调整孩子睡眠习惯及行为的过程的一种比较普遍的叫法，但在临床上，并不使用这个词，而是用睡眠行为干预（sleep behavioral intervention）。睡眠行为干预的定义是：看护人主动运用一些策略来调整孩子的睡眠行为及习惯。睡眠行为干预的方法和策略涉及改善睡眠环境、优化日常作息、调整安抚方式等，实际上是广义上的睡眠训练。而人们常说的睡眠训练，是狭义上的睡眠训练，是指通过看护人的行为干预使孩子掌握自主入睡的技能，从而改善睡眠问题的过程。

睡眠训练之所以不受欢迎是因为"训练"这个词，因为它包含了两层含义：一是通过行为干预的方式来达到目的，这会让人觉得训练孩子就像训练动物一样；二是它暗含着父母比孩子具有更强的能力，可以主导整个过程，父母处于权威地位。我本人也不喜欢睡眠训练这个词，它容易引发父母的不满，也容易带来误会和歧义。在睡眠咨询中，我通常会用"睡眠引导""睡眠调整""睡眠学习"等词语来代替这个词。但是鉴于大家更熟知睡眠训练，所以还是统一使用"睡眠训练"来指代睡眠调整的过程。

睡眠训练是基于行为主义的假设而进行的。也就是说，人们之所以要进行睡眠训练，是因为认为睡眠行为可以通过一系列的方法得以纠正。在这种视角下，人们就会觉得狭义的睡眠训练只关注到了行为层面的表现，而忽略了孩子情感方面的需求以及情绪发展的特点。当然，在解决睡眠问题时，不同的人会有不同风格的干预方法，在选择睡眠训练的方法上，不同的父母也会有截然不同的选择，当然也会有一些父母认为孩子的睡眠根本不存在问题，不需要干预。那么，为什么要对孩子进行睡眠训练呢？其目的是什么呢？

睡眠训练最直接的目的就是教会孩子自主入睡，这在一定程度上可以改善孩子的睡眠状况，使他们养成健康良好的睡眠习惯。但需要注意的是，教会孩子自主入睡并不代表可以解决所有的睡眠问题。睡眠问题产生的原因有很多，我们不能简单归结于孩子不会自主入睡。因此，如果你想通过睡眠训练来解决所有的睡眠问题，那是不切实际的。那么，什么情况下需要对孩子进行睡眠训练呢？开展睡眠训练需要做什么准备吗？

我认为，睡眠训练要以系统、全面、以家庭为本的角度去分析孩子产生睡眠问题的原因，然后再加以调整。因此，这种睡眠训练不能是一蹴而就的，也不是一拍脑门儿就能决定的，而是需要父母通过谨慎的分析和计划做出的选择。所以，在进行睡眠训练之前，有以下几个前提。

（1）所有的睡眠基础都已准备好

首先要确保宝宝身体健康，没有被疾病困扰。如果是疾病原因导致的睡眠问题，一定要先去看医生，因为这时睡眠训练已经不是首要问题了。其次，需要宝宝满4个月。在满4个月之前，宝宝还处于不成熟阶段，绝大多数的调整方法对他都不适用，也很难带来持续的效果。再次，宝宝的作息很规律，并且符合月龄。有时候宝宝的睡眠问题并不是不能自己入睡导致的，而是作息上有不合适的安排，调整作息就能使问题迎刃而解，完全不需要睡眠训练。除此之外，有固定、放松、积极的睡前仪式以及适合入睡的睡眠环境也是睡眠训练的前提，如果这两点还没有完成，可以先从这两点入手进行调整。还有一点是经常被大家忽视的，那就是要确保家庭近期没有重大的变化，如搬家、生二胎、长途旅行等。最后，良好的亲子关系和父母的高质量陪伴也很重要，如果这两点做得不好，睡眠训练可能会起到相反的效果。

（2）父母和孩子都做好了改变的准备

睡眠训练是改变行为习惯的一个过程，就像我们减肥、戒烟、戒奶茶一样，并不能快速完成。这个过程可能会很艰辛，还可能会反复，不管是父母还是孩子，都可能会感到不适应。如果在没有下定决心、没有充分准备的情况下去进行睡眠训练，不但不能解决问题，可能还会加深父母和孩子的痛苦，比如父母会失去继续下去的勇气和信心，孩子会觉得迷茫，可能会哭得更多，表现得更抗拒。

（3）宝宝有严重的或不恰当的睡眠联想

睡眠问题的表现形式很多，并不是所有的睡眠问题都可以通过行为干预的方式来解决。狭义的睡眠训练针对的是某种或多个不良睡眠联想引起的不健康的睡眠习惯。倘若是因为情绪问题、发展阶段问题（如分离焦虑），那么这些行为干预方法是无法达到目标的。

2. 睡眠训练的效果与争议

很多父母都被孩子的睡眠问题困扰着，他们要么没有时间和精力对孩子的睡眠进行引导和调整，要么是对睡眠训练的方法一知半解。有人认为睡眠训练就是不抱不哄，让孩子哭到睡着，还有人认为睡眠训练会奠定孩子一生的灰暗底色。这些说法使很多妈妈虽然备受折磨，但是并不敢对孩子进行睡眠训练。实际上，睡眠训练让很多人受益，其中就包括我自己，我的孩子也经历了漫长的睡眠引导的过程，我也有过犹豫不决的时候。

目前，有关睡眠训练的研究并不多，在这为数不多的研究中，证据等级强的高质量研究更是少之又少。即便在那些高质量的研究中，研究者也主要聚焦于研究多种睡眠行为干预的策略，而非针对我们最有疑问的哭声免疫法（cry it out，CIO）这个类别的睡眠训练。另外，将不同睡眠训练方法进行对比的研究就更少见了，所以，我们很难得出准确的结论。不过，我们仍然可以梳理一下目前学界对于以下这几个常见疑问的观点和发现：睡眠训练真的有效果吗？睡眠训练会对孩子有伤害吗？睡眠训练是否会损害亲子关系？

我们先来看一看睡眠训练的效果。在 2006 年的一项针对 19 个哭声免疫法类别（extinction）的睡眠训练研究的文献中，有 17 个都表明睡眠训练对睡眠状况有改善作用（Mindell，2006）。同时，也有不少研究表明循序渐进法（graduated extinction）和家长在场的哭声免疫法（extinction with parental presence）也都产生了积极的效果。

有一些支持哭声免疫法这个类别的睡眠训练的研究认为，睡眠训练产生的积极效果包括：睡眠训练会使宝宝在临睡前发怒的可能性变小；宝宝可能会在 10 分钟内入睡；宝宝夜里醒来动静大到吵醒父母的可能性更小；完成训练后父母的压力水平、情绪以及和孩子之间的互动更好了，白天的状态也更好了。（Mindell，2015）

还有一项研究对采用较温和睡眠训练方法的照顾者进行了跟踪，发现在实施温和睡眠训练 5 个月后，有睡眠问题的孩子数量减少了 30%。

不过，也有不少研究发现，这些在婴儿早期进行睡眠训练获得的良好习惯，会随着孩子月龄增长而逐渐淡化。2012 年，美国儿科学会主办的专业学术期刊《儿科学》（JAMA Pediatrics）上刊登了一项研究，该研究对 328 个婴儿进行了 5 年的跟踪调查，希望调查出睡眠训练对孩子的伤害和效果。结果得出的结论是：睡眠训练在这 5 年中没有对孩子产生任何可以观测到的影响，无论是好的还是坏的，但是在短期内确实取得了期望的成效。（Price，2012）所以说，睡眠训练不是一劳永逸的，作为家长，我们不能期待经过睡眠训练，孩子所有的睡眠问题都会迎刃而解，并且不会再出现任何睡眠问题。可以说，无论对孩子还是对父母而言，睡眠训练是可以带来短期益处的。

但是，仍然有不少人担心，睡眠训练虽然会带来短期效果，但可能会有一定的副作用。我们大多数人都听不得孩子哭，让孩子哭有悖我们作为父母的直觉。这种生物本能使我们认为当孩子被单独留下时，他们会产生负面情绪，这对孩子来说是一件很有压力的事。

对绝大多数宝宝来说，短期的、程度较轻的压力是有积极作用的，可以帮助宝宝建立抗逆力，这些宝宝所积累的可以承受的压力体验会帮助他们建立压力免疫（stress inoculation）。但那些因为哭的时间太长而产生的害怕和恐惧，会使宝宝形成一种压力激活模式，这种模式反而会使宝宝的抗逆力发展缓慢。可以说，极度的、频繁的、长期的生理和心理压力对宝宝是有伤害的。有不少人认为，宝宝停止哭并不代表他学会了自我安抚，而是他通过"关闭"自己来适应正在面对的压力。研究者发现，如果在安排入睡时，妈妈本身的情绪反馈度比较低的话，那么宝宝就会分泌出更多的皮质醇。

宝宝过度疲倦的时候也会大量分泌皮质醇，并表现出假兴奋的状态。宝宝在哭的时候，生理方面的压力比较大，这会使他的血压、心率和皮质醇水平升高。皮质醇水平变化机制比较复杂。我们在正常的情境下，皮质醇会维持在一定的水平。普遍观点认为，在有压力之后，皮质醇会升高。

那睡眠训练会不会造成皮质醇水平的上升呢？研究者邀请了25对母子（孩子都处于4～10个月），在实验室的环境下实施哭声免疫法，并持续了5天。第一天晚上，所有的宝宝都至少哭了10～20分钟才睡着。但到了第三天，所有的宝宝都没有哭闹就睡着了。与此同时，研究者监测了进行睡前仪式前宝宝们的皮质醇水平，以及实施哭声免疫法之后的皮质醇水平。结果从第一天到第三天，宝宝们的皮质醇水平基本没有升高。虽然这个研究有一定的局限性，宝宝的皮质醇没有升高但是一直处于较高的水平（这可能是因为在陌生的实验室环境中入睡造成的），但它给了我们一个结论：即便是在可以想象的最有压力的睡眠环境下，睡眠训练也不会造成皮质醇的急剧上升。（Matthew，2012）

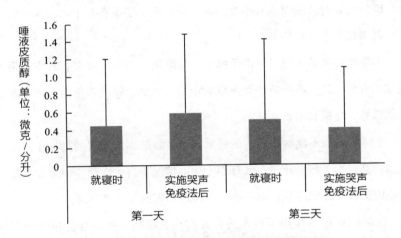

图 7-1　实施哭声免疫法前后婴儿的皮质醇水平

一些研究表明，睡眠训练对亲子关系要么没有任何影响，要么可能会促进婴儿的安全感和依恋关系的建立。根据多个研究者的观点来看，睡眠训练过程中的关键是父母的情绪回馈程度，而情绪回馈程度会随着孩子的睡眠改善而改善。（Teti，2010；Philbrook et al.，2014）

总的来说，我们是可以进行睡眠训练的，只是在这个过程中，父母要和孩子的情绪保持同频。那这是不是代表对每个孩子都应该进行睡眠训练呢？并不是，虽然没有绝对的证据可以证明睡眠训练对宝宝有直接的伤害，但也没有证据表明睡眠训练有长期的益处。所以，是不是要进行睡眠训练，完全取决于你的感受、宝宝的感受，以及你家庭的需要。

 ### 3. 睡眠训练的迷思

（1）对睡眠训练的误解

因为大家对睡眠训练有很多误解，所以产生了很多关于睡眠训练的误解。我来帮大家辨析一下。

①睡眠训练不等同于哭声免疫法。睡眠训练的方法很多，其中有很多温和的方法，甚至有些方法是可以无泪的。因此，将哭声免疫法和睡眠训练画等号，是极其不负责任的。

②睡眠训练不能解决所有的睡眠问题。睡眠训练针对的是一小类睡眠问题，其目标是教会孩子在父母不干预的情况下自主入睡。但是如果是其他原因造成的睡眠问题，则不能通过睡眠训练的方式来解决。

③睡眠训练不能用于日常的育儿实践。睡眠训练不能简单地归结成"不哭才抱，哭了不抱"，很多网上流传的文章里，都提到了这种说法，这简直是偷换概念。而且，"不哭才抱，哭了不抱"并不是哭声免疫法，它已经跳脱出了睡眠的情境。不管是哪种睡眠训练方法，都只适用于睡眠调整过程，而不应该是一种惯常的育儿或教养方式。除此之外，还有哭声免疫法会导致自闭症、睡眠训练会使孩子长大后得精神疾病等说法，对于受过循证训练的人来说，都是站不住脚的。当大家看到这类文章时，请多一些理性的批判性思考。

（2）如何看待睡眠训练

那么，既然睡眠训练存在这么多争议，但又确实有一定效果，我们应该如何看待它呢？

到底要不要进行睡眠训练，主要取决于父母的倾向，同时也取决于父母对理念和方法能够准确把握的程度。睡眠是一种生理活动，很多父母都意识不到入睡也是需要学习的技能。我们不能代替孩子去学习，就像没有哪一个教练可以替他的队员参加比赛一样。

你可能会选择进行睡眠训练，因为你认为目前看来睡眠训练是对你和你的家庭最好的选择。如果决定了要进行睡眠训练，尽量选择对你来说压力最小、和孩子最能情绪同频的方法。大部分睡眠专家都建议不要过早进行睡眠训练，要等到孩子 4～6 个月时，喂养和睡眠已形成了一定的规律之后再做尝试。在睡眠训练的过程中，我们可以通过陪伴、给孩子身体和语言上的安抚以及情绪上的支持来减轻我们自己和孩子的压力。但即便这样，我们仍然不可能避免所有的眼泪。哭是孩子交流的一种方式，哭不是问题，不回应孩子的哭和需求才是真正伤害孩子情感和安全感的源头。因此，以有规律的、恰当的方式回应孩子的哭声是我们需要去不断练习的。

至于哪种睡眠训练方法好，哪种睡眠训练方法不好，没有绝对的答案。关键是实施者对某一种方法的使用是否正确，它直接决定着睡眠训练的效果。我非常尊重每一个家庭的选择，进行睡眠训练也好，不进行睡眠训练也好，孩子都会长大成人。从某种程度上讲，判断是否需要睡眠训练的唯一标准就是家长的感受，如果孩子的睡眠问题可以通过睡眠训练改善，那么就选择自己感觉舒服的、可以做得到的，然后去做就行了。

4. 常见的睡眠训练方法

睡眠行为干预的方法有很多，但它们各自的侧重点和方法背后的逻辑都不同，所谓的"严厉"程度也不同，适合调整的情境也有所差别，所以并不存在万能的睡眠训练方法。大家要根据宝宝和家庭的具体情况以及自己的文化背景等去综合考虑。目前临床上常用的睡眠训练方法有 10 种：积极的睡前仪式、哭声免疫法及其变种、调整就寝时间、正面强化、刺激控制、睡眠限制、定时提前唤醒、睡眠卫生习惯教育、认知重建、放松技术。其中后 3 种不适合婴幼儿，本书不做介绍。

（1）积极的睡前仪式（positive bedtime routine）

在第五章，我介绍了睡前仪式。儿童睡眠研究学界的专家约迪·明德尔在她的研究中表明，建立固定的夜觉睡前仪式可以改善入睡之后的夜醒状况和睡眠连续性，同时可以改善母亲的情绪状态。（Mindell，2009）可以说，睡前仪式不仅是良好健康的睡眠行为的组成部分，而且是能够具体解决睡眠问题的一个很实用、很简单的方法。

睡前仪式应是一致的、正面的，并且有明确的顺序。一致的，意味着睡前仪式包含的项目是固定的一系列事件的组合，要在每天几乎相同的时间进行，同时顺序是基本固定的。正面的，意味着睡前仪式应该是愉快的、积极的，包括亲子共读、唱歌、抚触、按摩、喂奶等活动，睡前仪式最后的部分需要在宝宝的卧室中进行。

另外，睡前仪式不宜过长，要避免拉锯战。宝宝大了以后，很容易在睡前仪式中提各种要求，我们可以给宝宝有限的选择，或者使用日常惯例表，把睡前仪式固定下来。

（2）哭声免疫法及其变种

第二类方法就是哭声免疫法及其变种，主要解决的是孩子在入睡和夜醒时需要父母帮助的问题。这个分支也是最常见、最流行的睡眠训练方法，但也是最容易被父母误解的方法。

①哭声免疫法。1894 年，美国著名儿科医生卢瑟·埃米特·霍尔特（Luther Emmett Holt）在他的书 *The Care and Feeding of Children: A Catechism for the Use of Mothers and Children's Nurses* 中提出了哭声免疫法。这本书暂时没有中文版，书名直译就是《儿童照顾和喂养——给妈妈和儿童照料者使用的问答书》。整本书以问答的形式呈现，著名的"cry it out"是在最后一部分有关哭的内容中提到的。直译就是：怎样能让一个婴儿从发脾气、习惯性或是放纵的哭闹中得到控制呢？简单来说，处理的方法就是允许他哭出来。这通常要 1 个小时，在某些极端的情况下，可能需要两三个小时；第二次哭闹持续时间很少会超过 10～15 分钟；到第三次时就不怎么哭闹了。这样的训练只有在习惯性哭闹有确定原因时才可以实行。

可以看出，霍尔特最初提出哭声免疫法时，其应用场景并不是睡眠，这个方法是针对不良行为习惯的，而且，霍尔特也强调了，这种哭声免疫法只有在有明确原因的习惯性哭闹中才能用。

到 1946 年，斯波克（Spock）在他的书中推荐了一种类似哭声免疫法的方法，用以纠正孩子对抱睡的依赖。在中文版的《斯波克育儿经》中是这样描述的：可以在一个合适的时间把孩子放到床上，再慈爱而又坚决地对他道声晚安，然后走出他的房间，并且不要再返回。

关于应用在睡眠场景中的哭声免疫法，最贴近的应该是马克·维斯布朗在他的书《婴幼儿睡眠圣经》中所提到的方法。作者马克·维斯布朗是美国临床医师协会成员、西北大学小儿科芬堡医学院儿科教授。书中深入浅出地介绍了许多婴幼儿的睡眠知识以及常见问题的改善方法，并指出如果孩子没有获得足够的睡眠并且存在不良的睡眠习惯的话，其后果远大于他们在接受睡眠训练过程中实施哭声免疫法所带来的不良后果。

《婴幼儿睡眠圣经》一书于1987年出版，并在1999年和2003年经历过两次修订。作者维斯布朗认为，哭声免疫法对婴儿造成的绝对意义上的伤害很小，却能使睡眠问题得到解决，而且婴儿总体的哭闹也会减少。哭声免疫法是基于这样的假设的：孩子的睡眠问题是因为他们习惯依赖家长的安抚来帮助他们入睡，当他们无法得到家长睡前的安抚时，就会哭闹、抵抗、发脾气或拖延入睡。因为他们无法自己入睡，所以夜里醒来也无法自己重新入睡。而那些对孩子"被关注"的要求妥协的家长，则会强化孩子的这种行为。

书中对哭声免疫法的具体描述是这样的："为了使孩子学会自己入睡，并且在夜醒时可以在不用父母的帮助下重新入睡，可以允许孩子在夜间入睡前哭到完全睡着，在小觉前哭至多1小时（如果孩子在4个月前一直有肠绞痛的话，允许哭的时间上限是20分钟）。"具体地说，实施哭声免疫法有一些需要注意的地方。

a. 维斯布朗认为要成功实施睡眠训练，首先要掌握孩子的睡眠信号。一旦出现初级睡眠信号（揉眼睛、表情呆滞等），家长可以通过裹襁褓、哺乳、摇晃等方式来安抚，然后把孩子放到床上。

b. 根据孩子的自然睡眠周期，制订固定的小觉作息表。如果孩子第一个小觉不睡，应尽量让他保持清醒，直到第二次小觉的时间再安排入睡。

c. 如果被睡眠问题困扰，应将夜觉的入睡时间提前；比平常早些启动睡前仪式可以帮孩子提前入睡；孩子过度疲倦会更难入睡。

在实践中，这种程度的哭声免疫法已经很少被采用了，大部分对于哭声有一定接受度的家长都会选择哭声免疫法的变种。

②循序渐进法/哭声控制法/法伯法。近些年来，常常跟哭声免疫法联系在一起的，是理查德·法伯在他的书《法伯睡眠宝典》中提到的一种帮助宝宝消除睡眠联想、学会自主入睡的方法。法伯教授称其为循序渐进法，但在其他文章中人们常常用哭声控制法、法伯法来指代这一方法。

法伯法中有两个非常重要的观点。首先，法伯认为父母应教会孩子自己睡觉，而不是将睡觉与摇晃、轻拍背、喂奶等行为联系起来，以致孩子形成不健康的睡眠联想。因此对孩子进行睡眠训练的第一步是要确保父母不成为孩子的睡眠联想。我们需要为孩子建立固定的睡前仪式，在睡前仪式结束后就离开房间，并在孩子迷糊但未睡着的状态下将其放到小床上。其次是渐进式间隔安抚，当孩子已经建立起规律作息和良好的固定的睡前仪式，并且家长也明白让孩子自己入睡的重要性后，如果孩子还是不愿意自己入睡或是半夜醒来，就可以采用渐进式间隔安抚的方式进行改善。

所以，法伯法通常是指通过允许孩子在入睡前哭泣，同时以渐进式的间隔察看、安抚孩子的方式来帮助他们学会自我安抚入睡。具体操作步骤是：a. 固定夜觉和小觉前的睡前仪式。b. 比平常入睡时间晚30分钟安排孩子入睡，孩子还未睡着时就将其放到床上，随后离开房间。c. 根据渐进的间隔进入房间安抚孩子，但不要抱起孩子。每个晚上，安抚间隔期要长于前一天。

渐进式间隔安抚可以参考表 7-1。如果第一天的放任时间是 3 分钟、5 分钟、10 分钟、10 分钟，那么第二天的放任时间就要变成 5 分钟、10 分钟、12 分钟、12 分钟。而且每次进入房间察看孩子的时间不宜过长，2 分钟左右即可。如果在 3 分钟、5 分钟、10 分钟、10 分钟这样的放任间隔后，孩子还没有睡着，就一直按照最后一次的间隔时间（也就是 10 分钟）进去察看，直到孩子睡着为止。渐进式间隔也不用完全按照书里给出的参考来实施，可以根据自己家的具体情况来制订，原则就是要有一定的递进性。孩子夜醒时，家长最好仍然按照当天的渐进式间隔进去察看。当然，有些家庭也会选择入睡和夜醒分两步进行，这也是完全可以的。

表 7-1 放任孩子哭闹的时间长度

单位：分钟

第几日	第一次 放任时长	第二次 放任时长	第三次 放任时长	三次后的 每次放任时长
1	3	5	10	10
2	5	10	12	12
3	10	12	15	15
4	12	15	17	17
5	15	17	20	20
6	17	20	25	25
7	20	25	30	30

表 7-1 的建议是以孩子独自入睡为前提的。矫正开始后的几周内可以适当推迟孩子的就寝时间，以 30～60 分钟为宜。同时应确保孩子早晨起床时间和平时一样，白天小觉时间也不能随意增加。就寝时家长要将孩子放在他自己的床上，不能抱着或摇着他，要确保他的睡眠环境与半夜醒来时一致，这样就算他半夜醒来，看到一样的环境，也比较容易再次入睡。

如果孩子在就寝时或半夜醒来后哭闹不休，家长可以试试表 7-1 提供的放任时间，有意识地逐渐延长放任时间。如果家长觉得表中的放任时间太长了，可以根据实际情况进行调整。如果夜里孩子哭闹的次数超过了表中给出的次数，家长也不要放弃，继续按照当夜放任时长的最大值重复执行，直到孩子在家长不在的情况下自己入睡为止。

到了第 3 天或第 4 天，孩子的睡眠状况应该有了很大的改善。如果到了第 7 天，情况虽然有了改善，但是还未达到目标，家长则可以在第 7 天的基础上适当延长每次放任的时间。但是如果到了第 7 天，情况一点儿都没有改善，甚至变得更糟，家长就要对整个矫正过程进行反思了，请参照下面的内容。

在每一次等待之后，家长都要走进房间看看孩子，停留的时间不要超过 2 分钟。一旦孩子在清晨醒了，不管他醒来的时间比平时早还是晚，都要让他起床。整个夜间睡眠应该在一个房间内完成，不能这个房间睡一会儿，那个房间睡一会儿。如果孩子不愿意待在自己的房间里，可以把孩子房间的门锁上，等他开始哭闹后，按照表 7-1 建议的时间走到他的门口。如果锁门不管用，家长可以把自己房间的门也锁上。如果家长跟孩子同房不同床，孩子不肯待在自己的床上，而是和父母一起走出房间或者爬到父母的床上，家长就要在离开房间的时候果断地关上门，然后根据表7-1建议的时间间隔进入房间，直到孩子自己睡着为止。如果家长和孩子同睡一张床，当孩子哭闹时，家长要跟孩子保持距离，根据表中建议的时间间隔适时忽略孩子的任何要求。

表7-1不仅适用于夜间睡眠，也适用于白天的小觉。如果孩子折腾半小时还睡不着，或者睡了一会儿就醒来哭闹，家长应该终止这个小觉。另外，白天的小睡最好不要太迟，以免影响孩子夜间的睡眠。

实施法伯法时，理论上是要完全断掉夜奶的。如果还不想断夜奶的话，需要慎重考虑。断夜奶可以和法伯法同时进行，也可以先断夜奶，再实施法伯法。白天的小觉也可以采用法伯法，但是法伯法对于延长小觉的作用并不显著，所以也可以只在夜觉时采用法伯法。另外，实施法伯法以后，可能会使作息混乱，孩子在白天可能会补觉，那么需要注意不要太偏离平常的作息规律。法伯法在实施过程中有很多细节，也可能遇到很多状况，因此尽量计划好再实施，如果需要也可以找专业人士来帮助。

法伯认为，如果使用循序渐进法收效不佳，那么可能存在如下几种情况。

a. 程序错误。家长在纠正过程中的行为表现会影响整个纠正的进程。有些家长在执行时不够彻底，比如一开始确实是让孩子自己在床上就寝，但会在孩子醒来后去哄他入睡；在就寝时陪伴孩子直到他入睡，却在他醒来后对他不闻不问；在应对孩子哭闹时毫无章法，一天一个样；等等。

b. 无视作息规律。如果家长在制订纠正方案时没有考虑孩子的日常作息与生理节律，那效果肯定不会好。循序渐进法应用的前提是，孩子应处于困倦状态，如此在几次纠正后他才可能会适应新的睡眠模式。如果孩子一点儿都不想睡，那什么方案都没用。如果有的孩子作息很不规律，家长根本摸不准何时让孩子就寝，就要把重心放在帮助孩子建立规律作息上，等建立起规律的作息后再实施纠正方案。好的作息应该能让孩子在就寝时快速入睡，在夜间醒来后能够再次快速入睡。

c. 忽视孩子的焦虑感。在纠正过程中，孩子或多或少都会感到害怕。如果孩子白天都离不开家长，那他肯定无法忍受在夜间独自一个人睡。对于这样的孩子，放任他哭多久都无济于事，反而会让情况更糟。家长应该先处理其他问题，再来处理睡眠问题。

循序渐进法在法伯教授的书中仅占不到一章，书中大量篇幅介绍的是睡眠的基本原理以及儿童睡眠问题的基本知识等，但却有很多人以"放任孩子哭"来给法伯教授的观点做总结。

事实上，法伯教授并没有在书中用过"cry it out"这样的描述。在修订版中，法伯教授特意加入了对他书中提供的方法及其应用的普遍性误解的纠正，还在序言中强调："我设计的很多方法都是为了避免孩子长时间地哭闹，而不是对孩子放任不管。"

除了法伯之外，另外一个支持这种方法的非常有影响力的学者是约迪·明德尔，她也是法伯法的支持者，但是她更加强调睡前仪式的重要性，并且在她的书《整晚安睡》（*Sleeping Through the Night*）中给出了非常具体的、实用性的建议。约迪还给出了一些基本的行为策略，我大致翻译了一下，参见表 7–2。

表 7-2　**基本的行为策略**

期望	方法	说明
鼓励孩子去做你期望他做到的事	强化	表扬：鼓励你期望的正面的行为，让孩子产生自我价值感
		激励：不是贿赂。要清晰描述你希望孩子做的事，而不是仅仅说"乖一点儿"。比如，"我希望你可以在我们逛街的时候保持安静，一直拉着我的手，不随便去摸任何东西"。奖励与价值等值，不能因为一件很小的事就给孩子非常高的奖励；等待奖励的时间要适宜，以免让孩子失去兴趣
		演示：向孩子展示应该怎么做，在你和他一起做的时候，描述他的行为
	给予可接受的选择	不要说"你想现在睡觉吗"，而是说"你是想现在去睡觉，还是5分钟之后再去"。
	给出命令时不用问句	不要问"你想睡午觉吗"，因为一般孩子都会说"不"
	合理的要求	比如，你无法要求一个2岁的孩子在睡觉前收拾好玩具、自己洗澡更衣刷牙。你的要求要清晰，不说"收拾你的房间"，而是要把要求明确到"把玩具收拾到收纳盒里"等
	一致性	如果你希望宝宝可以在小床上睡觉，但是因为宝宝哭了一会儿你就把他抱了出来，那么下一次他一定会哭得更凶
	"湿透的薯片"理论①	有负面关注总比没有关注好，所以孩子会通过一些行为来寻求家长的关注。他们认为，即便家长对他们发脾气也比不关注他们要强得多。平静而坚定地告诉孩子你必须要去做一些其他事，但是你需要持续地表扬你的孩子

续表

期望	方法	说明
阻止孩子去做你不想让他做的事	惩罚	惩罚通常是无效的，即便有效也是暂时的，它不会彻底改变孩子的行为，因为惩罚并没有教会孩子什么样的行为才是正确的，而体罚孩子只会让孩子明白一件事——打人、骂人可以解决问题。但这是不对的。此外，惩罚孩子的时候，千万不要把他放在睡觉的房间尤其是小床上
	拒绝	当你拒绝的时候，要说到做到，不可以就是不可以。拒绝的时候态度要平和，要做到温柔而坚定。坚决拒绝的事，一定要保持一致性
	忽视	举个例子，在父母打电话的时候，孩子会在旁边不停地打扰。运用忽视的方法使孩子的行为变好之前，他的行为可能会变得更加糟糕
	暂停	积极暂停角。当孩子有负面情绪时，选择一个能够使人放松、舒适的环境，让他慢慢平复情绪

注：①"湿透的薯片"理论，通常用来解释负面关注(negative attention)。意思是，湿透的薯片不脆了，不好吃了，但当你很饿的时候，湿透的薯片也比没有薯片要强。

③家长在场的哭声免疫法。此外，还有一种家长在场的哭声免疫法可供大家选择，这种家长在场的哭声免疫法允许父母给予孩子更多的安抚。首先，在孩子仍然清醒的时候，陪孩子躺下，直到孩子睡着，之后有计划地逐渐减少对孩子的陪伴和安抚，直到他可以在你不在场时自主入睡。

这个方法的操作步骤如下：最初几天，家长可以和孩子一起躺下，但在安抚孩子入睡的过程中，要逐渐减少肢体安抚，直到完全不再有肢体接触。接下来的几天，家长不再陪孩子躺下，而是坐在床边，仅用声音安抚。再过几天，可以尝试离开房间几秒钟，在孩子哭闹之前回到房间，这样可以帮助他明白你在离开后还会再回来，从而逐渐增强孩子对分离的容忍度。但此时你仍然要待在房间里陪孩子，直到他睡着。在他适应这个过程之后，你可以逐渐把离开房间的时间延长，直到孩子在没有你陪伴的情况下也可以自己睡着。（Skuladottir，2003）

另外，还有一个类似的方法：父母和孩子同睡在一个房间，但不在同一张床上，当孩子哭闹时，父母可以装睡。研究人员为这种方法做了实验，发现父母和孩子睡一个房间时装睡，和父母在另外一个房间睡而留孩子在他的卧室哭闹的短期效果基本相同。（Matthey，2012）

（3）调整就寝时间

这个方法主要用来解决宝宝入睡困难的问题，孩子在一系列可预见的、固定的、放松的睡前仪式后，会更加容易入睡。但是，如果父母设定的入睡时间过早，孩子并没有那么困，那他很可能会抗拒入睡，产生入睡困难的问题。调整就寝时间可以参考以下步骤。

①记录孩子新的入睡时间，比如晚上 9 点。在这个时间点前的 30 ～ 45 分钟，父母可以为孩子安排睡前仪式，也就是在晚上 8 点 15 分到 8 点 30 分之间。

②记录孩子在工作日和周末的起床时间，比如早上 7 点。如果孩子没有自然醒来，父母需要在这个时间点去叫醒他。

③在原有的入睡时间（比如晚上 8 点）和新的入睡时间（晚上 9 点）之间，可以和孩子进行一些比较安静的活动，并且不能使用任何电子设备。这些活动可以是阅读、画画、玩毛绒玩具等。

④当孩子连续在5～7个夜晚都能够快速入睡（入睡时间小于30分钟）后，父母就可以把他的入睡时间提前15分钟，也就是将入睡时间设定在晚上8点45分，那么在8点到8点15分之间要进行睡前仪式。

⑤为了达到期望的入睡时间（比如晚上8点），可以每周将孩子的入睡时间提前15分钟（或者每5～7个可以快速入睡的夜晚之后将入睡时间提前15分钟）。

这个干预方法的重点是：无论是在工作日还是周末，必须每天保持相同的入睡时间和起床时间，此外，尽管提前或推后入睡时间听起来很奇怪，但实际上孩子的睡眠时间并没有减少。这只是通过睡眠相位的调整来使孩子的入睡时间更符合他实际的睡眠需求。

（4）正面强化（positive reinforcement）

对于那些作息比较规律、本身比较自律但是会出于习惯提出各种要求的孩子，我们可以在睡眠训练时通过正面强化和肯定孩子的某些正确行为来帮助他们调整睡眠。

最常用的方法就是制作日常惯例表。日常惯例表可以帮助孩子建立持续固定的睡前仪式。如果日常惯例表设计合理，并且能每天都执行的话，可以明显改善孩子抗拒入睡的问题。设计日常惯例表可以遵循以下步骤。

①父母可以和孩子一起头脑风暴，把睡觉前要做的日常惯例按顺序写下来，引导孩子自己设计后，父母可以进行补充。这些睡前要做的事都是指向睡觉的，也就是说，睡前的最后一项活动要在卧室里进行，而不是做了好多事之后不去睡觉。

②给每一项日常惯例贴上对应的图片，比如刷牙、洗澡、喝牛奶、读

书等，这些图片可以是父母拍摄的，也可以是宝宝自己画的，还可以从网上下载或者从报纸、杂志上剪下。这一步的目的是让日常惯例表可视化，以免因为标明时间给宝宝带来压力。

③找一张硬纸板，将日常惯例按顺序贴上去，也可以做成睡前书的形式。

④每天晚上都要按照日常惯例表来安排睡前仪式，每完成一部分就在上面打一个钩，或者贴一张孩子喜欢的贴纸。父母也可以通过问"你的惯例表上的下一项是什么呢"来引导孩子。

此外，父母也可以尝试使用积分奖励表，见表 7-3。首先，选择孩子感兴趣的积分奖励表以及贴纸，也可以和孩子一起设计。如果孩子已经具备沟通能力，父母可以跟孩子沟通，一起协商制订一套奖励方法。

表 7-3　积分奖励表示例

时间	自己吃饭	刷牙	洗手	使用儿童便盆	看书	夜里不哭闹
星期一						
星期二						
星期三						
星期四						
星期五						
星期六						
星期日						

在使用积分奖励表之前，父母要耐心和孩子解释整个奖励机制。例如，你可以问孩子是否愿意晚点儿睡觉，孩子通常都特别乐意，这时你可以向孩子解释这个积分奖励表的使用方式——要想晚睡觉，就必须在睡觉时安静地待在床上，不可以下床，如果做到了就会得到相应的积分，积分达到一定数量后，就可以获得奖励。除了解释使用方式，还可以和孩子一起讨论具体的细节，比如问问孩子在入睡时是需要爸妈守在门外，还是待在其他房间。在真正实施积分奖励表之前，每天晚上入睡前都要重复解释。之后，我们可以和孩子一起设计积分表，不同的行为会得到不同的积分。例如睡觉时待在床上，积 2 分；夜醒时呼唤爸妈但是不离开卧室，积 1 分；跑出房间两次以上，不积分；等等。正式实施积分奖励后，一起去积分表上贴贴纸。如果孩子没有做到，父母也不要苛责孩子，而是要鼓励他"下次能做得更好"。当积分达到一定数量之后，按照约定，孩子可以得到奖励。这个奖励本身是一种象征，而不是家长对孩子的贿赂，所以价值不高的小东西和非实物奖励比较合适。积分换奖励的过程不宜太长，否则孩子会失去兴趣。

积分奖励表是个强大的心理工具，它能通过改变孩子的行为动机来影响孩子的心态。通过奖励表，孩子可以学会用良好行为换取回报的方式。不过，这个方法也存在争议——它会削弱孩子内在的驱动力；孩子可能会讨价还价，不断要求提高奖励的价码。因此，积分奖励表并不能长期使用，它只具有短期效果。我们在使用积分奖励表的时候，需要将期望孩子改变的行为与掌握一项新能力联系起来，而不是将改变行为直接和奖励联系起来。

（5）刺激控制（stimulus control）

这种方法通常被用来改善入睡困难的问题。入睡困难的一个重要表现就是孩子花了大量时间在床上，但是却没有睡着。有了这样的经验后，孩子一上床就会不自觉地感到焦虑和紧张，入睡会变得更加困难。所以刺激控制的目标在于重新教会孩子，一旦上床就代表要睡觉了。因此，刺激控制的首要原则就是床仅仅用来睡觉，睡觉也只能在床上进行。我们要帮助孩子避免在床上进行除了睡觉之外的其他活动，比如看电视、读书、玩电子设备、画画等，这样可以使孩子的大脑重新建立睡觉和床之间的关系。

另外，父母尽量不要让孩子睡在沙发等其他地方，要保证睡觉是在床上进行的。除此之外，还要固定入睡时间和起床时间，作息越规律，入睡就会越容易。每天入睡和起床时间的波动最好控制在1小时之内，在调整期间要避免白天补觉。另外还要注意，一定要在孩子感到困倦时再让他上床，如果孩子真正睡着的时间显著晚于你希望他睡着的时间，那么就需要调整上床时间，调整到孩子真正能睡着的那个时间点的前15～30分钟（当然，这个时间很有可能晚于平常安排的入睡时间），然后再按照我们之前提到的调整入睡时间的方法去操作。

如果孩子没有在20分钟内睡着，可以鼓励他不要待在床上，而是下床去做一些能使他放松的事情，等到有困意时，再回到床上。这一步是调整的关键。一开始孩子可能会睡得越来越晚，似乎睡眠更差了，但是这是找到睡眠节奏、重新教会身体习得良好睡眠习惯的一个必经过程。

（6）睡眠限制（sleep restriction）

有时候我们希望孩子能睡得久一些，比如夜觉睡12小时，但孩子根本睡不了那么久，即便安排孩子在床上躺 12 小时，多出来的时间孩子也会在床上翻来覆去，这样反而会影响睡眠质量。睡眠限制的方法就是使孩子的睡眠需求等于孩子实际躺在床上的时间。因此，我们需要通过记录睡眠日志来了解孩子实际的睡眠需求。通过睡眠日志，我们可以计算出孩子的平均睡眠时长，以此为参考，可以大致确定孩子的入睡时间和起床时间。此外，不要太早安排孩子入睡。如果太早上床的话，生物钟可能还没做好入睡准备，孩子也就没有足够的睡眠压力。太早入睡还会导致孩子在入睡 1～2 小时后醒来，而且这个清醒时间可能会比较长，需要再次积攒一定的睡眠压力之后，孩子才能重新入睡，这样会扰乱本来的睡眠节奏。

睡眠限制这个方法还有一个关键点，就是按照计划时间起床，不能因为夜里睡得不好就随意推后起床时间，这样到了夜晚入睡时又没有足够的睡眠压力，昼夜节律也不同步了，就会形成恶性循环。在某些月龄段，甚至可以考虑取消小觉来保证夜觉的睡眠质量。

这里还涉及一个睡眠效率的概念。

睡眠效率=总的睡眠时间÷躺在床上的时间×100%。

举个例子，如果孩子在晚上 11 点上床睡觉，早上 7 点起床，那躺在床上的时间是 8 小时，但是如果孩子花了 1 小时才睡着，又夜醒了 1 小时，那么实际总的睡眠时间就是 6 小时。那么，睡眠效率就是 75%（6÷8×100%=75%）。睡眠限制的目标是使睡眠效率至少达到 85%，因此在达到这个目标之前，要避免孩子太早上床或者太晚起床。

（7）定时提前唤醒（scheduled awakings）

这个方法主要是用来调整异态睡眠的，觉醒混淆、夜惊、说梦话、睡行症等都属于异态睡眠。异态睡眠发生时，孩子看起来像是醒着或者非常迷糊，但实际上他并没有真正觉醒。如果孩子有异态睡眠的困扰，首先要摸清孩子的睡眠规律，这就需要我们记录孩子的就寝时间、起床时间，还有每一次异态睡眠发作的时间。一旦你发现了比较明显的规律，可以计算一下孩子异态睡眠的平均发作时间。在这个时间点的 15～30 分钟前，温和地唤醒孩子。例如，如果孩子的就寝时间是晚上 8 点，而他通常在 9 点 30 分左右发作，那么唤醒他的时间就是 9 点到 9 点 15 分。孩子一旦被唤醒后（如睁开眼睛、变换姿势或者告诉你他醒了），马上安排他继续入睡。

需要注意的是，如果你没办法观察出异态睡眠发作的规律，就不能使用提前唤醒这个方法。此外，这个方法也不会快速显现出效果，通常需要 2～4 周，孩子的异态睡眠才能有所改善。如果需要提前唤醒的时间是在家长入睡后，那么你需要设定闹铃来保证每一次都可以及时唤醒孩子。如果孩子在提前唤醒的时间点前发作了，那么在接下来的晚上，要把提前唤醒的时间提前 15 分钟。

5. 其他睡眠训练方法

（1）抱起放下法

在众多的睡眠训练方法中，还有一类逐渐淡化的方法，比如抱起放下法。抱起放下法被特蕾西称为"中庸哲学"，她认为孩子既不能完全依赖父母或者某种道具入睡，也不能完全被父母"不管不顾"，因此抱起放下法相对来说是一种温和地教会孩子自己入睡的方法。在实施抱起放下法之前，特蕾西提出要先建立良好的作息，帮助孩子形成 3/4 小时一个

E.A.S.Y 程序的循环，以及 4S 程序。在本书第五章里，我具体介绍了如何建立 E.A.S.Y. 程序。

特蕾西在《实用程序育儿法》这本书中具体介绍了抱起放下法的操作步骤，如果你对这个方法感兴趣的话，可以去仔细看看这本书。简单来说，抱起放下法的实施过程是这样的：当宝宝哭的时候，你走进他的房间，先试着用语言安抚（也可以唱歌），然后把手放在他的背上。如果宝宝不到 6 个月，可以采用嘘拍法；如果是大月龄宝宝，只需要把手放在孩子的背上，让他感受到你的存在就可以了（因为对于大孩子来说，嘘拍法发出的声音可能会干扰他的睡眠）。如果宝宝还是不停地哭泣，你可以把他抱起来。他一旦停止哭泣，你就对他说惯常的睡前用语，例如，"现在是宝宝睡觉的时间哟"，然后把他放回到小床上，并将手放在他的背上，用语言继续安抚。如果他再次哭，就再次抱起来，重复上述过程。直到宝宝进入深睡眠，你再把手从他的背部移开，并且离开房间。慢慢地，你可以在他入睡之后就把手拿走，避免你的手变成宝宝新的睡眠联想，见图 7-2。

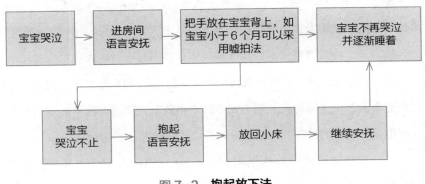

图 7-2 抱起放下法

按照书中的说法，抱起放下法比较适合在下面这几个情境下使用：①教依赖道具的婴儿如何自己入睡。②为大月龄宝宝建立常规的 E.A.S.Y 程序，或者偏离程序想要重新建立时。③帮助婴儿实现从 3 小时 E.A.S.Y 程序到 4 小时 E.A.S.Y 程序的过渡。④宝宝早上醒得过早，希望宝宝早上可以睡得久一些。

在实施抱起放下法时需要注意几点：①如果孩子哭时头往后仰，要立刻把他放下。哪怕他一离开你的肩头就哭，或者在你把他放到婴儿床的过程中就哭，还是要把他放到床上，然后重新从头开启安抚过程。②如果孩子被放到床上之后并没有哭，而是到处翻滚，那么就用语言安抚，或是轻拍他的背，帮助他平静下来，不要立即抱起。③抱起放下法不能预防孩子哭，不过可以帮助孩子减少恐惧感，让孩子知道哭的时候你在陪着他，安慰他。④抱起放下法平均需要 20 分钟，但也可能需要 1 小时或者更长时间，所以父母的体力很重要，尽量找人配合完成。⑤一致性非常重要。在实施过程中保持冷静，要用温柔但坚定的语调。⑥在实施过程中，避免和宝宝眼神对视，也不要对宝宝微笑，或者做其他可能分散宝宝注意力的事。⑦必要时使用安抚奶嘴。在实施抱起放下法时，不可以用奶睡和抱睡的入睡方式。特蕾西建议语言安抚和肢体接触同时进行。我建议先使用语言安抚，如果无效再进行肢体接触的安抚（拍背），如果宝宝还是哭闹不止再抱起来。⑧一定不要抱到宝宝完全睡着再放下，要确保放下时宝宝处在迷糊但是未睡着的状态。一旦放下之后，再次抱起就要缩短时间。

不同月龄有不同的操作细则：①4～6个月：宝宝4个月时，每次可以抱4～5分钟；6个月时每次抱起的时间为2～3分钟，不宜过长。

②6～8个月：如果你抱起宝宝时，宝宝哭得更凶了，那就不要一哭就抱，在他哭的时候先和孩子拉拉手，等他回应你之后再把他抱起来。采用水平姿势抱起宝宝，同时用语言进行安抚，然后找机会把孩子放回小床。当孩子回到小床后，你最好和小床保持一定的距离，避免孩子看到你哭闹得更厉害。③8～12个月：这个月龄的孩子不在你怀里时可以睡得更好，因此尽量不要抱起来，除非孩子哭闹得特别厉害。当孩子站起来或者坐起来时，轻柔地让孩子躺下，并把他放倒。当他可以持续躺在床上时，你再使用语言安抚并把手放在孩子的背上。

抱起放下法并不容易操作，也并不适合所有婴儿。对一些孩子来说，抱起放下法反而是一种过度刺激，他们可能会想：为什么妈妈抱起我却不完全把我哄睡着，因此会哭闹得更凶。抱起放下法也并不适合所有的父母：一些父母更愿意与孩子一起待在房间里；也有些父母在抱起孩子数次后，挫折感急剧上升，没有了继续进行的勇气。抱起放下法不适合4个月以下的婴儿，也不适合大月龄的宝宝，最佳的实施对象是4～6个月的宝宝。实施抱起放下法通常需要2周时间，如果要带孩子出去旅游或者孩子该接种疫苗了，都不适合用这种方法。

（2）挪步法（camping out）

挪步法是由"睡眠夫人"（有的翻译为"安睡女士"）金·维斯特（Kim West）发明的。她在书里介绍的"sleep lady shuffle"被翻译成挪步法，也叫消失的椅子法，这种方法也是除了法伯法之外，为数不多的有自己成体系的方法论的睡眠训练方法。

总体来说，挪步法允许父母在帮助孩子学会自己入睡的过程中陪伴在孩子身边，但是这种陪伴要逐渐淡化，直到孩子在父母不在的时候也能自己入睡。因为有了父母的陪伴，孩子可能会哭闹得轻一些，但是初见效果的时间也会长于哭声免疫法，因此需要家长有更多的时间和耐心。

那么，应该怎样使用挪步法呢？首先，在实施之前，要确保孩子作息规律并且具有固定的睡前仪式。到了晚上，像往常一样进行睡前仪式，然后关闭卧室门，安排孩子上床睡觉，但不再使用原有的睡眠联想（奶睡、抱睡、陪睡等），在孩子迷糊但仍未睡着时将他放到床上。之后，家长坐在孩子床边的椅子上，鼓励孩子自己躺着入睡。如果孩子不愿躺下，家长可以拍拍床垫，或者用言语鼓励。如果一开始孩子是躺下了，但会不停地下床，那么家长需要平静地把孩子带回到床上。这时，避免说教，也不要追着他把他抱到床上。如果他可以待在床上，家长要予以鼓励。接着，家长轻拍、抚摸孩子，或者唱歌、发出"嗯嗯"的声音来安抚孩子，但不要持续，否则会成为孩子新的睡眠联想。在孩子将要睡着时，停止这些安抚。有些孩子可能并不喜欢肢体接触的安抚，要尊重孩子的喜好。

如果孩子一开始就哭闹，而且歇斯底里，可以把孩子抱起来或拥抱孩子，使他平静下来。但不要抱着他在房间里走来走去，也不要让孩子最终在家长怀抱里睡着。在孩子平静下来后，亲亲他并再次把他放回床上，家长则坐回到床边椅子上，继续上述的安抚方式。家长需要在床边待到孩子完全睡熟再离开。当孩子夜醒时，你需要回到椅子上，重复上述步骤，直到孩子重新入睡。以每3天为一个单位，将椅子逐渐远离孩子睡觉的床。当孩子看不到你时，仅用语言安抚，而不再有任何肢体接触，直到孩子在你完全不在房间的时候也能睡着。在这个过程中，家长要不断总结哪些安抚方式是可以帮助孩子平静下来的，哪些反而会激怒孩子，见图 7-3。

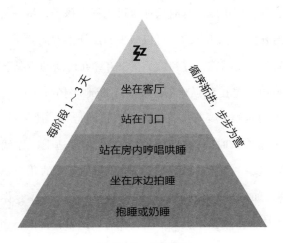

图 7-3　**挪步法**

挪步法对 6 个月到 5 岁的孩子都有效果，但对于大月龄的宝宝来说（1.5 岁以上），可能需要配合一些教养方面的策略来实施。

（3）借口法（the Excuse-Me drill）

这种方法也属于逐渐淡化的睡眠训练方式，相对温和，但是更适合有沟通能力、具备一定抽象思维的大孩子（3 岁以上）。它适用于原本陪伴孩子入睡，而现在希望他可以自主入睡的情况。这个方法是由美国内布拉斯加大学的心理学家布雷特·库恩（Brett Kuhn）博士发明的。

那么，应该如何实施借口法呢？首先，按照惯例进行完日常的睡前仪式，就安排孩子入睡。在孩子躺下后，你可以使用以下句型："对不起，我现在要离开房间一会儿，因为我要……，我一会儿就回来！"干什么并不重要，你可以说喝点儿水、去洗手间、倒垃圾等。在孩子下床或者走出房间去找你之前，你就要回去。在你回到房间后，要表扬孩子可以一直待在床上并且表现得很勇敢。这时候你也可以抚摸孩子，待一会儿再次使用上述句型，离开房间。几天后，可以减少回房间察看的频率，每一次离开房间的时间间隔不要固定，直到孩子在没有你在房间的情况下自己睡着。

借口法采用的是正面强化的逻辑，不断地表扬孩子可以待在床上是关键。在表扬的时候，要具体描述他们的正面行为，比如说："宝宝可以自己躺在床上这么长时间，抱着你的泰迪熊很舒适吧，你就像一个大孩子。"而不是只说："宝宝你很乖，你很棒。"一开始的几个晚上可能需要20～30分钟，如果孩子在你还没有回到房间时就下床了，你可以带着他再走回房间上床。如果孩子反复下床，你可以试着告诉他，当他躺回床上的那一刻，你就会回来。在使用这种方法之前，要确定你平日陪伴孩子的时间足够多，你们已经建立了良性的连接，避免变成新的斗争。

（4）无泪法（no cry solution）

无泪法的创始人是伊丽莎白·潘特丽（Elizabeth Pantley），她也是亲密育儿理念的拥趸。她在《宝宝不哭之夜间安睡秘诀》一书中阐释了无泪法，潘特丽和她的支持者都反对为了让孩子学习自主入睡而使其哭闹这种做法。他们认为，哭闹会形成负面的睡眠联想，反而不利于孩子入睡和情绪健康。发展心理学的相关研究表明，小月龄孩子的主要任务是学会信任他们的照顾者和环境，如果父母忽视孩子唯一的表达方式——哭，会影响孩子日后的认知以及情感和人际关系的发展。潘特丽建议父母根据孩子的睡眠信号来安排其入睡，并不建议父母严格按照"吃玩睡"的循环来安排作息，她强调家长要理解孩子的需要，允许宝宝自己决定晚上如何入睡。

无论是合睡、奶睡还是其他办法，只要他感觉舒服就行。无泪法受亲密育儿理念影响很深，提倡父母通过与孩子亲密的肢体接触建立强烈的连接，如此父母就可以更加敏锐地捕捉并回应孩子的需求。同时，和其他方法一样，无泪法也认为睡眠基础工作做得好就足以解决大部分的睡眠问题。

潘特丽在书中列出了实施无泪法的 10 个步骤：①睡眠环境安全检查；②学习基本的睡眠知识；③记录睡眠日志；④回顾和选择睡眠解决方案（分月龄）；⑤制订睡眠调整计划；⑥实施睡眠调整计划 10 天；⑦记录 10 天的睡眠日志；⑧分析孩子在这 10 天内的进步；⑨继续实施睡眠调整计划 10 天或更多天；⑩重复步骤⑦～⑧。其中，制订睡眠调整计划这部分，需要做到：父母在情绪上做好准备；婴儿做好准备（情绪上、喂养上、夜间安抚方式上）；建立睡前仪式；早一些的入睡时间以及合适的睡前仪式；帮助宝宝学会自己入睡；引入安抚物；观察和记录独特的睡眠信号。其中，帮助宝宝学会自己入睡需要经过几个阶段：①安抚孩子，直到他几乎睡着；②孩子情绪稳定，昏昏欲睡；③不抱起来的安抚；④舒缓地轻拍；⑤语言安抚；⑥站在门外安慰。

可以看出，无泪法特别强调睡眠基础工作，本书第五章对睡眠基础工作有详细的介绍。

6. 睡眠训练方法的选择

睡眠训练的方法有很多，面对这么多的选择，在解决孩子的睡眠问题时，我们应该怎样选择适合自己孩子的方法呢？

影响睡眠训练方法选择的因素有以下几方面。

（1）孩子的月龄

哭声免疫法这类的大多方法都需要宝宝的月龄达到 6 个月以上；而抱起放下法等相对温和的方法需要宝宝的月龄在 4 个月以上才可以实施；一些更加广义的睡眠训练方法，比如建立睡前仪式、建立规律作息等，则是从新生儿阶段就可以使用，没有月龄的限制。

（2）孩子的气质类型

气质是指人与生俱来的一种先天的、典型的、稳定的心理特征，是个性发展的基础。气质类型主要分为 3 大类：平易型、麻烦型和发动缓慢型。其中平易型的宝宝约占 40%；麻烦型的宝宝占 5% ～ 10%；而发动缓慢型的宝宝占 10%；还有一些中间型的宝宝，约占 35%。气质类型无好坏之分，任何类型的气质都具有积极和消极两个方面的特点，在表 7-4 中大家可以看到这 3 种气质类型的积极方面和消极方面。

表 7-4　气质类型的特点

类型	积极方面	消极方面
平易型	随和，适应性强，开朗	行动轻率，感情不稳定
麻烦型	敏感，情感丰富	任性，适应慢，易发脾气
发动缓慢型	冷静，情感深沉，实干	淡漠，缺乏自信，孤僻

如果你的宝宝是平易型的，那么他随和、开朗，适应性也强，只要帮他建立规律的作息习惯就能解决大部分的睡眠问题。如果你的宝宝是麻烦型的，他可能比较敏感，很容易被噪声吵醒，对于照顾者的情绪和压力感

知力更强，更容易被外界的刺激所吸引。这类宝宝很容易被看成"高需求宝宝"，家长需要注意睡眠环境的布置，避免过多的刺激，同时也要相对及时地回应孩子的需求，在睡眠训练中，也要安排更多的安抚。如果你的宝宝是发动缓慢型的，那么他可能很执拗、很有性格，你可能需要更长的时间才能使宝宝平静下来，所以睡前仪式这部分就变得比较重要。

（3）家长的教养风格

家长的教养风格主要分为亲密型、专制型、权威型、溺爱型、积极型、简单型等。其实很少有家长只使用某一种育儿哲学或教养风格，大多数家长可能会认同几种不同的育儿理念，并选择他们认为最适合自己孩子的。更重要的是，要随着孩子的成长来调整自己的育儿风格，以适应孩子（包括整个家庭）不断变化的需求。所以，没有最好的方式，只有适合自己孩子和家庭的方式。

 7. 睡眠训练的成败

（1）成功的原因

选好睡眠训练的方法之后，就可以尝试睡眠训练了。这个过程可能会成功，也可能会失败。一般来说，睡眠训练成功有几个比较重要的因素。

①一致性。一致性对于调整宝宝的睡眠非常关键，要避免断断续续地进行，或者左右摇摆、不断地变换方法。选择一种方法至少要坚持一周，不要轻易开始，开始后也不要轻易放弃。

②家人的支持。如果要进行睡眠训练，需要提前与家人沟通好，这样才能最大限度保持一致性。孩子很清楚谁最有可能成为突破口，如果家里

有很多不同的声音，那么睡眠训练的实施过程就会很艰难，也容易失败。

③自身情绪的调节。很多家长中途放弃是因为担心睡眠训练会破坏与孩子的亲密关系，或者睡眠训练的过程带给家长很多负面的情绪，抑或勾起了很多不美好的回忆。其实大多数时候，如果我们自己不坚定，不认可自己正在做的事情，那么这个事情就很难成功。如果对睡眠训练有顾虑，就不要轻易开始，在睡眠训练的过程中，一定不能忽视和孩子持续地建立连接，一如既往地提供高质量陪伴。

④选择的方法要适合孩子的情况。选择睡眠训练方法的时候要综合考量宝宝的年龄、父母的教养风格、宝宝的气质特点、需要改善的具体问题以及孩子的接受程度，如果选择的方法并不适合你的孩子，那么想要成功是很难的。

（2）失败的原因

一般来说，睡眠训练失败有几个比较明显的原因。

①家长期望过高。很多家长设定的睡眠调整的目标是不符合孩子月龄的，越想快速见效，往往越容易失败。

②睡眠基础工作没有做好。睡眠基础不到位的话，即便睡眠训练成功也是治标不治本。我见过很多案例，宝宝的喂养规律都没有建立起来，作息也乱得一塌糊涂，但是家长却直接用哭声免疫法，希望通过让孩子哭一哭就能把一切都调整过来，这样很难有效果。

③不理解孩子睡眠行为背后的意义。我们总是凭借自己的感受来评判孩子的感受，比如简单粗暴地给孩子贴上"有奶瘾""厌奶""倔强"的标签，但有时候孩子只是通过我们认为"不好"的行为来表达他的需求，如

饥饿、挫败、不安、困倦等。所以在睡眠训练实施前和实施中，要好好审视孩子行为背后的意义。

④没有扛过睡眠训练过程中的触底阶段。睡眠训练的过程中出现反弹很正常，尤其是使用法伯法时，很多妈妈反馈说实施法伯法的第3～4天会有一个明显的倒退期，此时家长最容易动摇甚至放弃。因此大家一定要记住，一致性和坚持是睡眠训练的关键。

（3）触底反弹

你可能会问，为什么会出现触底反弹的现象？我们先来了解一下其定义。反弹行为是指经过一段时间的调整，孩子的睡眠行为已经得到了较大改善，并取得了预期效果（如睡前哭闹减少甚至不哭了，睡眠连续性提高甚至可以睡整夜觉等），但突然有一天又恢复了之前的状况（比如无法自主入睡，睡前哭闹时间长，夜里频繁醒来等），甚至更加严重。这种现象其实很普遍，但也不是所有宝宝都会在睡眠训练中出现反弹行为，很多家长因此会放弃睡眠训练，导致失败。触底反弹的原因可以概括为以下3点。

①特定原因引起的反弹。我们都知道，小宝宝正处于高速发展期，大运动发展、长牙、并觉、大脑跳跃期等都会在婴幼儿阶段密集出现，这些情况都可能会对宝宝的睡眠产生影响。同时，就单独某一天来说，白天的经历也会对夜间的睡眠造成影响。比如，宝宝可能在白天出门玩的时候受到了惊吓，或是因为某些刺激导致过度兴奋，而这些情况带来的影响会在睡前集中爆发。我们当然希望睡眠训练能在一个相对平稳的时间段内进行，但各种各样的意外情况并没有办法完全避免。

②睡眠联想以外的其他问题。睡眠调整并不等同于睡眠训练，睡眠训

练指的是对睡眠行为的干预，比如法伯法、挪步法、抱起放下法等，这些方法主要针对由严重的不良睡眠联想造成的睡眠问题，通过消除宝宝的不良睡眠联想来达到让宝宝自主入睡的目的，常说的抱睡或奶睡就属于不良睡眠联想。睡眠训练有其严格的适用范围，并不能解决所有的睡眠问题。

如果孩子本身还存在其他的睡眠问题，比如作息问题，那么即使通过睡眠训练改善了睡眠联想的问题，睡眠状况依然没办法完全得到改善。例如，不少家长被抱睡、奶睡的问题折腾得筋疲力尽，可能会在某一个忍无可忍的时刻，一拍脑门儿决定进行睡眠训练。在睡眠训练的头几天，家长不再抱睡或奶睡，孩子在最初适应新的入睡方式时，因哭闹可能会花比平时更多的时间才能睡着，造成暂时的睡眠剥夺，随后几天又会因为睡眠剥夺而看起来睡得好了。当睡眠剥夺的情况得到改善而混乱的作息却还没有调整时，入睡困难、夜醒等问题就会再度出现。其表现和睡眠训练中的反弹现象相似，但这时的主要矛盾就是作息了，不改变作息，只单纯地坚持睡眠训练是没用的。

二、睡眠训练的关键点——调整宝宝的睡眠联想

 1. 什么是睡眠联想

既然睡眠训练的直接目的是教会孩子自主入睡，而大多数情况下，孩子不会自主入睡是因为有一个或多个睡眠联想，那么，搞清楚什么是睡

眠联想，以及学会如何调整孩子的睡眠联想，对睡眠训练来说就至关重要了。

做睡眠咨询的时候，经常会有妈妈问我这样的问题："既然奶睡、抱睡是自然又有效的哄睡方式，为什么不能让宝宝吃到睡着、抱到睡着呢？""吃睡联想或是抱睡联想，究竟是促进睡眠的，还是影响睡眠的？"相信不少被宝宝睡眠问题困扰的家长都会有类似的疑问，而这些问题指向的关键点就是睡眠联想。从一定程度上来说，吃奶和抱哄会让宝宝将它们和睡眠这件事联系在一起。

在约迪·明德尔博士和朱迪思·欧文斯博士合著的《儿科睡眠临床指南——睡眠问题的诊断与管理（第3版）》一书中，他们对睡眠联想做了如下阐释：睡眠联想是指那些习惯性出现在入睡时间的条件，并且婴幼儿借助这些条件学会了入睡。

目前学界有关睡前仪式、睡眠问题的研究很丰富，但对于睡眠联想的研究却很少，推测其原因，我认为联想这种中枢神经活动是难以被观测和指标化的，也是家长无法施加在宝宝身上的。

综上所述，我认为睡眠联想是孩子将某些特定的条件或情况与入睡这一行为建立起固定联系的心理活动的过程。睡眠联想的形成极度依赖重复的行为，或经验上和生理上与睡眠相关的稳定情境，落实在家长的操作中，就是建立睡前仪式、布置睡眠环境、引入睡眠道具等行为。睡前仪式、睡眠情境、睡眠道具等综合形成的一系列活动和情境共同组成了睡眠联想，见图7-4。

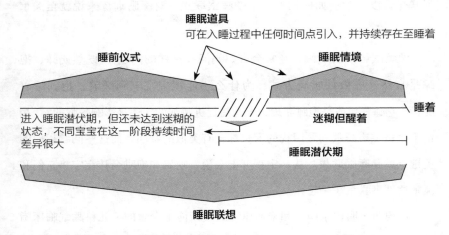

图 7-4　睡眠联想 = 睡前仪式 + 睡眠情境 + 睡眠道具

 2. 睡眠联想的作用机制

那么，睡眠联想到底是怎么产生作用的呢？在查阅文献的过程中，我并没有找到具体解释睡眠联想为什么能够帮助我们入睡，以及为什么能够帮助我们在夜醒时快速重新入睡的相关资料。所以，在这部分，我依据搜集到的资料和我在睡眠咨询过程中对睡眠联想的理解，来阐释睡眠联想的作用过程。

（1）睡眠联想可以帮助我们入睡

在行为主义理论的发展史上有一个非常经典的实验——巴甫洛夫和他的狗。原本狗只会在看到食物时分泌唾液，而不会在听到铃声时分泌唾液，巴甫洛夫通过反复多次在给食物的同时摇铃，使得狗对铃声产生了条件反射，于是它在听到铃声时也会分泌唾液。在这个实验中，狗先将铃声与食物建立了联系，随后狗在听到铃声时，就会联想到食物，进而分泌唾液。我猜想睡眠联想的发生可能与建立条件反射有某种相通之处，一些条件或情况和入睡总是相伴发生，使得我们将其与睡眠建立了联系。尽管并不存在什么人或什么事能够让我们睡着，闭上眼睛睡着事实上也是由我们自己自发完成的，但睡眠联想的存在确实帮助我们确定了"接下来就是睡觉的时间"和"可以在这个情境中睡觉"这些信息。

（2）睡眠联想可以帮助我们在夜醒之后迅速重新入睡

我们知道，无论是成人还是婴儿，每晚在睡眠周期交替中都会经历短暂的觉醒。如果周围环境和入睡时一样，我们就会安然地继续睡下去；如果周围环境跟入睡时不一样，我们往往会彻底清醒过来。检查周围环境是否正常，并不是检查整个睡眠空间的环境是不是与入睡时完全一样，而是只检查某些关键的标志物是不是与入睡时一样，是不是在我们可掌控的范围之内。

举个例子，在半夜不开灯的情况下，我们本身能够看到和感知到的事物是非常有限的，相信不会有人能感知到床头柜上是不是多了一只手表，但是人人都能感知到自己的枕头是不是还在脑袋下面。所以我认为，我们在夜间短暂觉醒时，很大可能只会确认一下构成睡眠联想的睡眠情境是否跟入睡时一致，或者是否在自己的可接受范围内。对成人来说，在夜间短暂觉醒时能够非常迅速地感知到睡眠情境是否正常，如果睡眠情境是正常的，比如温度合适，灯关着，枕着枕头，盖着被子，躺的位置也合适，那么我们就能很快确认睡眠环境正常，进而迅速重新入睡。

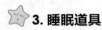

3. 睡眠道具

睡眠道具确实能帮我们顺利入睡，但对需要大人来安排睡眠的婴幼儿来说，如果睡眠道具需要依靠大人来维持，往往会给家长造成负担和困扰。所以根据孩子自己的掌控程度以及是否需要家长参与这两点，我们通常将睡眠道具分为恰当的睡眠道具（appropriate/positive sleep prop）和不恰当的睡眠道具（inappropriate/negative sleep prop）。恰当的睡眠道具通常指由家长引入的孩子能够自己掌控或容易在睡眠阶段维持的睡眠道具，比如安抚物、持续的白噪声、保持关闭状态的门等；不恰当的睡眠道具通常指需要大人持续提供或是无法持续存在需要大人反复提供的睡眠道具，比如抱哄、吃奶、反复开启摇篮曲等。安抚奶嘴、安抚物这类睡眠道具对于不同的孩子，可能是恰当的，也可能是不恰当的。如果孩子能够自己塞回掉了的奶嘴，能够自己捡起掉到床下的安抚物，不需要依靠家长帮助，那么它们就是恰当的睡眠道具；如果孩子需要依赖大人帮助塞回奶嘴，或是要大人把安抚物捡起放回到自己手里，那么它们就是不恰当的睡眠道具。

按照其形式，可以将睡眠道具分为5类：①以吸吮为主的，比如妈妈的乳头、安抚奶嘴、家长的手指等；②以运动为主的，比如家长抱着走、抱着摇，摇椅，秋千，推车，汽车等；③以接触为主的，比如家长抚摸、拍拍、搂抱、按压身体，玩头发，摸妈妈乳房，抚摸安抚物等；④以环境为主的，比如白噪声、摇篮曲、运行的空调/风扇、保持关闭的灯/门等；⑤组合出现的，不同类型的睡眠道具有时也会组合，以整体形式构成睡眠道具，比如有些宝宝的睡眠道具可能是安抚奶嘴+大人抱着走+摇篮曲。

另外，睡眠道具并不是固定不变的，不同睡眠道具在睡眠情境中出现的情况、家长的主动引导，以及孩子自身的性格气质特点等，都可能会让孩子改变原有的睡眠道具，形成新的睡眠道具，而这也正是睡眠调整中消除不恰当睡眠道具的基础。例如，在睡觉时引入新的安抚物替代旧的安抚物，将孩子的睡眠地点从大床换到独立的小床，这些过程都伴随着睡眠道具的改变。对婴儿来说，常见的睡眠道具有妈妈的乳头、安抚奶嘴、轻拍等；而对幼儿来说，常见的睡眠道具有大人陪睡、安抚物等。

4. 改善睡眠联想的方法

（1）迷糊但仍醒着时放床

睡眠联想虽然有助于入睡，并在夜间觉醒时能够帮助我们迅速重新入睡，但使用不恰当的睡眠道具时，睡眠联想的益处表现得并不明显。一方面，不恰当的睡眠道具维持起来很困难。以抱着走这种形式的睡眠道具为例，孩子在将被抱着运动与睡眠建立联系时，可能包含了他在大人怀中的位置、运动的速度等信息，而在实际抱着走哄睡的过程中，大人很难保证孩子在怀里的位置不发生变动，也很难保证速度均匀稳定。对于比较敏感的孩子来说，轻微的变动就可能让他察觉到不一致，从而难以顺利进入睡着的状态。另一方面，不恰当的睡眠道具不可控。同样以抱哄为例，相对于持续开启的白噪声，大人的抱哄是非常不可控的，白噪声可以稳定地持续到孩子睡着以后，而大人的抱哄在孩子睡着后就有可能会消失。睡眠道具的不可控以及对睡眠道具不知什么时候会消失的担心，可能会让孩子非常抗拒入睡，或者即使睡着了也睡不安稳。

因此，很多因不恰当的睡眠道具产生睡眠问题的宝宝，时常存在入睡困难、夜醒频繁等问题。所以，我们要改善的是这些不恰当的睡眠道具，而不是完全消除睡眠联想，做到不依赖任何道具入睡。

宝宝对于睡眠情境的一致性要求很高，这也是生物本能。所以，为了保证睡眠情境是一致的，除了在夜间醒来时复原宝宝的睡眠情境，还有一种更加理想的状态，就是在宝宝入睡的时候直接让他自己体验最终的入睡过程，这个方法被称为"迷糊但仍醒着时放床"。

具体做法是：在宝宝该睡觉的时候，先进行惯常的睡前仪式，然后在他迷糊但醒着时就将他放到床上。也就是说，家长可以通过惯用的方式安抚宝宝，但不要安抚到他睡着。安抚的目的是让他放松，并产生睡意，然后把他放到床上。如果把完全睡着比作 10 分迷糊的话，那么可以从 9 分迷糊开始尝试，也就是说，在宝宝已经非常困倦、马上就要闭上眼睛时，将他放到床上。之后，逐渐过渡到 7 分迷糊甚至是清醒的状态。我不建议家长把过多的精力放在使他特别迷糊这件事上，毕竟宝宝最终要学会在清醒的状态下自己睡着，所以最理想的情况是，在家长把宝宝放到床上之前，宝宝的眼睛是睁着的，最后闭眼入睡的过程是他自己躺在床上完成的。如果不会界定什么是迷糊、什么是特别迷糊，也没关系。可以在你认为宝宝确实还算清醒的时候就将他放到床上，这样可以给宝宝更多学习自主入睡的机会。

迷糊但仍醒着时放下，对宝宝来说是一种缓冲的方式，可以让他逐渐学会在清醒状态下进入睡眠。我们没办法使宝宝睡着，能否睡着主要取决于宝宝自己，我们能做的就是坚持一致的睡前仪式，帮助宝宝培养睡意。

当然，家长确实没有办法保证每次都可以做到迷糊但仍醒着时就放床，可能会出现放床时宝宝已经睡着了的情况。在这种情况下，可以尝试把宝宝放到床上后轻轻把他摇醒，宝宝可能会睁开眼睛几秒钟，然后重新入睡。如果他大哭起来，可以拍拍他的背，或是抱起来安抚，但再次放回床上之前，还是要让他保持醒着的状态。在宝宝睡着后再叫醒他，这听起来有些疯狂，但这种叫醒再睡着的方法有助于使宝宝学会如何自我安抚。

这种在宝宝迷糊但还醒着时就放床的做法，有助于宝宝学习自我安抚。相关研究表明，宝宝在 3 个月时能够独立入睡，即不需要大人安抚至睡着。当采用这种迷糊但醒着时放下的方法时，家长可能会发现，把宝宝放到床上之后，他反而自己玩了起来。这很正常，某种程度上来说这是件好事，因为这代表了他很喜欢他的睡眠环境。给他一点儿时间玩，有助于他自我安抚和放松。我们无法强迫宝宝睡着，只能给他提供机会。事实上，我们希望宝宝去探索他睡觉的环境，以使他"放电"后平静下来。如果在睡眠调整期间，家长是在房间里陪着宝宝的话，那么每过 10 分钟左右可以提醒宝宝一次："现在是睡觉时间，晚安，妈妈爱你。"（或者类似的话语）逐渐地，宝宝就会对在睡前玩感到厌倦。当然，也有宝宝喜欢睡前在床上玩一会儿，把床上的东西都翻腾一遍，或者吃被子，吃袖子，吃妈妈的衣服，如果妈妈在一旁陪宝宝的话，宝宝可能甚至会拿手戳妈妈的鼻孔。但慢慢地，宝宝睡前玩的时间会越来越短，在调整进行了一段时间后，宝宝基本躺下玩一小会儿，就能睡着了。所以我的建议是，可以保留这个睡前玩的时间，但绝对不要提供过于刺激的玩具或者陪玩，也不要在这个时间之后，继续采用原有的入睡方式让宝宝入睡，因为那样的话，宝宝就没办法把这个时间和自主入睡联系到一起，睡前就"白玩了"。

（2）替代或者淡化

在改善不恰当的睡眠联想时，我们主要的思路是替代或淡化。顾名思义，替代就是用一种新的入睡方式来代替现有的已经形成负面睡眠联想的入睡方式，而新的入睡方式要保证家长的参与度比较低，给家长带来的困扰也比较小。淡化的意思是将现有入睡方式的安抚等级不断降低，直到宝宝不再依赖这种入睡方式为止。无论是替代还是淡化，都意味着入睡方式的改变。日常习惯不是一日形成的，同样地，改变日常习惯也不是一蹴而就的。改变是一个持续的过程，宝宝天生就对惯有的、具有一致性的模式相当敏感，因此改变入睡方式的过程即便再循序渐进，也是一种改变，宝宝必然会抵抗这种改变。不同的宝宝对改变的接受程度也不一样，这个过程中或多或少都会伴随着哭泣。

对于抱哄或是边走边摇这类哄睡方式，可以通过以下步骤进行淡化：在开始施行淡化的头 2～3 天，允许宝宝仍然在妈妈的怀里睡着。随后，逐渐降低走动的频率，直到宝宝不再依赖抱哄这类安抚方式。比如，在实施计划的第一天，当妈妈抱着宝宝走动轻摇时，按照原来的速度走动 10 分钟后，就减慢速度，并以减慢的这个速度抱哄到宝宝睡着。第二天，按照第一天减慢的速度走 10 分钟之后，把速度降得更慢，并维持这个速度抱哄到宝宝睡着。第三天，按照第二天减得更慢的速度走动 5～7 分钟后，就只站着抱着宝宝，不再走动，直至他睡着。之后几天不断减少走动的时间，直至可以完全不用走动，只站着抱着宝宝直到他睡着。一周之后，从站着抱到睡着过渡到坐在床上抱到睡着，之后可以躺在床上抱到睡着，最终过渡到陪躺在一旁直至宝宝睡着。总结来说就是：边走边摇—慢速走摇—静止站抱—坐着抱—躺着抱—陪躺不抱。这种逐渐淡化的方式，可以帮助宝宝慢慢接受没有运动的哄睡方式。

对于奶睡这种哄睡方式，可以采取乳头去除法进行淡化，具体步骤是这样的：①在决定采用"乳头去除法"之后，第一次喂奶时，采取坐姿喂奶并记下当时的时间，记为时间 A，在喂奶过程中，当妈妈感觉到宝宝的吸吮在逐渐减弱但他还没有睡着的时候，就结束喂奶，仔细体会这种有效吸吮逐渐减弱的感觉，在之后的操作中就以这个感觉为准，同时记下此时的时间，记为时间 B。计算出时间 A 与时间 B 之间的间隔，这里我们先假设为 N 分钟。②在妈妈停止喂奶，拔出乳头后，宝宝可能会出现两种情况：平静；哭闹。如果是第 1 种情况，就等待宝宝自己平静入睡。如果是第 2 种，妈妈可以用手指轻轻按住宝宝的嘴巴，或者轻按宝宝的下巴，抑或轻拍，总之不要立即喂奶。③这样保持两三分钟后，妈妈再给宝宝喂奶，仍然采取坐姿喂奶，并控制喂奶时间，使其不超过（N−2）分钟。④如果宝宝在妈妈拔出乳头后仍然哭闹，那么继续重复上面的步骤，直到某一次停止喂奶后，宝宝平静入睡。在重复上述步骤的过程中，每次喂奶都要比上一次减少 2 分钟，直到喂奶时间减少至 2 分钟，接下来每次喂奶都要控制在 2 分钟，见图 7−5。

对于拍睡这种哄睡方式，在进行淡化处理时，可以将拍的频率渐渐降低，如果家长觉得不好掌握的话，可以采用计数的方式。比如原来的频率是每分钟 40 下，现在可以变成每分钟 20 下。一开始，家长仍然是拍到宝宝完全睡着为止（睡着后不再拍）。在之后的几天，降低拍的频率，并且拍

到宝宝迷糊就停止，不再拍到宝宝完全睡着。如果停止拍动后，宝宝哭闹
起来，可以等待 1～2 分钟再继续拍。随后的几天，仅仅将手放在宝宝的身
上（背上），但是不再拍。接下来的几天，就不要将手放在宝宝身上了，只
陪他躺着就行了。

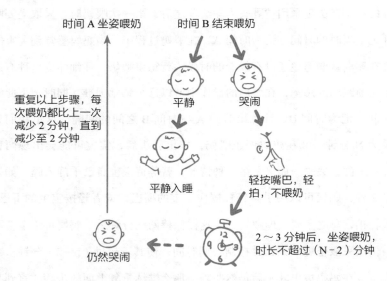

图 7-5　淡化奶睡步骤示意

总的来说，替代和淡化的最终目的并不是戒除现在的入睡方式，比如
不再奶睡或不再抱睡，而是在一定程度上让宝宝明白并非只有"奶"或
"抱"才能使自己入睡，入睡的方式有很多种。所以，我们的目标并不是
绝对的自主入睡，而是让宝宝渐渐地不再那么依赖父母的帮忙就能入睡。
当然，如果宝宝展现出自主入睡的本领，而家长也并不觉得让宝宝尝试自
主入睡有什么问题，也可以把自主入睡作为目标。

第八章

向睡整夜觉和自主入睡进阶

在第七章，我们主要针对睡眠训练进行了梳理和辨析，了解了睡眠训练在睡眠调整过程中扮演着什么样的角色，处于什么样的位置，以及如何找对方法、用对方法帮助孩子进行睡眠训练，而放平心态应对调整过程中的挑战是至关重要的。至此，在宝宝睡眠习惯养成、学习自主入睡的道路上，我们已经掌握了安抚技巧和睡眠训练的方法。最后一步，也是最考验我们功力的一步，就是如何综合运用这些招数来达成调整宝宝睡眠的两大终极目标——睡整夜觉和自主入睡。

一、宝宝睡眠的两大终极追求：睡整夜觉和自主入睡

1. 睡整夜觉

在咨询工作中，经常会有家长问我："我家宝宝什么时候才能睡整觉？""我听说有的宝宝 3 个月就能睡整觉了，我家宝宝怎么还不行？""听说断奶了，宝宝就能睡整觉了，我是不是应该给他断奶？"

事实上，我们的认知和期望会影响我们如何看待一件事，以及我们会

采取怎样的行为，在睡整觉这件事上也不例外。但是，如果我们的认知和期望并不科学，就会让我们的行为越来越偏离正确的轨道。所以，对于宝宝能否睡整觉，我们应该有科学的、正确的认知和期望，然后再去判断在宝宝当前的月龄，从客观规律来看，他能睡整觉吗？

界定婴幼儿睡眠是正常的还是有问题的理念，来源于摩尔（Moore）等人在 1957 年的研究。在近些年的研究中，又发展出不少新的睡整夜觉的标准。亨德森（Henderson）等人在 2010 年对婴儿在 0～12 个月的夜间睡眠持续时间进行了 3 个标准的研究。①标准 1：0—5 点的不间断睡眠；②标准 2：从入睡到醒来持续至少 8 小时的不间断睡眠；③标准 3：每周有 5～6 天可以做到从 22 点到第二天 6 点的不间断睡眠。

结果发现，在 3 个月时，58% 的婴儿可以达到标准 1；在 4 个月时，58% 的婴儿可以达到标准 2；在 5 个月时，53% 的婴儿可以达到标准 3。因此，研究团队建议儿科医生将睡整夜觉定义为：从 4 个月开始，宝宝可以在 1 周的 5～6 天中做到从 22 点到第二天 6 点的 8 小时不间断睡眠。这项研究还发现，27% 的婴儿在 12 个月时还无法达到标准 3。亨德森等人在 2013 年又对新西兰的父母进行了有关婴儿睡眠预期的调查，结果父母们普遍不认可把标准 1 作为睡整夜觉的标准。调查结果显示，理想的整夜觉时间为 9.6 小时，区间在 20 点到第二天 6 点半之间。所以，睡整夜觉的定义一直存在争议。

结合多项研究来看，在进食时间和进食量非常规律，而且体重正常增长的情况下，大部分宝宝会在 8～9 个月的时候有能力在夜间睡 10～12 小时。但每个宝宝都是独特的，不同的睡眠安排和喂养方式可能会带来不同的睡整觉的时间点。

　　对 0～2 个月的宝宝来说，他们会在 2～4 小时的间隔内吃一次奶，不分昼夜。这意味着，宝宝在 0～2 个月基本不可能睡整觉。而到了 3 个月，随着昼夜节律的形成，宝宝的睡眠模式逐渐趋向成熟。夜觉入睡之后，宝宝的第一觉通常最长，大部分宝宝的第一觉可以达到 4 小时左右，之后会 2.5～4 小时醒一次。到了 4 个月，宝宝夜觉的持续时间会增加，第一个长觉可以达到 5 小时左右，之后会 3.5～4 小时醒一次。很多宝宝在这个月龄，夜间只需吃 2 次夜奶了。国际母乳会（La Leche League International）认为，喝母乳的宝宝在不喝奶的情况下连续睡 5 小时，就意味着他可以睡整夜觉了。而到了 5 个月，夜晚的第一个长觉和 4 个月时差不多，但最长可以达到 6 小时左右，之后 3.5～4 小时醒一次，只需吃 1～2 次夜奶。6 个月时，夜晚的第一个长觉可以睡得更久，达到 7 小时左右，这时有的宝宝只需要 1 次夜奶便可以安睡到天亮，而有些宝宝还需 2 次夜奶。在 6 个月左右，很多家长开始给宝宝引入辅食，这时可以尝试只保留一次夜奶，但家长需要确认宝宝的辅食已经形成了规律。到了 7 个月，辅食规律已经建立，宝宝适应后便有能力达到夜间只吃 1 次夜奶，这时夜晚的第一个长觉可以达到 7～8 小时。到了 8～9 个月，宝宝开始呈现整合夜觉的趋势，从机体的生理成熟度来说，宝宝已经有能力在没有任何夜奶的情况下睡 10～12 个小时，这也是"终极版本"的睡整夜觉。

　　综上所述，从 3 个月开始，宝宝的夜间持续睡眠时间开始逐渐拉长，随着喂养的规律化以及生理发育，宝宝会逐渐具备睡长觉乃至睡整觉的能力。但是睡整夜觉与家长的期待和感受有着密切的关系。在咨询工作中，我发现有些妈妈并不满足于宝宝夜间连续睡 5 小时，她们认为睡整夜觉意味着要连续睡 8 ～ 10 小时，甚至 12 小时。因此，宝宝睡整夜觉的能力和家长的期待之间有不小的差距，这也使许多家长对睡整夜觉产生了疑问，而其中最普遍的一个问题是：引入辅食可以帮助宝宝一觉睡到天亮吗？

不少妈妈因为孩子睡不好而怀疑自己母乳不足，要追奶或加奶粉，或者在睡前给孩子加一顿辅食。世界卫生组织和美国儿科学会等权威机构都建议婴儿在 6 个月前只需纯母乳喂养，满 6 个月可以开始添加辅食，并继续母乳喂养。但事实上，早于 6 个月就给孩子添加辅食的现象仍然普遍存在。

那么，早添加辅食能不能改善孩子的睡眠状况呢？既往的一些研究显示，给 4 个月大的婴儿在睡前喂米粉，并不能帮助孩子睡整夜；（Macknin et al.，1989）6 ～ 12 个月的婴儿在白天摄入更多的母乳/奶粉或辅食，可以减少夜间进食量，但并不能减少夜醒次数。（Brown et al.，2015）

还有研究显示，过早添加辅食会增加孩子患糖尿病、肥胖、湿疹、麸质过敏等慢性病的风险。但据实际的调查情况来看，还是有很多家长会把早添加辅食作为解决孩子睡眠问题的方法。而 2018 年 7 月，《儿科学》上发表的一项研究似乎也支持"添加辅食能改善睡眠"这一观点。但该研究本身具有一定的局限性。

综合各方面信息来看，添加辅食是否能让宝宝睡得更好这个问题，仍需商榷。即使添加辅食真的有帮助，就研究给出的改善效果也并非家长们期待的一加辅食就可以一觉到天亮。

所以，睡整夜觉虽然听起来很好，似乎也是睡眠质量好的一个重要指标，但是评估的时候还要考量宝宝的月龄、喂养方式、定义差别等因素，不可一概而论。每个宝宝都是独特的，虽然宝宝的睡眠能力确实是在随着月龄的增长而不断成熟，夜间连续睡眠的时长也在随着月龄的增长而增加，但我们也要承认，不同宝宝之间的个体差异是非常大的，并不是每个宝宝都能在某个月龄就一定能睡整夜觉了。但在某些发展阶段，睡眠确实会受到一些因素的影响，在这些必经阶段，我们要及时调整对孩子睡眠状况的预期，如果还用之前的预期去理解孩子的变化，就很容易会觉得孩子出了问题，反而使自己焦虑。

 2. 自主入睡

除了睡整夜觉之外，自主入睡也是经常被大家提及的。几乎每个前来咨询的家长都希望宝宝可以自主入睡。自主入睡确实是一个非常有魔力的词，单从字面传递出的"独立""自行完成""不依赖父母帮助"，就足以让很多家长心动。但是从家长们咨询的问题中，我能感觉到他们对自主入睡有很多误解。例如，有些家长会问这类问题："怎么让宝宝自主入睡？""什么时候可以开始睡眠训练，让宝宝自主入睡？""我家孩子已经能自主入睡了，为什么还会大人一停止拍他就醒？"

那么自主入睡和自我安抚有什么关系？自主入睡是天生的还是后天习得的能力？都说孩子长大了就会自己睡了，那孩子到底什么时候可以做到？要回答这些问题，让我们先来看看什么是自主入睡。

（1）什么是自主入睡

婴幼儿睡眠研究的历史并不长，1978年理查德·法伯博士在波士顿儿童医院成立儿童睡眠障碍研究中心，全球才有了第一家专门研究和治疗各种儿童睡眠障碍的机构。婴幼儿睡眠是一个非常年轻的学科，有很多内容仍在探讨和研究中。而婴幼儿睡眠问题是家长非常关注、对家庭生活影响重大的问题，一直以来有各种流传的经验和方法。在婴幼儿睡眠领域有一个特别的现象，就是存在着很多被家长们广泛传播但在学界却甚少被讨论的词汇，如睡眠倒退期、自主入睡（self-settle/independent sleep）。到目前为止，学界都没有给自主入睡下一个明确的定义，甚至对自主入睡的讨论几乎都没有，在很多婴幼儿睡眠专家所著的书中也都颇有默契地略过了自主入睡的内容。

　　"自主入睡"这种表述常出现在一些睡眠科普文章或睡眠讨论帖子里，通常传递出的意思有：不过多地依赖大人的帮助、不借助抱睡奶睡、自己完成入睡过程等。由于没有统一、明确的定义，不同的人对于自主入睡的理解也各不相同。例如，有人认为完成睡前仪式后，大人离开房间宝宝能自己睡着便是自主入睡；有人则认为宝宝躺在床上后，大人只需陪在一边唱歌或轻拍，宝宝能自己睡着就算自主入睡；还有人认为，即使需要抱哄喂奶，只要在宝宝迷糊时将他放在床上，他自己能睡着，也算自主入睡。可以看出，不同的人对家长帮助程度和宝宝自主程度的理解差异非常大。

　　入睡虽然是一个过程，但并不是一个缓慢进展的过程，在醒和睡之间存在着清晰的界限。就入睡这一过程而言，没有人或方法能让一个人进入睡眠状态。进入睡眠状态是由睡眠者自己主导的，但是对不同的人来说，为了进入睡眠状态所需做的准备并不相同，而这正体现了入睡过程的自主性。我们所谈论的自主入睡，依赖于对入睡过程所处时段的定义。比如，

"马上就要睡着，就差自己闭上眼"这个过程，即便由快闭眼到真正闭眼的时间非常短暂，它也是一个过程，而不是一种状态。也就是说，"入睡（falling asleep）"和"睡着（asleep）"所呈现的是两个维度的东西。

那么，入睡过程的边界到底在哪里呢？为入睡所做的准备通常是为了能够更好地、更顺利地入睡以及保持睡眠状态，而准备活动通常包括生理上的准备和情绪上的准备。前者一般指上厕所、关灯、躺到床上等活动，以解除生理上可能影响入睡的因素；后者则是指让情绪处在比较平稳的状态。对不同的人来说，恢复或保持平稳情绪的方法可能会不同，但这些方法无外乎深呼吸、正念冥想、听音乐等。相信每个人都有过这样的体会：在肚子非常饿、想上厕所或是情绪激动的时候，往往很难入睡，这时我们需要消除饥饿、尿意这些生理上的干扰，同时让情绪平复下来，才能顺利入睡。对婴幼儿来说也是如此。只不过成人可以自己完成这类准备活动，而婴幼儿为入睡所做的准备活动，如吃奶、洗澡、换纸尿裤、换睡衣、关灯以及躺到床上等，都需要依赖大人的帮助才能完成。此外，小婴儿调节情绪的能力也比较弱，需要大人平和地干预，以帮助他们平复情绪。

我们可以把进行入睡准备活动的时间称为入睡准备期，如果婴儿有固定的睡前仪式，那么进行睡前仪式的时间就可以视作入睡准备期。

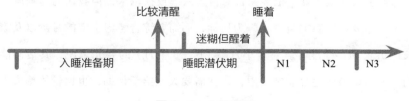

图8-1　入睡过程

在睡眠研究中有一个睡眠潜伏期的概念。因为婴儿躺到床上这个行为也完全依赖大人，所以对婴儿来说，睡眠潜伏期是从大人把婴儿放到床上之后到婴儿睡着的时间。当然，这是一个非常理想的状况，定义概念本来也需要有诸多条件的限定。如果是抱着一直没放床，那么无论在广义上还是狭义上，都不在这里的自主入睡定义的讨论框架内。

由此，睡前的时段就被划分成了入睡准备期和睡眠潜伏期两个部分。对婴幼儿来说，自主入睡指的是在入睡准备期完成入睡准备后，婴儿不再需要大人提供持续的帮助，能够自主度过睡眠潜伏期进入睡眠状态。这里的帮助主要是指抱、哄、喂奶等需要大人持续提供的安抚方式。在实际安排睡眠时，有些家长会在入睡准备期给宝宝提供一些外界帮助，如开白噪声，给安抚物之类。但这类帮助并不需要大人持续提供，只需要一次性给予，如果婴儿在这类外界帮助下自主度过了睡眠潜伏期并进入入睡状态，那么也可以认为是自主入睡。如果在入睡准备期结束，婴儿进入睡眠潜伏期时大人才提供这些外界帮助，那么就不能认为婴儿是自主入睡。此处仅讨论入睡时的状况，外界帮助是否持续到睡着之后不在本部分讨论的范围之内。

（2）一定要自主入睡吗

自主入睡很美好，很多家长对自主入睡孜孜以求，但我认为睡眠调整并不一定要以绝对的自主入睡为目标，而需要综合考虑宝宝的月龄以及家长的诉求和接受度等。对于小月龄（0～3个月）的婴儿来说，其活动能力、情绪调节能力都非常有限，往往需要大人给予帮助，也比较依赖大人的安抚。在这一时期，抱睡、奶睡其实都是颇为自然的入睡方式，不需要强求宝宝自主入睡。同时，这一阶段宝宝的生理基础也限制了他们的连续睡眠能力，在夜间仍然每隔三五个小时（有些宝宝可能间隔的时间长一些）就需要吃一次奶，即使宝宝能够自主入睡，在夜间仍然会有数次夜醒。

　　不过，这并不意味着完全不能让宝宝尝试自主入睡，这一阶段可以尝试在完成入睡准备后，在宝宝还醒着的时候将他放到床上。如果担心清醒放床无法哄睡宝宝，可以先尝试将他哄迷糊但还醒着的时候放床，放床后大人可以继续嘘拍或搂抱，在轻度安抚下帮助宝宝入睡。如果放床后宝宝很平静，大人也可以不嘘拍或搂抱，让宝宝尝试自己入睡。在咨询中，有不少妈妈提到她们的宝宝在小月龄的时候就能够自主入睡，大人只需要帮他们完成入睡准备，给他们裹好褟褓放在床上，宝宝就能听着白噪声自己入睡了，不需要大人提供更多的帮助。在这一阶段，宝宝能够自主入睡，并不代表能完全消除夜醒，宝宝夜间还是会因为饥饿等生理需求而醒来。

　　大月龄宝宝对肌肉的控制能力增强了，自主活动能力也有所增强，同时，大脑皮层的迅速发育和照料者与宝宝一直以来的互动也使宝宝对刺激的耐受性增强，宝宝基本已经具备自主入睡所需的条件。这一阶段，在大人帮助宝宝完成入睡准备后，可以试着不再持续给予宝宝安抚，而是给他机会去尝试自己完成入睡的过程，培养他自主入睡的能力。而且，这一阶段的宝宝昼夜节律已经建立，睡前吃饱后在夜间能够坚持不吃奶的时间也大大延长，所以能够拥有更长、更连续的睡眠。培养宝宝的自主入睡能力可以避免宝宝形成负面的睡眠联想，避免他在夜醒之后无法自己重新入睡。同时也要保持睡眠环境的一致性，减少宝宝由于睡眠环境不一致造成的夜醒。

不过，这并不意味着要宝宝达到绝对意义上的自主入睡。如果宝宝需要家长给予的安抚程度比较低，而且家长也不被困扰，比如有些合睡的宝宝，入睡时需要大人陪躺在身边，大人不觉得麻烦，那么就没必要进行睡眠调整。睡眠调整并不是追求绝对意义上的独睡或自主入睡，而是帮助家庭找到适合他们的入睡方式和睡眠习惯，让宝宝和大人都能睡好。

（3）自我安抚和自主入睡

说到自主入睡，有一个绕不开的词，那就是自我安抚（self-soothing）。有文章提到："睡眠训练能够发展孩子自我安抚的能力，拥有自我安抚能力的宝宝能够自主入睡，在夜醒后也能通过自我安抚重新入睡。"但是也有一些反对的说法：称自我安抚指的是孩子自我平静的能力，这是心理学上讲的自我情绪调节（self-regulation），而睡眠训练并不能让孩子发展出这种能力，婴儿在早期阶段，主要还是依赖父母帮他们平静下来。

自我安抚一词最早是由加州大学戴维斯分校的托马斯·安德斯（Thomas Anders）教授提出的，他在二十世纪六七十年代进行了一系列对独睡婴儿的观察研究。他发现每个婴儿（包括那些看起来似乎安睡了一整夜的婴儿）都会在夜晚数次醒来。在此之前，睡眠研究者们设想的是婴儿在晚上睡觉时始终处于睡眠状态。除了这个发现以外，安德斯还观察到虽然每个婴儿都会夜醒，但他们回应夜醒的方式是不同的：一些宝宝在夜醒时会哭闹，安德斯把这类婴儿称作信号宝宝（signalers）；而另外一些宝宝在夜醒时不会哭闹，他们可能会看看周围或者吸吮大拇指，然后自己重新入睡，安德斯把这类婴儿称作自我安抚宝宝（self-soothers）。同时，安德斯也给这类好睡宝宝（good sleeper）下了一个客观明确的定义：夜醒后能够自己重新入睡的婴儿。

在随后更多的跨文化研究中，研究者们沿用了"自我安抚"这个词，并且发现自我安抚宝宝有一个共同之处——他们在晚上被放到床上时是醒着的状态，他们没有被喂奶或是摇晃入睡，而是自己完成了从醒到睡的转换。这些能够自己入睡的宝宝在半夜醒来的时候，还能够自己再次睡着。而那些需要大人帮助才能入睡的宝宝，在夜醒的时候更大可能会呼唤大人帮助他们再次入睡。安德斯认为，自主入睡是习得的能力。他在研究中发现，大多数会自我安抚的宝宝在他们4～5个月的时候就学会了自主入睡，安德斯还指出让宝宝练习自我安抚入睡始于你在宝宝还醒着的时候就把他放到床上。不过，安德斯也提到，如果婴儿抗拒被放下来睡觉，大人可以平静地在宝宝旁边跟他说话或是拍拍他，让宝宝不那么烦躁不安。

那么，是不是所有的宝宝最终都能学会自我安抚？我们又该如何帮宝宝学会自我安抚呢？

作为父母，我们本能地认为宝宝哭泣时对他们进行安抚是我们的责任。从温暖的子宫来到这个世界，宝宝需要面对和适应一个全新、陌生的环境。在最初的几个月，我们抱着宝宝，给他裹襁褓、摇晃、嘘拍、喂奶……不希望看到他哭。随着月龄增长，宝宝不像新生儿阶段时那么难哄了，哭闹也少了，一部分宝宝学会了自我安抚，甚至能自己入睡了。但是为什么有些宝宝可以做到，有些宝宝却不行呢？

一些研究发现，当父母学会了鼓励宝宝自我入睡的基本要点（如清醒时放床，在宝宝夜醒时等几分钟再回应等），他们的宝宝会睡得更久且夜醒次数更少。这些家长在夜里被宝宝的哭声吵醒后，并不是第一时间冲向宝宝去安抚，而是先观察几分钟，心里想着"宝宝不像是饿了，如果给他点儿时间，没准能自己重新入睡"（这里所说的给宝宝一点儿时间，一般为 3 分钟左右）。家长的延迟回应给了宝宝尝试自我安抚的机会。慢慢地，他会发展出一套自我安慰的方法，从而在夜间醒来时可以不依赖父母的帮助自己重新入睡。相比而言，有些家长属于"过度回应派"。他们在宝宝刚发出一点儿声音或刚一翻身时就开始安抚，因此宝宝没有任何机会练习自我安抚。如果长期被"过度回应"，那么本来在 3 个月就可以具备一定自我安抚能力的宝宝，因为长期没有锻炼巩固的机会，可能会逐渐丧失这种能力。总的来说，父母在夜间如何回应宝宝的哭闹很大程度上形塑了宝宝的睡眠习惯以及他们对于夜间安抚的需求。

但也有不少人反对自我安抚，就像反对睡眠训练一样，他们认为能够自我安抚的宝宝实际上是"习得性无助"——宝宝只是学会了不再通过哭来寻求帮助，并没有学到真正的安抚自己的技巧。对于反对自我安抚的声音，安德斯也曾通过邮件回应过，他表明他对信号宝宝和自我安抚宝宝的划分，是基于录像资料观察的结果，他确实观察到了两种截然不同的夜醒。当时的人们常把夜醒与哭泣关联起来，并不知道还有不伴有哭泣的夜醒，作为最初观察到这一现象的人，安德斯不知道该如何描述这些"无声"的夜醒。他还观察到一些 6 个月大的宝宝会在夜醒时吃手或吸吮大拇指，再大一些的宝宝会在夜醒时抚摸小毯子或安抚玩具。所以，他最终选择用信号宝宝夜醒（signaled awakenings）和自我安抚宝宝夜醒（self-soothing awakenings）来描述这两种夜醒。

安德斯在邮件中还回应道，自我安抚实质上是对观察结果的解释，这个词在流传过程中可能会出现一些意想不到的歧义。但是作为一个对观察到的结果的定义，它与其他任何通过观察而定义解释的概念无异，而对自我安抚的理解，也可以通过上下文的学习获得较为一致的理解。总而言之，我们没必要对自我安抚这个词过分纠结，明白它表达的是什么意思就好了。就像安德斯在邮件的最后写的那句话：总之，我希望你可以更友好地对待自我安抚这个词，你因为这个词而感到压力这件事也让我倍感压力。

二、自主入睡的调整思路

1. 学习自主入睡的路径

既然自主入睡是需要机会去练习的，那么就不能是一蹴而就的，我们需要按照科学的顺序来帮助宝宝达成自主入睡的目标。通常来说，帮助宝宝学习自主入睡可以参考下面的路径。

（1）观察宝宝的睡眠信号，记录睡眠日志，摸清宝宝的睡眠规律和模式

观察睡眠信号的部分可以参见本书第五章。观察睡眠信号是摸清宝宝睡眠规律的前提，通过了解宝宝特有的睡眠信号，我们大致可以知道宝宝每天什么时候会困。通过坚持记录睡眠日志，我们可以知道宝宝的清醒时间间隔、睡眠模式，什么样的情况是需要避免的，如清醒时间太长、睡前玩得太兴奋等。

（2）为宝宝设计符合月龄的作息安排，并根据每天的实施情况及时进行调整和优化

作息是一切睡眠调整的基础，很多睡眠问题都可以通过调整作息、建立规律作息而得到妥善解决。而建立规律作息的基础是找到适合宝宝、符合宝宝月龄的作息安排，这依赖于第一步——对宝宝的观察和作息记录。我们可以在现有作息的基础上，先设计一个调整版的作息时间表，在实施调整版作息的时候，仍然要坚持记录睡眠日志，观察宝宝的反应，然后来评估作息安排哪里不合适，再进行调整。举个例子，很多宝宝处在3觉并2觉的并觉期时，作息会混乱，连带入睡方式都受到了影响。这时，我会根据家长提供的宝宝一段时间以来的睡眠日志来设计新的作息表，在新的作息表里，我会安排宝宝继续睡3个小觉，但我会建议家长至少坚持5～7天，看看是否合理，然后再逐步调整至2个小觉。

（3）在建立了一定的作息规律之后，就可以尝试优化安抚方式，调整入睡方式

这时调整的重点不是让宝宝完全做到自主入睡，而是给自主入睡的练习设立缓冲区。这一步要用到我们之前提到的淡化法和替代法，让宝宝感受到你的干预在不断减少。这是比较温和的过渡阶段，我们希望宝宝了解我们要做一些改变了，但这些改变不会如暴风骤雨般到来，我们会一点点地推进。因此，在这个阶段的某些时候，我们仍然可以沿用原来的入睡方式。比如，调整夜觉的入睡方式，而小觉还沿用原来的方式；也可以尝试夜觉让宝宝自主入睡，但夜醒后还是给予宝宝安抚和帮助；或者小觉和夜觉都尝试自主入睡，如果没有成功的话再用原来的入睡方式；等等。也就

是说，在这个阶段，我们不需要让孩子完全做到自主入睡，只要家长干预的程度减少了、孩子自主的程度增加了就算达到目标。

（4）真正的自主入睡练习

自主入睡练习可以在夜觉和小觉同时进行，也可以夜觉时先行，等有了一定效果，宝宝积累了不少成功经验之后，再来调整小觉。无论是对夜觉还是小觉来说，我都建议先从入睡开始调整，等宝宝可以做到自主入睡时，再来针对夜醒和接觉进行自主重新入睡练习。

那么，怎样进行自主入睡练习呢？可以参考前面提到的睡眠训练的方法和改善不恰当睡眠联想的方法。需要注意的是，每种方法都有适用的情境和适用的月龄，操作时也有很多细节，在进行选择和设计的时候，需要根据宝宝的情况具体分析。

2. 小觉的睡眠调整步骤

很多宝宝都有小觉短、小觉不能自主入睡的问题，所以有不少妈妈来咨询小觉如何进行睡眠训练。我拿小觉的睡眠调整来说明学习自主入睡的路径是怎样展开的。

首先，进行小觉睡眠训练和进行夜觉睡眠训练一样，都要有所准备。当然，家长也要有开放的心态。很多睡眠书都会引导家长们相信小觉睡眠窗口的存在，也就是说，在每天的一些特定时刻，宝宝可以很自然地乖乖睡小觉。当你错过了这些睡眠窗口期，你的宝宝可能就会错失一个小觉。事实上，这种说法并不准确。小觉能否顺利睡着，取决于宝宝内在的入睡压力。入睡压力是一个非常重要的衡量孩子困倦度的指标。换句话说，宝宝清醒的时间越长，他就会越困倦，他的入睡压力就越大。宝宝的月龄越小，就越容易更快地感觉到入睡压力。因此，小觉可以顺利入睡的原理很简单，就是需要孩子足够困，即便不在理想的睡眠窗口期，只要够困也是可以睡着的。同时，入睡压力的累积也可能使宝宝过度疲倦，因此了解小觉之间的清醒时间和宝宝月龄对应的小觉模式都是相当重要的。

其次，要想建立规律的小觉模式，早晨起床的时间是关键。如果起床时间不规律，每天的小觉入睡时间就会出现很大波动，那么小觉的调整一定会进行得很艰难。

再次，只有宝宝的夜觉睡得比较好以后，才能开始调整小觉。当然，这并不是说宝宝必须能睡整觉或者可以自主入睡了，才可以调整小觉。但是，如果宝宝夜醒频繁，醒来后很难在短时间内重新入睡，我们就需要先花时间来改善夜觉的状况，之后再考虑调整小觉。我们追求的并不是完美的夜觉或者睡整夜觉，而是在进行小觉睡眠调整之前，让宝宝在夜间得到充分的休息。

最后，宝宝的睡眠环境和睡眠空间要固定。如果平常的睡眠环境可以保持一致性，那么小觉的睡眠引导就会进行得比较顺利。如果家长希望宝宝睡在小床上，而宝宝现在只能在背带、摇篮里睡或者在妈妈的臂弯里被奶睡的话，那么可以尝试把摇篮移到宝宝睡觉的房间，抑或妈妈坐在椅子上喂奶，或者在宝宝睡觉的房间穿着背带来回走动哄睡。这一步的目标是使宝宝习惯于在相同的空间睡小觉。对小宝宝来说，不用每天的三四个小觉都这样进行，只需要在一两个小觉时尝试在相同的空间睡就可以了。

在准备工作阶段，家长应该在每个小觉之前都实施简约版（5～15分钟）的小觉睡前仪式。当然，家长仍然可以继续使用摇晃、搂抱、喂奶等方式安抚宝宝入睡，但可以在哄睡之前加入一些放松的步骤，比如每天读2～3个相同的故事，然后轻轻摇晃宝宝，哼唱一首摇篮曲；或者给宝宝喂奶后和房间里的毛绒玩具们说"一会儿见"，抱着宝宝缓慢移动，同时给宝宝拍嗝。在这些准备工作都做好之后，就可以开始进行第一阶段的小觉睡眠训练了。

（1）小觉睡眠训练的第一阶段

先来处理小觉不会自主入睡的问题，这个阶段的目标就是教会宝宝在小觉时自主入睡。

①宝宝的月龄为6～8个月。最好从上午的小觉开始调整，其他小觉我们仍然可以用原有的方式帮助宝宝入睡，这个方法叫"一次只调一个小觉"（one-at-a-time approach）。首先，你要攻克第一个小觉，当第一个小觉可以比较有规律地入睡后，再攻克第二个小觉。一般来说，你可能需要坚持1～2周才能看到第一个小觉的调整效果。如果宝宝的清醒时间长于此月龄的平均清醒时间，那么就可以同时对所有的小觉进行自主入睡的调整，这种方法叫"一次调整所有小觉法"（all-at-once approach）。

②宝宝的月龄为8～12个月（在白天小觉仅剩1觉之前）。大一些的宝宝睡眠需求的变化是非常细微的。你的宝宝可能在两个小觉之间清醒的时间比较长，可以使用下面的小觉睡眠引导方法。

我们先来看"一次只调一个小觉"这种方法的操作步骤。

🐰 步骤1：规律的起床时间

需要保证宝宝每天的起床时间都是基本固定的，可在30分钟内浮动。

第一个小觉的引导时间大约在早晨起床的 2 小时后。这个小觉的睡眠地点要安排在你期望的睡眠地点，之后的调整也都在这个地点进行。

⏰ 步骤 2：第一个小觉

在进行完第一个小觉的睡前仪式后，在宝宝还清醒时就把他放到小床上。之后，使用你选择的睡眠训练方法，持续 60 分钟左右，可以根据你自己的感觉来调整时长，但至少坚持 20 分钟，这也是宝宝所需要的合理的入睡时长。你坚持的时间越接近 1 小时，你的宝宝就越有可能自然入睡。如果宝宝最终自己睡着了，哪怕只睡了十几分钟、几十分钟，那么也是成功的！宝宝醒来后，把他抱出小床，继续这一天的其他安排。

⏰ 步骤 3：重新尝试一遍

如果你的宝宝在 60 分钟内并没有睡着，你可以在 30～60 分钟后再做一次尝试。但在两次尝试之间，不要让宝宝打盹儿睡小猫觉。宝宝的入睡压力或困倦度比较高的时候，这种干预才会成功。

重新尝试的方法和步骤 2 相同，进行完正常的小觉睡前仪式之后，再用你选择的干预方法尝试 20～60 分钟。基于宝宝的月龄以及不断攀升的入睡压力，宝宝极有可能在这次尝试中自己睡着。

⏰ 步骤 4：第二个小觉

在第一个小觉结束（或者重新尝试一遍）的 2～3 小时后，开始准备第二个小觉的睡眠引导。这个时间要根据第一个小觉的长度和宝宝的月龄来定。如果第一个小觉比较短（如 25 分钟），而宝宝的月龄为 6 个月，那么他可能会在 2 小时后感到困倦并再睡一个小觉。如果宝宝的月龄大于 7 个月，且上午的小觉睡了 45 分钟甚至更多，那么过 3 小时再睡第二个小觉是比较合适的。可以把每一次尝试都记录下来，这样就会发现宝宝的睡眠规律。当运用"一次只调一个小觉"的策略来调整第一个小觉时，需要通过惯有的方式来帮助宝宝顺利地睡第二个和第三个小觉。

⏰ 步骤5：第二个小觉的训练

一旦宝宝的第一个小觉可以连续两天自主入睡了，就可以开始尝试第二个小觉的引导了。第一个小觉睡得短也没关系，这个阶段的目标是让宝宝做到自主入睡。重复之前训练第一个小觉的步骤来训练第二个小觉。这个训练过程需要花费的时间和之前一样。但是，第二个小觉很容易被小猫觉破坏，所以在这个阶段要确保宝宝不会在第一个小觉和第二个小觉之间睡着。在第二个小觉的引导过程中，可能经常会出现第三个小猫觉，不需要对这个小觉进行任何训练。在使用"一次只调一个小觉"的方法训练第二个小觉时，仍然需要你通过惯有的方式来帮助宝宝顺利地睡第三个小觉。

接下来再说一说"一次调整所有小觉"的方法。

⏰ 步骤1：规律的起床时间

保证宝宝每天的起床时间都是基本固定的，在30分钟内浮动。第一个小觉的引导大约在早晨起床的2小时后开始。这一点和上面介绍的"一次只调一个小觉"的方法的要求是一样的。

⏰ 步骤2：第一个小觉

同"一次只调一个小觉"步骤2。

⏰ 步骤3：重新尝试一遍

如果宝宝在60分钟内没有睡着，可以在30～60分钟后再试一次。

要确保两次尝试之间宝宝不睡小猫觉。重新尝试的方法和步骤 2 相同，进行完正常的小觉睡前仪式之后，再用选择的干预方法尝试 20～60 分钟。

如果宝宝在这次尝试中睡着了，即便只睡了 10 分钟，也算成功了！在第一个小觉结束的 1.5～3 小时后就可以安排睡下一个小觉了，清醒时间取决于宝宝睡了多久和他在调整前的小觉规律。

持续进行步骤 2 和 3，也就是说，花 60 分钟尝试，如果不成功，那么过 30～60 分钟再试一次，如果成功了，就在小觉醒来 1.5～3 小时后安排下一个小觉。如果这样循环下来差不多到了夜觉入睡时间，但还有一个小觉没睡，可以考虑取消这个小觉，提前 30～45 分钟准备夜觉。一般来说，这种方法会在 4～7 天看到效果，那时宝宝已经基本学会自主入睡了。

③对于 8～12 个月的宝宝，步骤也是差不多的。

⏰ 步骤 1：规律的起床时间

同 "一次只调一个小觉" 步骤 1。

⏰ 步骤 2：第一个小觉

在进行完第一个小觉的睡前仪式后，在宝宝还清醒时就将他放到小床上。之后，使用你所选择的睡眠训练方法，持续 60 分钟左右，可以根据情况来调整持续时长，但是需要至少坚持 20 分钟。

⏰ 步骤 3：重新尝试一遍

如果宝宝在 60 分钟内没有睡着，可以在 30～60 分钟后再做一次尝试。需要确保两次尝试之间宝宝不睡小猫觉。重新尝试的方法和步骤 2 相同，在进行完正常的小觉睡前仪式之后，再用选择的干预方法尝试 20～60 分钟。

🕐 步骤 4：第二个小觉

在第一个小觉的睡眠引导结束（或者重新尝试一遍）的 3 ～ 3.5 小时后，开始引导宝宝睡第二个小觉。引导的方法和之前相同，在睡前仪式之后进行 20 ～ 60 分钟的尝试。

🕐 步骤 5：如果需要，重新尝试一次

如果尝试了 60 分钟宝宝没有睡着，那么可以在 30 ～ 60 分钟后再尝试一次。重新尝试的方法和之前的一样。

🕐 步骤 6：维持作息

经过这样的小觉训练之后，有可能会出现两种情况。第一是上午的小觉很短。如果上午小觉很短，第二个小觉的入睡时间也不要太提前，还是按照平常第二个小觉的入睡时间去尝试，这意味着孩子可能会出现过度疲倦的情况，这时睡前仪式就更加不可或缺了，甚至还需要在睡前仪式前加入更多的平静放松的活动。第二是上午的小觉没睡。一开始进行小觉训练时极有可能会出现这样的情况，如果是这样，第二个小觉要比平时的作息安排早一点儿。

（2）小觉睡眠训练的第二阶段

这个阶段的目标是教会宝宝延长小觉，方法主要有两个。

①放手法。放手法是说当宝宝小觉睡得比较短或过早从小觉中醒来时，要延迟回应宝宝。当你进入房间后，宝宝就会以为小觉结束的时间到了，睡眠压力也会处于比较低的水平。在这种情况下，家长的到来对孩子来说是一种刺激，反而会使他很难重新入睡。可以使用小觉设定时长的方法：根据月龄，给宝宝设定一个小觉时间，在这个时间内，宝宝一定要躺

在小床上，不管是否是睡着的状态，即使睡醒了也要继续躺在床上。这个小觉设定时长不是特指 1 小时，对于不同月龄的宝宝，设定的时间是不同的。我们以 60 分钟的目标为例，如果宝宝花了 15 分钟睡着，但睡了 30 分钟就醒来了，那么离结束这个小睡还有 15 分钟。在这 15 分钟内，不要去帮助他接觉，这可以让宝宝对小觉的时长有一个概念。一开始，宝宝醒来后，你可以先等 5 分钟，如果他没有重新入睡，就进去进行安抚，帮助和鼓励宝宝重新入睡。过几天后，你可以把这个等待的时间拉长到 10 分钟，最终拉长到 15 分钟再进入房间。需要注意的是，不要让宝宝一直在房间里等，如果设定的是 60 分钟，而离这个 60 分钟的小觉设定时长结束还有 15 分钟的话，等待的上限就是 15 分钟。

②循序渐进法。这个方法要求宝宝醒来的时候需要你在房间里。也就是说，在宝宝睡小觉的时候，你可以一直在房间里陪着他，当宝宝醒来时，你用哄他入睡时的方法帮助他重新入睡，你可以一直用这种方法帮助宝宝重新入睡。以睡 60 分钟为例，如果宝宝花了 15 分钟睡着，睡了 30 分钟，那么给宝宝留下的重新入睡的尝试时间是 15 分钟，你可以在这 15 分钟内一直尝试，也可以帮助宝宝 5～10 分钟就停止，把剩下的时间留给他自己去练习。这种方法不能很快就让宝宝学会自己重新入睡，通常需要 2～3 周才能看到效果。

3. 小觉的干预方法

在小觉的睡眠调整步骤里，我们提到了"使用你选择的睡眠训练方法"帮助宝宝入睡，那么这些干预方法是什么呢？第一类方法：宝宝主导的小觉干预方法，这种方法适合有足够多的时间进行睡眠调整的家庭，父母想一点点地推进，并希望可以陪伴孩子。因为方法相对温和，需要的时间也会略久一些，2～4周才能看到效果。

（1）宝宝主导的小觉干预方法

①小床实践。这个阶段的目标是让宝宝熟悉小床，喜欢小床，逐渐适应在小床上入睡。这个过程不要有任何压力，仅仅是练习而已，因此也不必只在小觉时才尝试。那么，怎样达到这个目标呢？可以选择宝宝心情比较好的时候，把他放进小床，家长可以弯下腰冲宝宝微笑，并抚摸他或者唱歌、轻柔地说话等，让宝宝将小床和一些积极的体验联系在一起。如果宝宝并不习惯睡小床的话，一开始他可能会哭，我们可以先尝试15秒左右，当宝宝希望从小床出来时就抱他出来。如果可能，尽量在宝宝哭之前就把宝宝从小床里抱出来，以免他对小床形成负面联想。每天都可以坚持这么做，让宝宝对小床有毫无压力的、放松的、愉快的体验。

②慢速目标。a.确定调整目标。可以把想要达成的目标都列出来，在之后的调整过程中，每周只达成一个小目标就可以。比如你的目标是：把宝宝放在小床上拍睡，坐在小床边安抚宝宝睡着，坐在门口用语言安抚宝宝睡着，不在房间陪宝宝入睡，等等。定下这一周的目标后，每次的小觉训练就按照这个目标走，不要求快，等有一定进展了再冲击下一个目标。

b.完成第一个目标。当宝宝发出想睡小觉的信号时，就可以安排宝宝睡觉了，为了确保他不会睡到一半饿醒，在小觉前可以再喂一次。如果宝宝有奶睡联想的话，第一个目标可以定为：用其他方式来替代奶睡联想。比如，用抱睡来替代奶睡，这种替代的思路是这样的：尝试你的新目标，如抱着摇晃宝宝入睡。如果宝宝反抗，可以暂停尝试新目标，继续用原来的哄睡方式，如奶睡，在宝宝马上就要睡着的时候，切换回新目标。如果宝宝还是抗拒，可以再切换回原来的哄睡方式。重复以上步骤，直到宝宝适应新的方式入睡。

c. 完成下一个目标。大约一周，第一个目标就会达成，接下来你可以用第二步提到的方法来冲击下一个目标了。比如第二周的目标是用拍睡来代替抱哄摇晃入睡。

因为这种干预方法是宝宝主导的，所以宝宝的反应很重要，如果宝宝哭闹，就不要再继续了。如果你觉得宝宝主导的干预方法进展得太慢，也可以考虑第二类方法：家长主导的干预方法。

（2）家长主导的小觉干预方法

①重复的睡眠信号（在房间里）。这种方法包含两个阶段：第一阶段，教会宝宝在家长的帮助下在小床上入睡；第二阶段，教会宝宝在没有家长的帮助下在小床上入睡。

我们先来看第一阶段的操作步骤。

a. 先进行惯常的小觉仪式，在小觉入睡前安抚宝宝大约15分钟。如果需要喂奶也可以，然后在宝宝还清醒的状态下将他放到小床上。

b. 站在小床边安抚宝宝，安抚的方式可以是轻拍、发出"嘘嘘"的声音、摸宝宝的背等，持续安抚1分钟左右。如果宝宝哭闹，可以抱起来进行睡前仪式的最后一项信号性的活动。比如，平常你都是摇晃着宝宝唱一首摇篮曲，之后把他放到小床上，那么现在你还可以摇晃着宝宝唱一首摇篮曲，让他知道做完这步就要去睡觉了。这一步持续的时间还是 1 分钟左右，不能让宝宝在你的怀里睡着。

　　c. 在进行完第二步的信号活动后，再次把宝宝放回小床，这时宝宝应该是清醒的。宝宝可能又会哭闹，大约 2 分钟后你可以用轻拍、嘘声或言语来安抚宝宝，但不抱起。如果 2 分钟后宝宝还是哭闹不止，就再次抱起，并重复第二步。

　　d. 做完第三步后，再次把宝宝放回小床，大约 3 分钟后开始安抚，如果 3 分钟后宝宝还是哭闹不止，那么再次抱起进行睡前信号活动。持续抱起放下的操作，不过每次等待抱起的时间都要比上一次长，总计操作时间为 20 ～ 60 分钟。经过这些操作，如果宝宝在 60 分钟内还没有睡着，就结束这次小觉训练。

　　当天的每一个小觉前都这样操作。到了第二天，每次等待抱起的时间都要比第一天长，这很像把抱起放下法和法伯法结合起来。需要注意的是，一次训练最好由一个家长完成，不要中途换人。

　　第二阶段的关键是离开房间。

　　当宝宝接受你在床边安抚他，而不是奶睡或者抱哄到睡着的时候，就可以尝试离开房间了。这有点儿像之前提到的挪步法，在进行第一阶段的第四步的同时，每隔几天，你在房间里的安抚位置就往门口移一点儿，大约 7 ～ 10 天，宝宝就可以自己在小床入睡了。

　　②标准化回应（在房间里）

　　a. 同"重复的睡眠信号"第一阶段的第一步。

　　b. 站在或者坐在小床旁边，在小觉时间里（如 60 分钟）一直陪着宝宝。在这个过程中你可以一直发出嘘声，可以用轻柔的言语安抚宝宝，也可以轻拍或者摸他的背，但是不能用这种方式帮助宝宝睡着。每一次小觉入睡练习都采用这种办法。

　　c. 当宝宝能比较快速地入睡时，就可以采用挪步法慢慢挪出房间了。

　　③标准化回应（不在房间里）。这种方式就更加简单了，其步骤和第二种方法完全相同，只是在 60 分钟的小觉时间里，家长不能在房间里陪着宝宝。也就是说，要保证至少 20 分钟你是在房间外的。这种方法并非每一个家长都能承受，所以要选择这种方法的话，要提前做好准备。

4. 制订属于自己宝宝的睡眠改善计划

　　掌握睡眠调整的思路后，就可以大胆设计适合自己宝宝的睡眠调整计划了。很多家长觉得这项工作头绪太多，各种睡眠问题复杂交织，不知道应该采取什么样的策略和节奏进行睡眠调整。正如前面提到的，睡眠调整是一个循序渐进的过程，如果可以把要调整的部分拆分成几个阶段，并列清楚在不同阶段如何进行多线程任务，每个部分的目标和达成策略是怎样的，就能清晰地设计出一个睡眠改善计划。在最后一章的最后这个部分，我们用一个小工具（每日调整计划）来帮助大家设计宝宝的睡眠改善计划。

　　整个调整过程可分成三个阶段。第一阶段：睡眠基础调整；第二阶段：入睡方式改善；第三阶段：睡眠训练。对于小于 4 个月的宝宝，第三阶段是不适用的。我们在上一章中提到过，很多睡眠训练的方法只适合 6 个月以上的宝宝，即便是抱起放下法等适用月龄比较广泛的方法，也要求宝宝至少 4 个月大。

　　睡眠改善过程中可能涉及的需要调整的事项有：睡眠用品准备、睡前仪式调整、睡眠环境改善、其他准备工作、实施建议作息、白天小觉入睡、白天小觉延长、夜觉入睡、夜醒安抚、夜奶调整、早晨起床时间调整、家庭关系/亲子连接等。当然，不是每个宝宝都会碰到这里列出的所有问题，不同月龄的宝宝碰到的问题也不同，大家在设计时可以根据自己宝宝的具体情况进行增减。这些事项是在睡眠改善过程中需要调整的部分，但是怎样分阶段对它们进行有序的排列呢？在调整其中一项的时候，其他项该怎么操作？

在设计睡眠调整计划时，最难的部分是如何进行多线程任务，这也是家长最难解决的部分，我用一个案例来向大家说明如何把诸多调整事项放到不同的阶段里去。

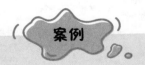

旺仔，男宝宝，8个月大，和妈妈同睡大床。因夜觉需要奶睡，导致旺仔总是吃迷糊奶。白天有时奶睡会不奏效，还需要抱哄走摇。目前是白天睡3个小觉，吃奶和吃辅食的时间不固定。妈妈的调整目标是：希望旺仔可以自主入睡，不再奶睡或者抱哄走摇入睡，作息规律，减少夜奶次数。

我根据旺仔的睡眠状况和他的家庭情况，综合许多细节，列出了下面这个睡眠调整计划，见表8-1。

表 8-1　旺仔的每日调整计划

事项	第一阶段：睡眠基础调整			
	第 1 天	第 2 天	第 3 天	第 4 天
睡眠用品准备	购买睡袋（可选）、安抚物	引入睡袋	引入安抚物	一直坚持使用睡袋（可选）、安抚物
睡前仪式调整	建立小觉睡前仪式：拉窗帘—竖抱走动—哼唱摇篮曲—轻柔地对话—陪躺入睡	调整夜觉的睡前仪式，使喂奶不成为睡前仪式的最后一步：洗澡—抱进房间换睡衣—喂奶—擦乳液/抚触—读绘本—哼唱摇篮曲—关灯入睡	在睡前仪式中加入新引入的安抚物	一直坚持固定的小觉、夜觉睡前仪式
睡眠环境改善	白天使用窗帘，夜晚继续使用遮光帘	在大床上搭建妈妈和旺仔之间的"屏障"	之后一直坚持用改善后的睡眠环境	
其他准备工作	增加白天的户外活动时间（天气不好时除外）			
实施建议作息	调整白天的吃奶时间：第二顿奶的时间在 11 点，第三顿奶的时间在 16 点。无论晨奶吃没吃，早晨第一顿奶都要固定吃，吃得少没关系，并以此而非晨奶时间来安排喂养时间	采用新的辅食时间：设计了 3 次辅食时间，其中 17 点 30 分的晚餐也可以亲喂	按照新的作息表实施并记录睡眠日志	
白天小觉入睡	仍然可以用原来的方式哄到睡着			
白天小觉延长	根据建议作息表，帮助小觉接觉，使第一个小觉睡 1 小时以上，第二个小觉睡 1.5 小时以上。如果接觉不成功，则整体作息前移 30 分钟			

第二阶段：入睡方式改善					第三阶段：睡眠训练				
第5天	第6天	第7天	第8天	第9天	第10天	第11天	第12天	第13天	第14天
坚持使用睡袋（可选）、安抚物					坚持使用睡袋（可选）、安抚物				
坚持固定的小觉、夜觉睡前仪式					坚持固定的小觉、夜觉睡前仪式				
坚持用改善后的睡眠环境					坚持用改善后的睡眠环境				
增加白天的户外活动时间（天气不好时除外）					增加白天的户外活动时间（天气不好时除外）				
按照新的作息表实施并记录睡眠日志					按照新的作息表实施并记录睡眠日志				
不断降低白天抱哄时的走动速度，降到慢速走动5分钟后，站着不走动拍哄睡	只站着抱着不走动，配合拍哄睡，开始尝试拍到迷糊放床，放床后继续安抚至睡着	坐在床边抱哄拍睡，不再摇晃	不再拍到很迷糊，而是在有点儿迷糊比较清醒的时候放床，放床后控制拍的频率，不要拍到睡着	进行完睡前仪式后就放床，手放在旺仔身上，但是不拍。等他睡着之后再将手拿开	仅仅陪躺着，不进行任何肢体上的安抚，直至旺仔睡着		进行完小觉睡前仪式后，不再陪躺，让旺仔独立自主入睡	
根据建议作息表，帮助小觉接觉，使第一个小觉睡1小时以上，第二个小觉睡1.5小时以上。如果接觉不成功，则整体作息前移30分钟					如果早于1个小觉设定时长醒来，最多花15分钟帮他接觉。如果没有接上，就终止这个小觉	如果早于1个小觉设定时长醒来，则等待5分钟，然后安抚旺仔。再等待10分钟，再安抚旺仔。如果又等待了10分钟，他还没有重新入睡，则终止这个小觉		如果早于1个小觉设定时长醒来，等待10分钟，快速安抚，然后等到之前设定的小觉设定时长结束

事项	第一阶段：睡眠基础调整			
	第 1 天	第 2 天	第 3 天	第 4 天
夜觉入睡	仍然可以用原来的方式哄到睡着			
夜醒安抚	夜醒后先判断是否为夜奶时间，如果是，则喂奶；如果不是，则考虑是否有其他原因。等待响应时间为 5～10 分钟，之后可以用有效的安抚方式安抚至睡着			
夜奶调整	按照原来的喂夜奶方式喂奶，在旺仔入睡后 40 分钟的易醒点尝试用其他方式安抚	尝试新的夜奶时间点（2 点，5 点）。如果没有到夜奶时间，尝试用其他方式安抚入睡，坚持 30 分钟以上还没有重新入睡即喂奶。如果超过固定的夜奶点醒来，则立即喂奶，同时推后下一次喂奶时间		
早晨起床调整	如果旺仔早于 7 点醒来，不安排起床。陪躺装睡，或者喂晨奶安抚，也可以任由他在床上翻滚、自己说话等，到了起床时间安排起床仪式；如果晚于 7 点醒来，允许多睡 30 分钟，在浅睡眠阶段将旺仔唤醒			
亲子连接	设定特殊时光并执行		尝试缓解分离焦虑	
总结	主要进行：睡前仪式改善、睡眠用品准备、实施建议作息、增进亲子连接			

续表

第二阶段：入睡方式改善					第三阶段：睡眠训练				
第5天	第6天	第7天	第8天	第9天	第10天	第11天	第12天	第13天	第14天
尝试乳头去除法					睡前程序全部完成之后，就坐在靠近旺仔床边的椅子上。如果他哭闹，可以时不时地抚摸和轻拍，但不要太频繁。当天，身体安抚可以多一些。旺仔可能会努力靠近妈妈，吸引妈妈的注意力，可以尽量闭上双眼，向旺仔表示现在是睡觉时间，妈妈会坐在小椅子上陪他到睡着	小凳子仍然放在大床旁边，但是减少肢体安抚，陪伴到睡着后离开	坐在离床边有一定距离的椅子上，尽量保持安静，但可以偶尔发出安抚的"嗯嗯"声。不到必要的时候，不上前轻拍或者抚摸。如果旺仔感到不安，需要帮助才能平复下来的话，可以走到他身边安抚他，给他一个大大的拥抱，然后告诉他妈妈不会留下他一个人，会看着他睡着。可以不断地告诉他，他的表现非常好，妈妈为他感到骄傲，然后坐回到椅子上。如果旺仔不停翻滚，不用重复放倒，大概10分钟复位一次就可以		把椅子放在差不多门口的位置，房门仍然开着，可以发出"嗯嗯"的安抚声，但是如果旺仔继续哭闹并且坐起来，进去帮助他整理一下，复位，再回到椅子的位置
夜醒后先判断是否为夜奶时间，如果是，则喂奶；如果不是，则考虑是否有其他原因。等待响应时间为5～10分钟，之后可以用有效的安抚方式安抚至睡着					夜醒后，先判断是否是夜奶时间；如果是，则喂奶，如果不是，则考虑是否有其他的原因。等待5分钟之后，可以安抚一下，但不要安抚到睡着				
将固定夜奶点推后至2:30、5:30					将固定夜奶点推后至3:00、6:00				将固定夜奶点推后至4:00、6:30
如果旺仔早于7点醒来，不安排起床。陪躺装睡，或者喂晨奶安抚，也可以任由他在床上翻滚、自己说话等，到了起床时间安排起床仪式；如果晚于7点醒来，允许多睡30分钟，在浅睡眠阶段将旺仔唤醒					如果旺仔早于7点醒来，不安排起床。陪躺装睡，或者喂晨奶安抚，也可以任由他在床上翻滚、自己说话等，到了起床时间安排起床仪式；如果晚于7点醒来，允许多睡30分钟，在浅睡眠阶段将旺仔唤醒				
持续特殊时光（固定时间的高质量陪伴）					持续特殊时光（固定时间的高质量陪伴）				
主要进行：小觉入睡方式改善、夜觉入睡方式改善、夜奶时间推后					主要进行：自主入睡的学习、小觉延长				

在第一阶段，旺仔妈妈的主要任务是：做好准备工作。准备工作包括：购买睡袋、安抚物；建立小觉睡前仪式，调整夜觉睡前仪式的顺序；改善合睡的环境；增加白天的活动量等。同时，按照建议的作息表实施新的作息，并记录睡眠日志。第一阶段不需要对睡眠本身做任何调整，所以小觉和夜觉还是按照原来的方式入睡，接觉和夜奶也都可以继续。

到了第二阶段，旺仔妈妈的主要任务是：优化入睡方式。在这一阶段，已经调整完毕的睡眠基础部分要保持，继续实行新的作息，记录旺仔的反应，看看有没有什么细节需要调整。在白天小觉入睡部分，可以尝试用淡化的办法来改善抱哄走摇的入睡方式，通过一周的时间过渡到放床后拍睡的状态。夜觉入睡则是用乳头去除法尝试淡化奶睡，但不需要旺仔完全做到自主入睡。在这个阶段，小觉仍然可以帮忙接觉，而夜奶的时间可以后移。

到了第三阶段，旺仔妈妈的主要任务是：给旺仔更多的机会练习自主入睡，并进一步改善小觉和夜奶。在小觉入睡部分，可以继续用淡化的方法，最终达到不再陪躺、不用肢体安抚，让旺仔独立入睡。小觉不再需要帮助接觉，而是采用我们之前提到的小觉设定时长的办法增加小觉时长。而夜觉可以尝试使用挪步法帮助旺仔学会自主入睡。当然，夜奶的时间要不断推后，直至最后一次夜奶和晨奶重合，以达到减少夜奶次数的目的。

这样安排下来，整个睡眠调整的过程会持续 2～3 周，多个调整目标被分配在不同的阶段，同一调整目标在不同阶段有不同的调整子目标。这种循序渐进的调整计划可帮助旺仔妈妈有序掌控整个睡眠改善的过程。

❧ 主要参考文献 ❧

阿特瑞恩，薇奥拉-萨尔兹曼. 女性睡眠障碍：管理实践指南[M]. 李庆云，等，译. 上海：上海交通大学出版社，2016.

埃克奇. 黑夜史[M]. 路旦俊，赵奇，译. 长沙：湖南文艺出版社，2006.

陈晓伟. 基于脑电的自动睡眠分期[D]. 南京：南京邮电大学，2014.

都希格. 习惯的力量[M]. 吴奕俊，陈丽丽，曹烨，译. 北京：中信出版社，2017.

法伯. 法伯睡眠宝典：如何顺利解决孩子的睡眠问题[M]. 戴莎，译. 杭州：浙江人民出版社，2013.

郭超珍. 睡眠脑电自动分期方法研究[D]. 广州：广东工业大学，2015.

霍格，布劳. 实用程序育儿法[M]. 张雪兰，译. 北京：北京联合出版公司，2016.

刘玺诚，王惠珊. 婴幼儿睡眠与成长[M]. 北京：中国中医药出版社，2011.

刘咏聪. 中国古代的育儿[M]. 北京：商务印书馆，1997.

麦克肯纳. 与宝宝同眠[M]. 郑轲，译. 北京：新世界出版社，2013.

维斯布朗. 婴幼儿睡眠圣经[M]. 刘丹，李东，王君，等，译. 升级版. 南宁：广西科学技术出版社，2016.

温尼科特. 妈妈的心灵课：孩子、家庭和大千世界[M]. 魏晨曦，译. 北京：中国轻工业出版社，2016.

樱井武. 睡眠的科学：生命入睡、苏醒的机制与奥秘[M]. 甘菁菁，译. 北京：人民邮电出版社，2015.

中华人民共和国国家卫生和计划生育委员会. 0岁~5岁儿童睡眠卫生指南[S]. 北京，2017.

American Academy of Sleep Medicine. International classification of sleep disorders[S]. 3rd ed. Darien，2014.

Arditi-Babchuk H，Feldman R，Eidelman A I. Rapid eye movement（REM）in premature neonates developmental outcome at 6 months[J]. Infant Behavior and Development. 2009，32（1）：27-32.

Barbeau D Y, Weiss M D. Sleep disturbances in newborns[J]. Children-Basel. 2017, 4（10）: 90.

Beritto T D. Newborn sleep: patterns, interventions, and outcomes[J]. Pediatric Annals. 2020, 49（2）: e82-e87.

Canapari C. It's never too late to sleep train: the low-stress way to high-quality sleep for babies, kids, and parents[M]. Danvers: Rodale Books, 2019.

Galland B C, Taylor B J, Elder D E, et al. Normal sleep patterns in infants and children: a systematic review of observational studies[J]. Sleep Medicine Reviews. 2012, 16（3）: 213-222.

Kryger M H, Roth T, Dement W C. Principles and practice of sleep medicine[M]. 6th ed. Amsterdam: Elsevier, 2016.

Kurcinka M S. Sleepless in America: is your child misbehaving or missing sleep[M]. New York: Harper Collins, 2007.

Lawson A, Murphy K E, Sloan E, et al. The relationship between sleep and postpartum mental disorders: a systematic review[J]. Journal of Affective Disorders. 2015, 176: 65-77.

Meltzer L J, Mindell J A. Systematic review and meta-analysis of behavioral interventions for pediatric insomnia[J]. Pediatric Psychology. 2014, 39（8）: 932-948.

Mindell J A, Owens J A. A clinical guide to pediatric sleep: diagnosis and management of sleep problems[M]. 3rd ed. Philadelphia: Lippincott Williams & Wilkins, 2015.

Mindell J A, Sadeh A, Wiegand B, et al. Cross-cultural differences in infant and toddler sleep[J]. Sleep Medicine. 2010, 11（3）: 274-280.

Moore M, Meltzer L J, Mindell J A. Bedtime problems and night wakings in children[J]. Primary Care, 2008, 35（3）: 569-581.

Wolfson A R, Hawley E. The Oxford handbook of infant, child, and adolescent sleep and behavior[M]. Oxford: Oxford University Press, 2013.